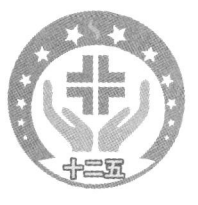

全国高职高专医药院校工学结合"十二五"规划教材

供护理、助产等专业使用

丛书顾问　文历阳　沈彬

病理生理学（第2版）

Bingli Shenglixue

主　编　王岩梅　杨德兴　刘圆月
副主编　康艳平　张俊会　黄　春　郭民英
编　委　（以姓氏笔画为序）
　　　　王志英　邢台医学高等专科学校
　　　　王岩梅　首都医科大学燕京医学院
　　　　王新芳　首都医科大学燕京医学院
　　　　刘圆月　益阳医学高等专科学校
　　　　杨德兴　广州医科大学护理学院
　　　　张俊会　邢台医学高等专科学校
　　　　胡　婷　广州医科大学护理学院
　　　　侯菊花　益阳医学高等专科学校
　　　　郭民英　邢台医学高等专科学校
　　　　黄　春　重庆三峡医药高等专科学校
　　　　康艳平　辽宁医学院

华中科技大学出版社
http://www.hustp.com
中国·武汉

内 容 简 介

本书是全国高职高专医药院校工学结合"十二五"规划教材。

本书除绪论外,还包括疾病概论、水和电解质代谢紊乱、酸碱平衡紊乱、缺氧、凝血与抗凝血平衡紊乱、休克、糖尿病、高血压、发热、心功能不全、呼吸功能不全、肝功能不全、肾功能不全和应激等内容。

本书供护理、助产等专业使用。

图书在版编目(CIP)数据

病理生理学/王岩梅,杨德兴,刘圆月主编. —2 版. —武汉:华中科技大学出版社,2013.5(2023.7重印)
ISBN 978-7-5609-9085-9

Ⅰ.①病… Ⅱ.①王… ②杨… ③刘… Ⅲ.①病理生理学-高等职业教育-教材 Ⅳ.①R363

中国版本图书馆 CIP 数据核字(2013)第 113582 号

病理生理学(第 2 版)　　　　　　　　　　王岩梅　　杨德兴　　刘圆月　　主编

策划编辑:车　巍
责任编辑:史燕丽
封面设计:陈　静
责任校对:于　涛
责任监印:周治超
出版发行:华中科技大学出版社(中国·武汉)
　　　　　武昌喻家山　　邮编:430074　　电话:(027)81321913
录　　排:华中科技大学惠友文印中心
印　　刷:武汉市籍缘印刷厂
开　　本:787mm×1092mm　1/16
印　　张:13.25
字　　数:307 千字
版　　次:2010 年 8 月第 1 版　2023 年 7 月第 2 版第 10 次印刷
定　　价:32.00 元

全国高职高专医药院校工学结合
"十二五"规划教材编委会

主任委员　文历阳　沈　彬

委　　员（按姓氏笔画排序）

王玉孝	厦门医学高等专科学校	尤德姝	清远职业技术学院护理学院
艾力·亥瓦	新疆维吾尔医学专科学校	田　仁	邢台医学高等专科学校
付　莉	郑州铁路职业技术学院	乔建卫	青海卫生职业技术学院
任海燕	内蒙古医科大学护理学院	刘　扬	首都医科大学燕京医学院
刘　伟	长春医学高等专科学校	李　月	深圳职业技术学院
杨建平	重庆三峡医药高等专科学校	杨美玲	宁夏医科大学高等卫生职业技术学院
肖小芹	邵阳医学高等专科学校	汪娩南	九江学院护理学院
沈曙红	三峡大学护理学院	张　忠	沈阳医学院基础医学院
张　敏	九江学院基础医学院	张少华	肇庆医学高等专科学校
张锦辉	辽东学院医学院	罗　琼	厦门医学高等专科学校
周　英	广州医科大学护理学院	封苏琴	常州卫生高等职业技术学校
胡友权	益阳医学高等专科学校	姚军汉	张掖医学高等专科学校
倪洪波	荆州职业技术学院	焦雨梅	辽宁医学院高职学院

秘　　书　厉岩　王瑾

总序

　　世界职业教育发展的经验和我国职业教育发展的历程都表明,职业教育是提高国家核心竞争力的要素之一。近年来,我国高等职业教育发展迅猛,成为我国高等教育的重要组成部分。与此同时,作为高等职业教育重要组成部分的高等卫生职业教育的发展也取得了巨大成就,为国家输送了大批高素质技能型、应用型医疗卫生人才。截至2008年,我国高等职业院校已达1 184所,年招生规模超过310万人,在校生达900多万人,其中,设有医学及相关专业的院校近300所,年招生量突破30万人,在校生突破150万人。

　　教育部《关于全面提高高等职业教育教学质量的若干意见》明确指出,高等职业教育必须"以服务为宗旨,以就业为导向,走产学结合的发展道路","把工学结合作为高等职业教育人才培养模式改革的重要切入点,带动专业调整与建设,引导课程设置、教学内容和教学方法改革"。这是新时期我国职业教育发展具有战略意义的指导意见。高等卫生职业教育既具有职业教育的普遍特性,又具有医学教育的特殊性,许多卫生职业院校在大力推进示范性职业院校建设、精品课程建设,发展和完善"校企合作"的办学模式、"工学结合"的人才培养模式,以及"基于工作过程"的课程模式等方面有所创新和突破。高等卫生职业教育发展的形势使得目前使用的教材与新形势下的教学要求不相适应的矛盾日益突出,加强高职高专医学教材建设成为各院校的迫切要求,新一轮教材建设迫在眉睫。

　　为了顺应高等卫生职业教育教学改革的新形势和新要求,在认真、细致调研的基础上,在教育部高职高专医学类及相关医学类专业教学指导委员会专家和部分高职高专示范院校领导的指导下,我们组织了全国50所高职高专医药院校的近500位老师编写了这套以工作过程为导向的全国高职高专医药院校工学结合"十二五"规划教材。本套教材由4个国家级精品课程教学团队及20个省级精品课程教学团队引领,有副教授(副主任医师)及以上职称的老师占65%,教龄在20年以上的老师占60%。教材编写过程中,全体主编和参编人员进行了认真的研讨和细致的分工,在教材编写体例和内容上均有所创新,各主编单位高度重视并有力配合教材编写工作,编辑和主审专家严谨和忘我地工作,确保了本套教材的编写质量。

　　本套教材充分体现新教学计划的特色,强调以就业为导向、以能力为本位、贴近学生的原则,体现教材的"三基"(基本知识、基本理论、基本实践技能)及"五性"(思想性、科学性、先进性、启发性和适用性)要求,着重突出以下编写特点:

　　(1) 紧扣新教学计划和教学大纲,科学、规范,具有鲜明的高职高专特色;

　　(2) 突出体现"工学结合"的人才培养模式和"基于工作过程"的课程模式;

　　(3) 适合高职高专医药院校教学实际,突出针对性、适用性和实用性;

　　(4) 以"必需、够用"为原则,简化基础理论,侧重临床实践与应用;

　　(5) 紧扣精品课程建设目标,体现教学改革方向;

　　(6) 紧密围绕后续课程、执业资格标准和工作岗位需求;

　　(7) 整体优化教材内容体系,使基础课程体系和实训课程体系都成系统;

　　(8) 探索案例式教学方法,倡导主动学习。

　　这套规划教材得到了各院校的大力支持与高度关注,它将为高等卫生职业教育的课程体系改革作出应有的贡献。我们衷心希望这套教材能在相关课程的教学中发挥积极作用,并得到读者的青睐。我们也相信这套教材在使用过程中,通过教学实践的检验和实际问题的解决,能不断得到改进、完善和提高。

全国高职高专医药院校工学结合"十二五"规划教材

编写委员会

前言

Qianyan

　　病理生理学以患病机体为研究对象，从发病原因和条件入手，探讨疾病发生、发展和转归的规律及其发病机制，重点研究疾病过程中功能、代谢的变化及特点，揭示疾病的本质，为疾病的防治提供理论依据。病理生理学作为基础医学和临床医学之间的桥梁学科，很好地利用基础医学的理论知识解释临床疾病的共性规律和特点，在医学人才培养方面起着极其重要的作用。修订后的病理生理学教材认真总结第 1 版教材的经验和不足，仔细思考病理生理学学什么，怎样学，并将医学仁爱思想融汇到教材编写中，使学生树立既要利用知识技能医治患者，也要关心照顾患者的职业理念，形成良好的医患关系。

　　为了适应高职高专学生的特点，修订后的病理生理学教材，在第 1 版教材的基础上，体现医学人文素质和创新精神培养，力求图表信息量大，文字描述从精从简、易于理解。修订后的教材，以"任务驱动"为导向，建立本课程的目标（任务）体系，结合专业培养目标确定各部分的子目标。子目标的确定，以助理执业医师资格考试大纲规定的临床医学专业学生必须具备的知识点为主，兼顾其他相关医学专业，以"必需、够用"为原则，按"掌握"（重点）"熟悉"（次重点）"了解"（非重点）三个等级依次列出。另外，积极贯彻"项目导向"的要求，将内容分为若干项目（或章），每个项目（或章）再分为若干子项目。按项目（或篇）或子项目名称→学习目标→教学内容（含知识链接）→能力检测的顺序编写。知识链接内容为必要的基础或扩展知识、小常识及背景知识等，目的在于提高学生的医学知识水平及学习兴趣；设置"能力检测"的目的是使学生能更好地将知识转化为能力，提高教材的实用性。

　　在编写过程中，编者充分重视学术的准确性、论证的严谨性、文字的流畅性和教材的实用性，繁简得当，充分考虑医学职业教育的特点，使教材密切与临床实践结合，书中每章节引入一到两个病例，以"病例引导"的形式，创设学习情境，增加学生的学习兴趣。这本教材既便于教师课堂讲授，又便于学生自学。

　　本书的出版得到华中科技大学出版社的大力支持，在此表示衷心感谢！本书的改版工作同时也是建立在第 1 版各位编者的辛勤劳动成果之上的，在此向他们，特别是马海芬、邵少慰、卢琳琳、姚素艳、黄瑞平等老师，对编写工作的支

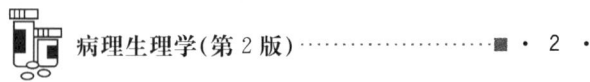
持和付出一并表示诚挚的谢意!

　　本书的修订编者虽然尽了最大的努力,但是由于水平有限,错误和不足之处在所难免,敬请广大同行和使用该教材的学生批评指正。

编　者

目录

Mulu

第一章
绪　论

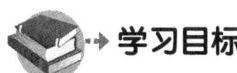 **学习目标**

掌握：病理生理学的概念；基本病理过程的概念。

熟悉：病理生理学的研究方法。

了解：病理生理学发展简史；循证医学和现代医学模式。

1977年，美国精神病学家和内科专家恩格尔在《科学》杂志上发表论文《呼唤新的医学模式，对生物医学模式的挑战》，对生物医学模式的局限进行批评，提出了"生物—心理—社会"新医学模式概念。它是医学思想史上一场著名的观念革命。新的医学模式唤起21世纪对生命科学的关注，对生命的本质、疾病与社会的关系、疾病时的身心变化、人与社会间的和谐给予了充分重视。为了理解疾病的本质和提供合理的医疗卫生保健，新的医学模式指导学生除了关注治疗疾病外，还必须关心患者的心理健康和社会关系。

第一节　病理生理学的任务、教学内容和学科性质

一、病理生理学的任务

病理生理学是一门研究患病机体的生命活动规律与机制的医学基础课程。它以患病机体为对象，以功能和代谢为重点，探索疾病发生的原因与条件，阐述疾病过程中机体功能与代谢的动态变化及其发生机制，从而揭示疾病发生、发展及转归的规律，阐明疾病的本质，为疾病的防治奠定理论基础。

二、病理生理学的教学内容

每一种疾病都会涉及病理生理学的问题。作为一门医学基础学科，病理生理学的教学内容主要包括疾病概论、基本病理过程和各系统病理生理学三部分内容。

（一）疾病概论

疾病概论又称病理生理学总论,主要论述疾病的概念,疾病发生、发展和转归过程中具有普遍规律性的问题。疾病概论可分为病因学和发病学两部分。

（二）基本病理过程

基本病理过程是指在多种疾病过程中出现的共同的或成套的功能、代谢和形态、结构的病理变化。例如,水与电解质代谢及酸碱平衡紊乱、缺氧、发热、炎症、弥散性血管内凝血和休克、应激等。应注意区分基本病理过程与疾病的异同。基本病理过程不是独立的疾病,但它与疾病密不可分。导致基本病理过程的原因是多种多样的,例如,引起缺氧的原因可以是呼吸系统疾病引起的,也可以是煤气中毒或贫血引起的。某个基本病理过程可存在于许多疾病的过程中,例如,多种疾病中都有发热,如肺炎、疟疾、伤寒等。一种疾病又可以先后或同时出现多个基本病理过程,例如,肺部疾病可以引起缺氧,也可引起高钾血症、酸中毒、水肿等多种基本病理过程。基本病理过程也具有独立的发生、发展规律。例如,水肿作为基本病理过程,虽然心性水肿、肝性水肿、肾性水肿都各具特点,但是,不管是什么原因引起的水肿,都遵从血管内、外液体交换障碍和体内、外液体交换障碍的发病规律而导致水肿。图1-1阐述了疾病和基本病理过程的关系。

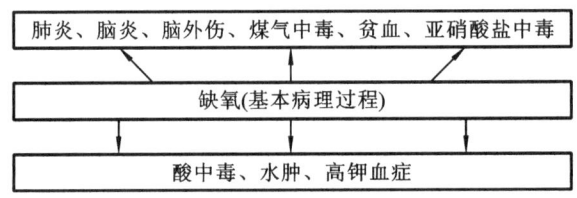

图 1-1 疾病和基本病理过程的关系

（三）各系统病理生理学

各系统病理生理学又称病理生理学各论,主要论述机体各器官和组织对不同刺激出现的特殊反应,体内重要器官系统的一些疾病在发展过程中出现的常见的、共同的病理变化及其机制,如心功能不全、呼吸功能不全、肝功能不全和肾功能不全等。

三、病理生理学的学科性质

医学范畴的各个学科,既有各自的专业范围和本身的特点,又愈来愈明显地相互依赖、相互渗透、相互促进。病理生理学主要是从功能角度揭示疾病本质的学科,它是一门与多学科密切相关的综合性边缘学科,为了研究患病机体复杂的功能代谢变化及其发生、发展的机制,必须运用相关基础学科的理论和方法。病理生理学与生物学、遗传学、免疫学、生理学、生物物理学和生物化学等都有密切关系,这些基础学科的每一次重大进展,都有力地促进了病理生理学的发展,特别应当提到的是,近年来分子生物学和分子病理学的迅猛发展,使人们对许多疾病的认识,深入到了分子水平,达到了一个崭新的高度。许多疾病的发病机制,在分子水平上得到了确切的阐明。了解基础学科的新进展,熟悉这些基础学科的有关理论和方法,是学好病理生理学的先决条件之一。另外,病理生理学又与临床各专科特别是内科、儿科、外科、妇产科、皮肤科等密切相关,在各专科的临床实践中,往往都有或者都会不断出现迫切需要解决的病理生理学问题,如疾病原因和条件的探索、发病机制的阐明、诊疗和预防措施的改进等。病理生理学专业工作者及其他学科特别是临床各科从事病理生理学研究的人员,就必须对这些问题进行深入的研究,使人们对疾病的认识不断有所深化,有所提高。病理生理学在病因和发病机制方面的研究成果,不仅使人们对疾病有更深入、更正确、更全面的认识,而且也常使疾病的防治不断改进,甚至发生重大的变革。由此可见,病理生理学的研究成果往往能促进临床医学不断发展,为临床疾病的防治提供理论依据。

综上所述,病理生理学是沟通基础医学和临床医学的桥梁学科,起着承前启后的作用。

病理生理学主要是一门探讨疾病发生机制的学科,因而理论性较强。必须认真学习本学科和复习有关邻近学科的基本理论,并且应用这些基本理论,通过科学思维来正确认识疾病中出现的各种变化,不断提高综合分析和解决问题的能力,因此病理生理学同时又是一门实践性较强的学科。图 1-2 阐述了病理生理学与基础医学和临床医学的关系。

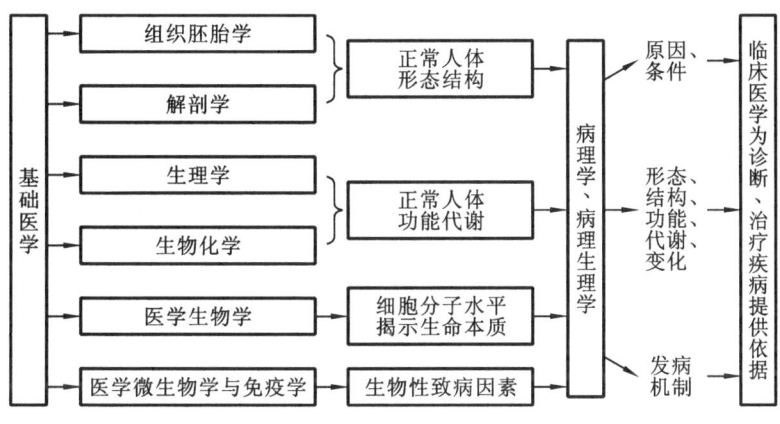

图 1-2 病理生理学与基础医学和临床医学的关系

第二节 病理生理学的主要研究和学习方法

病理生理学既是一门基础理论学科,又是一门实验学科,其主要的研究方法是动物实验、临床研究和流行病学研究。

一、病理生理学主要研究方法

(一) 动物实验

动物实验是病理生理学最主要的研究方法。有关疾病的许多实验可能危害人类健康,不能随意在人体上进行,需要在动物身上复制人类疾病的模型,或是观察实验动物的某些自发性疾病,人为地控制各种条件,深入地探索疾病发生、发展的原因、机制和规律,并且可以对动物的疾病进行实验治疗。动物实验可以突破人体研究的限制,对疾病过程中的功能、代谢及形态变化做更深入细致的观察。动物实验的结果可以作为临床医学的重要借鉴和参考,但人与动物有本质上的区别,因此,不能将动物实验的结果不加分析地直接应用于临床患者。

（二）临床研究

在不损害健康的前提下,对患者进行周密而细致的临床观察及必要的临床实验,是病理生理学研究的一个重要方面。临床研究能深入研究患病机体功能、代谢的动态变化及探讨其变化的机制,为揭示疾病的本质提供最直观的结果。此外,为了探索疾病的原因和机制,还需要做一定的流行病学研究。近十余年兴起的循证医学是指临床医生对患者的任何医疗决策都不仅是依靠临床经验,而且需要建立在充分科学证据的基础上。循证医学(evidence based medicine,EBM)是遵循科学证据的临床医学。它提倡将临床医师个人的临床实践和经验与客观的科学研究证据结合起来,将最正确的诊断、最安全有效的治疗和最精确的预后估计服务于每位具体患者。

循证医学不同于传统医学:传统医学是以经验医学为主,即根据非实验性的临床经验、临床资料和对疾病基础知识的理解来诊治患者;循证医学并非要取代临床技能、临床经验、临床资料和医学专业知识,它只是强调任何医疗决策应建立在最佳科学研究证据基础上。

（三）流行病学研究

流行病学的主要研究内容就是通过系统收集和分析人群中疾病与健康状况的分布及其影响因素等资料,找出疾病发生的规律,提出防治疾病和促进健康的策略和措施,并不断地评估和改进预防措施。因此,调查研究是流行病学工作的基础,一般首先采用观察法,包括描述性研究和分析性研究;其次应用得较多的是实验法,包括临床实验和人群现场实验。为了从宏观和微观角度探讨疾病发生的原因和条件,疾病发生、发展的规律和趋势,为疾病的预防、控制和治疗提供依据,流行病学研究和分子流行病学研究已经成为疾病研究中的重要方法和手段。

二、如何学好病理生理学

要学好病理生理学,应从以下四个方面掌握病理生理学的要点。

（一）概念理解清楚

在理解的基础上,掌握病理生理学专业术语的基本概念,如:什么是缺氧? 缺氧和呼吸衰竭有什么区别和联系?

（二）对病因进行分类

引起某一病理过程的原因很多,难以记全,分类后有条理也便于记忆。例如,引起代谢性酸中毒的原因很多,分为产酸增加、排酸减少和细胞内外离子交换三类就容易记忆。

（三）机制是重点

机体的功能与代谢变化及其发病机制是学习的重点。如:煤气中毒的机制是什么? 为什么煤气中毒患者皮肤黏膜上会出现樱桃红色? 心力衰竭的发病机制是什么?

（四）治疗原则

疾病的治疗将在临床课程中学习,病理生理学要求学生在充分掌握发病机制的基础上了解治疗的病理生理学原理。例如,由于认识到各种原因引起休克的发病机制中都存在有效循环血量不足,因此充分补充血容量是治疗休克的首要措施,也是应用血管活性药物的基础。

在学习病理生理学的过程中,要能灵活运用所学的知识,分清主次,进行综合分析。人体是复杂的整体,在疾病过程中不但有一种组织细胞的改变,还常有多个系统的动员及相互作用,患者是有生命的,疾病是个动态过程,要结合患者的具体情况来分析。

第三节　病理生理学的发展史

19 世纪中叶,人们认识到,仅用临床观察和尸体解剖的方法,还不足以全面地、深刻地认识疾病的本质。法国生理学家克劳·伯纳多(1813—1878 年)首先倡导以研究活体的疾病为主要研究对象的实验病理学。开始在动物身上复制人类疾病的模型,用实验的方法来研究疾病发生的原因和条件,疾病过程中功能、代谢的动态变化,这就是病理生理学的前身——实验病理学。当时将病理解剖学和病理生理学的内容合并在一起,称为病理学。随着自然科学和医学的飞速发展,疾病时机体的形态与功能研究也在宏观和微观两个方面不断向纵深进展,病理学逐渐分成病理解剖学和病理生理学。19 世纪 70 年代,在俄国国立喀山大学成立了第一个病理生理学教研室,后来在西方一些国家都开始讲授病理生理学或设立病理生理学教研室。在英国、美国等国家,虽然没有独立的病理生理学学科,但所讲授的临床生理学或疾病生理学,实际上都属于病理生理学范畴。我国自 1955 年起,在全国各高等医学院校陆续设立病理生理学教研室,并开设了病理生理学课程。1961 年在上海召开了全国第一届病理生理学学术会议。1985 年成立了中国病理生理学会,1986 年创办了《中国病理生理杂志》。1991 年中国成为国际病理生理学会会员。经过数十年辛勤劳动,病理生理学工作者已在教学和科研方面取得了可喜的成就,并将为我国的社会主义建设,特别是医学科学的现代化,作出更大的贡献。

能力检测

1. 病理生理学的主要内容有哪些?
2. 简述病理生理学的学科性质。
3. 简述基本病理过程的概念。
4. 病理生理学的主要研究方法有哪些?
5. 什么是循证医学?

（王岩梅）

第二章
疾 病 概 论

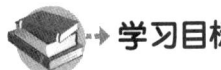 **学习目标**

掌握:病因、疾病发生的条件和诱因的概念,以及它们在疾病发生中的作用;疾病与脑死亡的概念;因果交替规律和损伤与抗损伤的斗争对疾病发展的影响。

熟悉:疾病的基本机制;完全康复与不完全康复的区别。

了解:病因的分类;脑死亡的判断标准。

病 例 引 导

某 IT 公司部门经理李先生,32 岁,晚上一般 12 点后睡觉,常做噩梦。他经常加班,没有午休,累的时候抽烟提神,经常喝酒,吃一些补药,觉得生活没有激情。他常感头晕、腹胀、胸闷,容易感冒,医院各项检查和化验结果都正常。

问:李先生是否健康? 你认为健康的标准是什么?

病 例 引 导

患儿,男,2 岁,因发热抽搐 1 次入院。患儿于半天前突然出现发热,体温 39 ℃以上,半小时前出现抽搐,持续约半分钟缓解。患儿自发病以来食欲减退,嗜睡,既往无抽搐史,无家族史。查体:体温 39.1 ℃,脉搏 130 次/分,呼吸 30 次/分,咽部充血,双侧扁桃腺肿大。双肺呼吸音粗,未闻及水泡音,心音有力,腹部触诊无异常,四肢肌张力正常。胸部 X 线检查无异常。血常规:白细胞 7.8×10^9/L,其中淋巴细胞 16%、中性粒细胞 83%。入院后给予抗感染对症处理后痊愈出院。

问:引起该患儿发热的原因属于哪类致病因素? 你认为该患儿的临床表现中哪些属于症状? 哪些属于体征?

第一节 健康与疾病

健康(health)与疾病(disease)是生命活动过程中的对立表现,两者之间缺乏明显的判断界限。随着现代医学模式由单纯的生物医学模式转变为生物-心理-社会医学模式,使人们对健康与疾病的认识不断深化。

一、健康

世界卫生组织(WHO)对健康的认识如下:健康不仅是没有疾病或病痛,而且是一种在躯体上、精神上及社会上处于完好的状态。这种完好状态有赖于机体内部功能、代谢和形态、结构上的协调,维持内环境的稳定,使内环境能适应外环境的变化。健康的人除了应具有良好的身体素质外,还应具有健全的心理状态和良好的环境及社会适应能力。

二、亚健康

在许多情况下,机体处于非病痛、非健康的状态,即亚健康(sub-health)。所谓亚健康,世界卫生组织将机体无器质性病变,但是有一些功能改变的状态称为第三状态,我国称为亚健康状态。

亚健康是指以下几种情况:①功能性改变,而不是器质性病变;②体征改变,但现有医学技术不能发现病理改变;③生命质量差,长期处于低健康水平;④慢性疾病伴随病变部位之外的不健康体征。

亚健康是否发展为严重器质性病变具有不确定性,但是,亚健康本身就是需要解决的问题。处于亚健康状态的人,可以有各种不适的自我感觉,如乏力、失眠、食欲不振、易激动等,但各种临床检查和化验结果为阴性。虽然没有明确的疾病,但却出现精神活力和适应能力的下降,如果这种状态不能得到及时的纠正,容易引起心身疾病。

三、疾病

疾病是机体在致病因素作用下因自稳态(homeostasis)调节紊乱而发生的异常生命活动过程。当致病因素引起机体损伤,机体会出现一系列的抗损伤反应,在损伤与抗损伤的过程中,导致机体出现功能、代谢和形态、结构的改变,以及各组织与器官之间、机体与外界环境之间的协调发生障碍,临床上表现为症状(symptom)、体征(sign)和社会行为异常。症状是指疾病所引起的患者主观感觉的异常,如头晕、头痛、恶心、疲乏无力等;体征是医生通过各种检查方法在患病机体发现的客观存在的异常,如血压升高、骨折、肿块等。社会行为异常是指患者出现无目的的语言和行为改变,如躁动、喜怒无常、对外界环境的适应能力下降等。

临床上根据症状、体征及社会行为异常作出诊断、治疗和预后的判断。但是,有些疾病并不表现出症状和体征。例如,动脉粥样硬化、癌症的早期,都可能没有相应的临床表现。

第二节　病　因　学

病因学(etiology)是研究疾病发生的原因与条件及其作用规律的科学。

一、疾病发生的原因

(一)病因的概念

能够引起某一疾病并决定该疾病特异性的因素称为致病因素,简称为病因。如:结核杆菌为结核病的病因;痢疾杆菌是痢疾的病因。但目前有些疾病的病因尚不明确,例如肿瘤的确切致病因素还不明确,随着医学科学的发展,这些疾病的病因将被阐明。任何疾病都有它特定的致病因素,没有病因的存在,相应的疾病就不会发生。因此,明确病因对疾病的预防、诊断和治疗具有重要意义。

(二)病因的分类

1. 生物性因素　主要包括病原微生物(如细菌、病毒、真菌、衣原体、支原体等)和寄生虫。这是引起疾病最常见的病因,全世界每年死亡的人口中约1/3是死于感染性疾病。生物性因素对机体的致病作用与侵入宿主机体的数量、侵袭力、毒力及逃避或抵抗宿主攻击的能力密切相关。

2. 理化性因素

(1)物理性因素:主要包括机械力、温度、气压、电流、电离辐射、噪声等,例如机械力可导致骨折,温度过高可导致烫伤。物理性因素的损伤作用取决于其作用于机体的强度、时间及范围等,多数只引起疾病的发生,但对疾病的进一步发展往往不再起作用。

(2)化学性因素:包括无机和有机化合物,动物或植物的毒素等。如:铅、汞等金属;一氧化碳、硫化氢等气体;强酸、强碱、蛇毒、毒蕈;过量的药物也会引起中毒。化学性因素的致病作用与其性质、剂量(或浓度)及作用时间的长短有关。许多化学性因素对机体的组织和器官有一定的选择性毒性作用,例如四氯化碳主要引起肝细胞损伤,一氧化碳与血红蛋白结合引起缺氧等。

3. 机体必需物质的缺乏与过多　维持机体正常生命活动主要依赖机体必需物质和内、外环境的生理性刺激。各类营养物质的缺乏或过剩,包括各种营养素,如糖、脂肪、蛋白质、维生素、无机盐等;微量元素如铁、碘、铜、锌、硒等及纤维素。机体缺乏这些营养物质,就会引起功能和代谢的变化而致病,严重时甚至致死。营养过剩也能致病。如:长期大量高糖和高脂饮食易引起肥胖症;维生素 A、维生素 D 摄入过多也可引起中毒。营养不良或营养过剩不但可以引起疾病,而且也可以成为许多疾病发生的条件。氧和水虽然不属于营养物质,但是,它们是生命活动所必需的基本物质,过多或缺乏也可以引起疾病的发生,例如,氧中毒和缺氧,水中毒或水肿和脱水等都会对机体造成严重损伤甚至死亡。

4. 遗传性因素　主要包括遗传物质(基因)的突变或染色体的畸变。遗传物质的缺陷可影响后代,即疾病具有遗传性。遗传性因素的致病方式大致分为两类。

(1)直接致病作用:由基因结构或染色体的数目或结构改变直接引起疾病。如:X 染色体上的基因突变造成凝血因子Ⅷ缺乏,导致血友病;21 号染色体数目增加了一条导致唐氏综合征,即 21 三体综合征。

(2)遗传易感性:有些疾病,如精神分裂症、糖尿病、高血压病等,往往多发于同一家族的成员,这种由于遗传物质改变而具有易患某种疾病的遗传素质称为遗传易感性。

5. 先天性因素 先天性因素是指那些能够损害胎儿生长发育的有害因素,使婴儿在出生时就患有某种疾病。某些化学物质、药物、病毒可作用于胎儿,引起机体具有某种缺陷或畸形。例如:在妊娠早期感染风疹病毒可能引起胎儿先天性心脏病;由于母亲过度紧张、吸烟、酗酒等也可以影响胎儿的生长发育。

6. 免疫性因素 免疫性因素致病主要包括以下两种情况。

(1)超敏反应:机体免疫系统对一些抗原刺激产生异常强烈的反应,致使组织细胞损伤和生理功能障碍:①对外来抗原发生的免疫反应,如青霉素引起的过敏性休克及某些花粉或食物引起的过敏性鼻炎、支气管哮喘、荨麻疹等变态反应性疾病;②对自身抗原发生的免疫反应。有些个体能对自身抗原发生免疫反应并引起自身组织的损害,称为自身免疫性疾病,如系统性红斑狼疮、类风湿性关节炎等。

(2)免疫缺陷病:免疫系统中任何一个成分的缺失或功能不全而导致免疫功能障碍所引起的疾病,主要涉及免疫细胞、免疫分子或信号传导的缺陷。免疫缺陷病按病因分为原发性免疫缺陷病和继发性免疫缺陷病。艾滋病属于继发性免疫缺陷病,性联无丙种球蛋白血症则属于原发性免疫缺陷病。免疫缺陷病的共同特点是容易反复发生微生物的感染。

7. 心理、精神和社会性因素 精神和心理性因素引起的疾病越来越受到人们的关注。例如长期的忧虑、烦恼、恐惧等不良情绪和强烈的精神创伤除了可以导致精神类疾病外,还可导致应激性溃疡、高血压病的发生。随着社会竞争的加剧,该类因素在病因学中的地位越来越重要。另外,社会性因素也与疾病的发生密切相关。

二、疾病发生的条件

疾病发生的条件(condition)是指能够影响疾病发生的各种机体内、外因素。条件可以作用于机体或影响病因对机体的作用,促进或阻碍疾病的发生,主要包括体内因素(年龄、性别)、自然因素(气温、地理环境)和社会因素(国家经济状况、教育水平)等。如:小儿由于呼吸道、消化道的解剖生理特点和机体防御功能不够完善,易患呼吸道和消化道传染病;女性易患癔症、甲状腺功能亢进症及自身免疫性疾病等。有些疾病的发生有明显的地域性,如疟疾。一个国家的社会因素与某些疾病的发生也密切相关。例如,发达国家中的肥胖病、糖尿病等发生率较高,而贫困国家中营养不良症和感染性疾病的发生率较高。

在许多情况下,仅有病因存在,并不一定会发生疾病,还取决于条件的作用,因为条件本身不能直接引起疾病,即条件不是疾病发生所必需的因素。条件作用的对象是病因或(和)机体,通过增强或削弱病因的致病力与机体的抵抗力起到促进或阻碍疾病发生的作用。例如,结核病的病因是结核杆菌,但体外环境中存在的结核杆菌并不会使每个人都发生结核病,在营养不良、过度疲劳或空气污浊的条件下,机体对结核杆菌的抵抗力降低,此时人体易患结核病。人们利用条件作用在疾病发生过程中的影响,通过改变条件来延缓或阻止疾病的发生。

条件对疾病的影响表现在两个方面:①抑制疾病的发生、发展,例如,服用脊髓灰质炎疫苗,可获得对脊髓灰质炎病毒的免疫力;②促进疾病发生。对于能够通过作用于病因或机体促进疾病发生、发展的因素称为疾病的诱发因素(precipitating factor),简称诱因,诱因是条件中的一部分。如:高血压患者在情绪激动、寒冷刺激、酗酒等诱因的存在下易发生脑血管意外;高蛋白质饮食、消化道出血易诱发肝性脑病。因此,在疾病的病因学预防中,必须充分考虑条件的重要性,积极消除疾病的诱因。

应该强调,病因和条件的区分是相对的。对于不同的疾病,同一个因素可以是某个疾病发生的原因,也可以是另一个疾病发生的条件。例如,营养不良是结核病发生的条件,也是营养不良症的原因。因此具体了解某一疾病的原因和条件,认识它们在疾病发生中的作用,对于疾病的防治具有重要意义。

第三节　发　病　学

发病学(pathogenesis)主要研究疾病发生、发展的普遍规律和共同机制。病因学是探讨疾病因何发生,而发病学主要探讨疾病如何发生、发展的。

一、疾病发生、发展的一般规律

疾病的发生、发展过程是遵循一定的规律变化的。疾病发生、发展过程中的主要规律如下。

(一)屏障的作用

病因作用于机体往往需要到达一定的部位并被机体所感受才能引起疾病。致病因素能否侵入机体并到达一定的作用部位,在很大程度上取决于机体内外屏障防御作用的强弱。机体的屏障结构分为如下两种。①外部屏障:包括皮肤和黏膜。②内部屏障:包括白细胞、组织细胞、淋巴结、肝、脾、血脑屏障和胎盘屏障等。在正常情况下,致病因素被机体屏障结构所阻挡或在体内被消灭。疾病的发生首先是由于机体的屏障防御功能受到损伤,使致病因素侵入体内并经一定的途径蔓延扩散。

(二)自稳态紊乱

正常机体在以神经-体液为主的调节下维持各系统器官的机能和代谢的正常进行,从而维持机体内环境的相对动态平衡,即自稳态。自稳态是机体赖以生存的基本条件。疾病发生、发展的基本环节就是病因通过其对机体的损伤性作用而使机体内环境某一方面发生紊乱,而任何一方面的紊乱不仅会使相应的机能和代谢活动发生障碍,而且往往会牵动其他环节也相继发生紊乱,从而引起更严重的生命活动障碍。

(三)因果交替规律

疾病发生的过程中,在原始病因作用下,机体发生某些变化,前者为因,后者为果,而这些变化又作为新的发病学原因,引起新的变化,如此因果不断交替、相互转化,从而推动疾病的发展。这种链式的发展形式即为因果交替规律。在因果交替规律的推动下,疾病可有两个发展方向。①良性循环:通过机体对原始病因及发病学原因的代偿反应和适当治疗,病情不断减轻,最后恢复健康。②恶性循环:机体的损伤不断加重,病情进行性恶化。例如,由于失血过多或长时间组织细胞缺氧可使微循环淤血,回心血量进一步降低,动脉血压下降,甚至导致死亡。图 2-1 以机械力损伤引起失血为例,说明疾病发展中的因果交替规律。

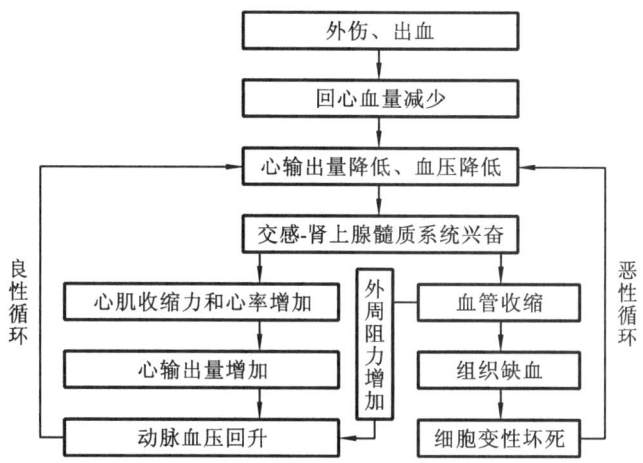

图 2-1　机械力损伤引起失血的因果交替规律

(四)损伤与抗损伤的斗争

病因作用于机体先引起一系列损伤反应,例如,机械力引起的组织损伤和失血是损伤性变化,而动脉血压下降和疼痛刺激又引起反射性交感-肾上腺髓质系统兴奋,可使血管收缩、出血减少、心率加快和心肌收缩力增加,属于抗损伤反应。损伤与抗损伤反应既相互对立,又相互依赖联系,贯穿于疾病的全过程,是推动疾病发展的基本动力,两者的强弱决定疾病的发展方向和结局。

但损伤与抗损伤反应两者之间并无绝对的界限,在一定的条件下,它们可以互相转化。例如,机械力造成失血时引起反射性交感-肾上腺髓质系统兴奋,引起血管收缩、出血减少,属于抗损伤反应,但血管收缩过久又会加重组织缺血、缺氧甚至造成组织坏死和器官功能障碍,此时抗损伤反应转变成损伤反应。图 2-2 以心功能不全为例,说明疾病发展中的损伤和抗损伤反应。

(五)局部与整体

疾病过程中,局部变化和整体变化密切相关。局部病变可以通过神经-体液因素影响整体,而整体反应也可以影响局部病变的发展。例如,结核杆菌引起的肺结核,其病变部位主要在肺脏,可表现为局部炎症,患者出现咳嗽、咯血、咳痰等临床表现,但同时还会引起发热、盗汗、乏力、消瘦等全身反应。此外,全身状态又影响着肺部病变的发展方向。当全身抵抗力下降时,肺结核可扩散至全身。应当强调的是,某些局部变化是在全身性疾病的基础上发生、发展而来的。例如,糖尿病患者因对细菌的抵抗力降低,容易发生疖肿,如果单纯进行局部治疗不会有明显效果,必须首先进行糖尿病治疗。因此,正确认识局部与整体的关系,对疾病的诊断和治疗都有重要意义。

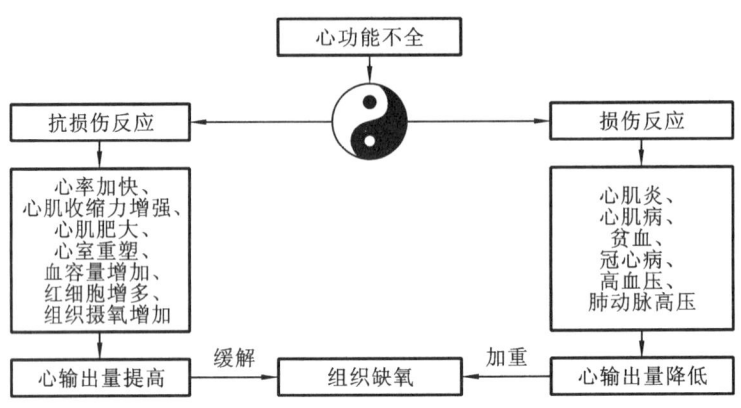

图 2-2　心功能不全的损伤和抗损伤反应

二、疾病的基本机制

疾病的基本机制是指参与很多疾病发病的共同机制,不同于个别疾病的特殊机制。近年来由于医学基础理论的发展,各种新方法和新技术的应用,不同学科间的横向联系,使疾病基本机制的研究逐渐地从系统水平、器官水平、细胞水平深入到分子水平。

1. 神经机制　神经系统在维持和调控人体生命活动中起重要作用,致病因素可以直接或间接影响神经系统的功能而影响疾病的发生和发展。例如,乙型脑炎病毒具有高度嗜神经特性,它可直接破坏神经组织。另一些致病因素可通过影响神经递质的合成、释放和分解,减弱或阻断正常递质的作用引起相应器官组织的功能代谢变化,若长期精神紧张、焦虑、烦恼导致大脑皮质功能紊乱,皮质与皮质下功能失调,导致内脏器官功能障碍。

2. 体液机制　体液是维持机体内环境稳定的重要因素。疾病中的体液机制主要是指致病因素引起体液的质和量的变化,体液调节的紊乱造成内环境紊乱导致疾病发生。体液调节紊乱常由各种体液性因子的数量或活性变化引起,它包括各种全身性作用的体液性因子(如儿茶酚胺)和局部作用的体液性因子(如内皮素)及细胞因子(如白细胞介素,肿瘤坏死因子)等,通过内分泌(endocrine)、旁分泌(paracrine)和自分泌(autocrine)的方式作用于局部或全身,影响细胞的代谢与功能。

疾病发生、发展中体液机制与神经机制常同时发生,共同参与,故常称其为神经-体液机制。例如,在当今社会里,部分人群受精神或心理的刺激可引起大脑皮层和皮层下中枢(主要是下丘脑)的功能紊乱,使调节血压的血管运动中枢的反应性增强,此时交感神经兴奋,去甲肾上腺素释放增加,导致小动脉紧张性收缩;同时刺激肾上腺髓质释放肾上腺素,使心率加快,心输出量增加,进一步激活血管紧张素-醛固酮系统,共同构成血压升高,这是高血压发病中的一种的神经体液机制。

3. 细胞机制　细胞机制即从细胞水平上阐述疾病的发生原理。致病因素作用于机体后可以直接或间接作用于组织细胞,造成某些细胞的功能代谢及自分泌障碍,从而引起细胞的自稳调节紊乱。如:外力、高温等,可直接无选择地损伤组织细胞;肝炎病毒选择性地侵入肝细胞。致病因素除直接破坏细胞外,主要引起细胞膜和细胞器功能障碍。例如:细胞膜的各种离子泵(如 Na^+-K^+-ATP 酶)功能失调,造成细胞内、外离子失衡和细胞水肿;

细胞器中线粒体的功能障碍,可导致 ATP 生成减少,影响细胞正常生理功能。

4. 分子机制　分子机制即从分子水平来研究生命现象和解释疾病的发生机制。细胞内含有很多分子,包括大分子多聚体(主要是蛋白质和核酸)与小分子物质。各种致病因素无论通过何种途径引起疾病,都会以某种形式在分子水平上表现出大分子多聚体与小分子的异常,从而在不同程度上影响正常的生命活动。如:由于低密度脂蛋白受体减少引起家族性高胆固醇血症;血红蛋白的珠蛋白分子中 β-肽链氨基端第 6 位的谷氨酸被缬氨酸取代导致镰刀细胞性贫血。因此,近年来从分子水平研究生命现象和疾病的发生机制使我们对疾病本质的认识进入一个新阶段。

第四节　疾病的转归

疾病的发生、发展是一个连续的过程,大多数疾病发生、发展到一定阶段后终将结束,这就是疾病的转归(prognosis)。疾病的转归有康复和死亡两种形式。

一、康复

(一) 完全康复

完全康复(complete recovery)又称痊愈,是指致病因素不起作用或已经清除,疾病时所发生的损伤性变化完全消失,各种症状和体征消失,机体的自稳调节能力、对外界的适应能力、社会行为完全恢复正常。

(二) 不完全康复

不完全康复(incomplete recovery)是指疾病时的损伤性变化得到控制,主要的症状、体征或社会行为异常消失,但基本病理变化尚未完全消失,甚至持续终生,需通过机体的代偿来维持内环境的相对稳定,有时可留后遗症。

疾病的转归如何,主要取决于机体受到致病因素作用后发生的损伤与抗损伤反应的力量对比,正确的诊断和及时的治疗可影响疾病的转归。

二、死亡

死亡(death)是机体生命活动的终止,也是不可避免的自然规律。死亡可以分为生理性死亡和病理性死亡。生理性死亡是指生命的自然终止,是因各器官的老化而发生的死亡。根据比较生物学研究,推算人的自然寿命为 140~160 岁,但绝大多数人都是因疾病而造成病理性死亡。

(一) 死亡及脑死亡的概念

传统判定死亡的标志是心跳停止、呼吸停止,但是近年来随着复苏(resuscitation)技术的普及与提高,器官移植的开展,社会、法律及医学等方面的需要,人们对死亡的概念有了新的认识。目前,一般认为死亡是指机体作为一个整体的功能永久性停止,但是并不意味各器官组织同时死亡。因此,对判定死亡的标准也有了新的认识,从而提出了脑死亡

(brain death)的概念,一般均以枕骨大孔以上全脑功能的永久性停止作为脑死亡的标准,一旦出现脑死亡,就意味着人的实质性死亡。脑死亡成了近年来判断死亡的一个重要标志。

(二)脑死亡的判定标准

是否为脑死亡需通过多方面的综合观察才能作出判断。脑死亡应该符合以下标准。①不可逆性深昏迷:不能逆转的意识丧失,对外界刺激毫无反应,亦无自主性肌肉活动,但此时脊髓反射仍可存在。②自主呼吸停止:进行 15 min 人工呼吸后仍无自主呼吸。③脑干神经反射消失:如瞳孔对光反射、角膜反射、咳嗽反射、吞咽反射等反射均消失。④瞳孔散大或固定。⑤脑电波消失,呈平直线。⑥脑血液循环完全停止:经脑血管造影或经颅脑多普勒超声诊断证实脑循环停止。

脑死亡一旦确立,作为一个整体的生命已不可能复苏,这就意味着在法律上已经具备死亡的合法依据。

及时、准确判断脑死亡的意义有以下三点。

(1)有利于医务人员判定死亡时间,对可能涉及的一些法律问题提供依据。

(2)确定终止复苏抢救的界限。停止不必要的无效抢救,减少经济和人力的消耗。

(3)为器官移植创造了良好的时机和合法的依据。因为对脑死亡者借助呼吸、循环辅助装置,能在一定时间内维持器官组织低水平的血液循环,可为器官移植手术提供良好的供者。

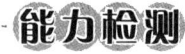

能力检测

1. 试分析先天性疾病与遗传性疾病的区别。
2. 举例说明条件在疾病发生中的作用。
3. 举例说明因果交替规律。
4. 健康的人应该符合哪些条件?
5. 临床上最常见的发病原因是什么?
6. 举例说明什么是诱因。
7. 如何理解脑死亡的概念?
8. 什么是病因?什么是条件?两者有何关系?
9. 疾病最终结局有几种方式?
10. 症状和体征有什么不同?

(王岩梅)

第三章
水、电解质代谢紊乱

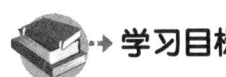 **学习目标**

掌握:脱水的概念,各种类型脱水的特征及对机体的影响;水中毒的概念;水肿的概念及其发病机制;高钾血症、低钾血症的概念及其对机体的影响;反常性碱性尿、反常性酸性尿的概念及其形成机制。

熟悉:正常人体液总量,分布及细胞内、外液主要电解质分布特点;抗利尿激素和醛固酮对体液渗透压、体液容量和电解质的调节机制;各种类型脱水、水中毒、水肿和钾代谢紊乱的常见原因。

了解:防治各种类型脱水、水中毒、水肿和高钾血症、低钾血症的病理生理学基础。

病例引导

患儿,男,15 个月,因腹泻、呕吐 3 天入院。发病以来,每天腹泻 6～8 次,水样便,呕吐 3～4 次,不能进食,每日补 5% 葡萄糖溶液 1000 mL,尿量减少。查体:精神萎靡,体温 37.7 ℃,脉搏速弱,150 次/分,呼吸浅快,55 次/分,血压 11.5/6.67 kPa,皮肤弹性减退,两眼凹陷,前囟下陷,腹胀,肠鸣音减弱,腹壁反射消失,膝反射迟钝,四肢凉。实验室检查:血清 Na^+ 125 mmol/L,血清 K^+ 3.2 mmol/L。

问:该患儿发生了何种水、电解质代谢紊乱? 为什么?

病例引导

患者,女,劳累后心悸、气短已 7 年,下肢水肿 4 天。患者于 7 年前开始每当过度劳累或登楼时即有心悸、气短,休息后可减轻。当时曾在某医院透视发现"心脏扩大",因症状并不严重故未治疗。近 2 年来自觉腹部逐渐涨大,但从无下肢水肿。1 个月前因劳累过度,又受风寒,咳嗽、咽痛,痰中带血,心悸、气短,不能平卧。近 4 天来下肢出现水肿,尿少色深,食欲下降,有恶心感。

问:该患者出现水肿的特点和主要形成机制是什么?

第一节 水、钠代谢紊乱

一、正常水、钠代谢

体液是由水和溶解于其中的电解质、低分子有机化合物以及蛋白质等组成。体液广泛分布于组织细胞内外，构成了人体的内环境。为了保证新陈代谢的正常进行和各种生理功能的发挥，维持内环境相对稳定是必要的。

（一）体液总量及电解质成分

体液总量的比重因年龄、性别、胖瘦而不同，从婴儿到成年人，体液总量占体重的比例逐渐减少。新生儿体液总量约占体重的 80%，婴儿占 70%，学龄儿童约占 65%，成人体液总量约占体重的 60%。脂肪组织中体液含量少，肌肉组织中体液含量高，因此，胖人体液总量占体重的比例比瘦人少。体液在细胞内、外分布情况如下：正常成人体液总量约占体重的 60%，其中细胞内液约 40%，细胞外液约 20%，细胞外液中包括 5% 的血浆和 15% 的组织间液，如图 3-1 所示。

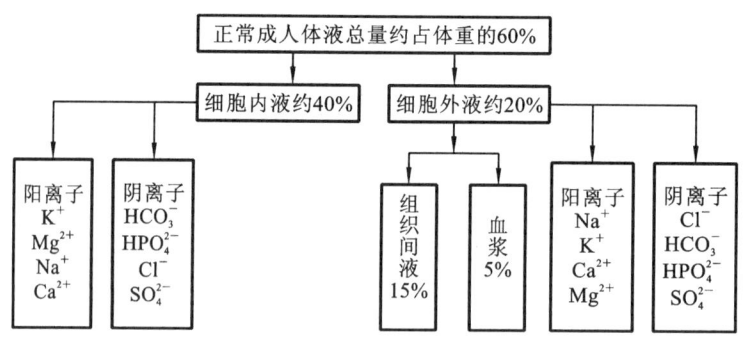

图 3-1 体液总量及电解质成分

体液中的电解质成分主要分布在细胞内外：细胞外液主要的阳离子是 Na^+、K^+，主要的阴离子有 Cl^-、HCO_3^-；细胞内液主要的阳离子是 K^+、Mg^{2+}，主要的阴离子为 HCO_3^- 等。细胞内液和细胞外液电解质成分存在差异。细胞外液的组织间液和血浆在电解质性质和数量上大致相等，功能上也类似，二者的主要区别在于血浆含有较高蛋白质（7%），而组织间液里仅为 0.05%～0.35%，这对维持血浆胶体渗透压、稳定血容量有重要意义。

各部分体液中所含阴离子数、阳离子数的总和是相等的，并保持电中性，如果以总渗透压计算，细胞内液和细胞外液也是基本相等的。绝大多数电解质在体液中呈游离状态。

体液的渗透压取决于溶质的分子或离子的数目，体液内起渗透作用的溶质主要是电解质。维持细胞外液渗透压的离子主要是单价离子 Na^+、Cl^- 和 HCO_3^-，维持细胞内液渗透压的离子主要是 K^+，其次是 HPO_4^{2-}。晶体渗透压是维持细胞内、外液体交换的重要因素。血浆蛋白质所产生的胶体渗透压极小，但对于维持血管内、外液体的交换和血容量具有十分重要的作用。通常血浆渗透压在 280～310 mmol/L，在此范围内称为等渗，低于此范围的称为低渗,高于此范围的称为高渗。

（二）水的生理功能及水平衡

水是机体中含量最多的组成成分,是维持生理活动的必需物质之一。水的生理功能是多方面的,主要有以下四点。

1. 促进物质代谢并运送物质 水是一切生化反应的场所,也是良好的溶剂,能溶解物质并加速化学反应,水本身也参加某些水解、水化、加水脱氧等重要的反应。水有利于营养物质的消化、吸收、运输和代谢废物的排出。

2. 调节体温 水可以调节体温和维持产热和散热平衡。其主要原因如下:①水的比热大,能吸收代谢过程产生的大量热量而使体温不至于提高;②水的蒸发热大,蒸发少量的汗就能散发大量的热量;③水的流动性大,能随血液迅速分布全身,而且水的交换非常迅速,使代谢产生的热量能够在体内迅速均匀分布。

3. 润滑作用 泪液、唾液、关节囊液、胸膜和腹膜腔的浆液的维持运动、防止组织干燥、减少组织摩擦等功能都与水的润滑作用有关。

4. 维持实质器官坚实柔韧 体内的水多数以结合水的形式存在,器官含自由水和结合水量的不同,其坚实程度也各不相同。心脏含水79%,血液含水83%,但心脏主要含结合水,因而它坚实柔韧,血液含自由水多则循环流动。

水除了具有以上的生理功能外,正常机体水的摄入和排出处于动态平衡之中(表3-1)。

表 3-1 正常机体水平衡

摄入/mL	排出/mL
饮水 1000~1300	尿量 1000~1500
食物水 700~900	皮肤蒸发 500
代谢水 300	呼吸蒸发 350
	粪便水 150
合计 2000~2500	合计 2000~2500

（三）钠平衡

正常成人体内60%~70%的钠是可以交换的,30%~40%不可交换,主要是结合于骨骼的基质。总钠的50%左右存在于细胞外液,10%左右存在于细胞内液。血清Na^+浓度的正常范围是130~150 mmol/L,细胞内液中的Na^+浓度仅为10 mmol/L左右。天然食物含钠很少,故人们摄入的钠主要来自食盐。摄入多,排出亦多;摄入少,排出亦少。正常情况下排出和摄入的钠量几乎相等。此外,随着汗液的分泌也可排出少量的钠。

（四）电解质的生理功能

机体的电解质分为有机电解质(如蛋白质)和无机电解质(如无机盐)两部分。形成无机盐的主要金属阳离子为K^+、Na^+、Ca^{2+}和Mg^{2+},主要阴离子则为Cl^-、HCO_3^-、HPO_4^{2-}等。细胞外液和细胞内液含有的电解质成分有很大差别,但所含阴、阳离子的总量是相等的。电解质的生理功能如下:主要参与维持体液的渗透压平衡,细胞内、外液的容量平衡和酸碱平衡;维持神经、肌肉、心肌细胞的静息电位,并参与其动作电位的形成;参与新陈代谢和生理功能活动。

(五)体液容量及渗透压的调节

细胞外液容量和渗透压相对稳定是通过神经-内分泌系统的调节实现的。渗透压感受器主要分布在下丘脑视上核和室旁核,抗利尿激素(antidiuretic hormone,ADH)、醛固酮(aldosterone)、心房肽(atriopeptin)和水通道蛋白在维持细胞外液容量和渗透压的相对稳定中起重要作用。正常渗透压感受器阈值是 280 mmol/L,当成人渗透压在 1‰~2‰ 变动时就可以引起 ADH 的释放,ADH 与远端肾小管和集合管上皮细胞管周膜上 V_2 受体结合,激活膜内的腺苷酸环化酶,促使 cAMP 升高,进一步激活上皮细胞的蛋白激酶,增加了管腔膜上的水通道,进而增加水通道的通透性,加强肾远端小管和集合管对水的重吸收,减少水的排出;同时,抑制醛固酮的分泌,减少肾小管对 Na^+ 的重吸收,增加 Na^+ 的排出,降低了 Na^+ 在细胞外液的浓度,使已经升高的渗透压恢复正常。除了细胞外液渗透压改变可以影响 ADH 释放调节细胞外液渗透压平衡外,血容量和血压也可影响 ADH 的释放。图 3-2 所示为抗利尿激素对水平衡的调节。生理条件下,因摄水量少或摄入较多的食盐而使细胞外液的渗透压升高时,刺激下丘脑渗透压感受器和口渴中枢,反射性引起口渴的感觉,机体会主动饮水以补充水的不足从而调节细胞外液的渗透压。反之,当体内摄入水分过多或盐摄入不足时,细胞外的渗透压会降低:一方面通过抑制 ADH 的释放,减少肾远端小管和集合管对水的重吸收,使水排出增多;另一方面,促进醛固酮的分泌,加强肾小管对 Na^+ 的重吸收,减少 Na^+ 的排出,从而使细胞外液 Na^+ 的浓度升高,使已降低的渗透压恢复正常(图 3-3)。研究表明,心房肽和水通道蛋白也是调节水、钠代谢的重要体液因素。心房肽主要从如下四个方面影响水、钠代谢:①减少肾素的分泌;②抑制醛固酮的分泌;③对抗血管紧张素的缩血管效应;④拮抗醛固酮的保钠作用。机体在调节水、钠平衡过程中,优先维持正常的血管容量。其他因素(如精神紧张、疼痛、创伤、某些药物和体液因子等)也能促进 ADH 的分泌或增强 ADH 的作用。

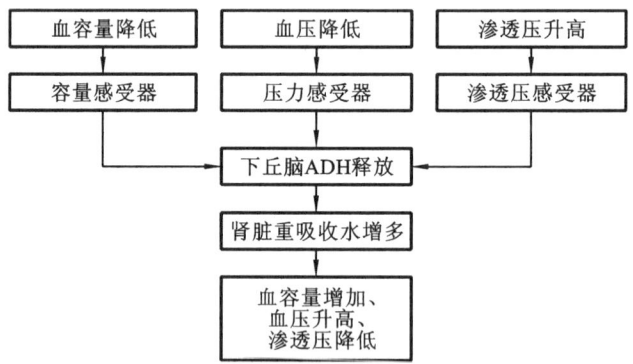

图 3-2 抗利尿激素对水平衡的调节

二、水、钠代谢紊乱

(一)水、钠代谢紊乱的类型

水、钠代谢障碍是临床上比较常见的水、电解质平衡紊乱,常引起体液容量和渗透压改

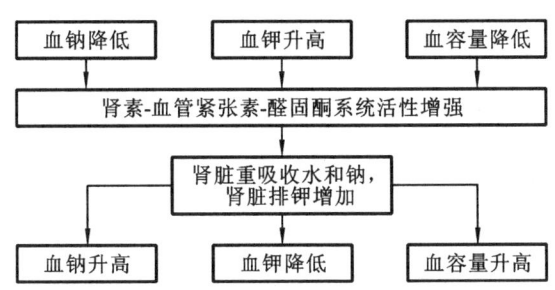

图 3-3　醛固酮对水、电解质平衡的调节作用

变。钠是细胞外液中维持渗透压的主要离子,血钠浓度异常会导致渗透压平衡发生紊乱。水、钠代谢障碍常相继或同时发生并相互影响。临床上常见的水、钠代谢紊乱的类型一般是根据渗透压或血钠浓度及体液容量来分类的。

1. 根据血钠浓度和体液容量分类

(1) 低钠血症(hyponatremia):根据体液容量可分为低容量性低钠血症(hypovolemic hyponatremia)、高容量性低钠血症(hypervolemic hyponatremia)和等容量性低钠血症(isovolumic hyponatremia)。

(2) 高钠血症(hypernatremia):根据体液容量可分为低容量性高钠血症(hypovolemic hypernatremia)、高容量性高钠血症(hypervolemic hypernatremia)和等容量性高钠血症(isovolumic hypernatremia)。

(3) 正常血钠性水紊乱:根据体液容量可分为正常血钠性体液容量减少(往往造成等渗性脱水)及正常血钠性体液容量增多(形成水肿)。

2. 根据体液的渗透压分类

(1) 低渗性脱水(hypotonic dehydration)。

(2) 高渗性脱水(hypertonic dehydration)。

(3) 等渗性脱水(isotonic dehydration)。

(4) 低渗性水过多,也称为水中毒(water intoxication)。

(5) 高渗性水过多,也称为盐、水中毒(salt and water intoxication)。

(6) 等渗性水过多,也称为水肿(edema)。

临床上常见的水、钠代谢障碍即为脱水、水中毒和水肿。

(二) 脱水

体液容量减少的状态,根据细胞外液渗透压的高低分为低渗性脱水、高渗性脱水和等渗性脱水。

1. 低渗性脱水　　其特点是失 Na^+ 多于失水,血清 Na^+ 浓度低于 130 mmol/L,血浆渗透压低于 280 mmol/L,伴有细胞外液量减少,也称为低容量性低钠血症。

(1) 原因和机制:常见的原因是肾内或肾外丢失大量的液体或液体积聚在第三间隙后采取的处理措施不当所致,如只补水而未补电解质平衡液。

①肾内丢失:肾上腺皮质功能不全导致醛固酮分泌减少,肾小管对钠的重吸收减少,导致失钠多于失水;长期连续使用长效利尿药,如速尿、噻嗪类利尿药等抑制髓襻升支对钠的重吸收,肾实质性疾病使肾小管对醛固酮反应性降低,导致钠随尿排出增加。②肾外丢失:

经消化道丢失体液,如呕吐、腹泻、胃肠吸引术,只补充水或葡萄糖注射液而不补钠;液体在第三间隙积聚,胸膜炎形成大量胸腔积液,腹膜炎形成大量腹腔积液,反复大量抽放胸、腹腔积液导致失钠多于失水;经皮肤丢失体液,如大量出汗、大面积烧伤导致体液和钠的大量丢失。

因此,低容量性低钠血症的发生,往往与治疗措施不利有关,但是,大量丢失体液本身也可导致低容量性低钠血症。

(2) 对机体的影响:低渗性脱水对机体的影响主要表现在以下几个方面。

①细胞外液减少,易发生休克是此类型脱水的主要特点。由于细胞外液低渗,水分可从细胞外液向渗透压相对较高的细胞内转移,进一步减少细胞外液量,故易发生低血容量性休克。②血浆渗透压低,无口渴感,饮水减少,故机体虽缺水,由于血浆渗透压降低,抑制渗透压感受器,使 ADH 分泌减少,导致多尿和低比重尿。但在晚期血容量显著降低时,ADH 释放增多,肾小管对水的重吸收增加,亦可出现少尿。③有明显的脱水征。由于血容量减少,组织间液向血管内转移,使组织间液减少更为明显,因而患者出现明显的脱水征,如皮肤弹性减退、眼窝和婴幼儿囟门凹陷。④经肾失钠的低钠血症患者,尿钠含量增多(高于 20 mmol/L),如果是肾外因素所致者,则因低钠血症和低血容量所致的肾血流量减少而激活肾素-血管紧张素-醛固酮系统,使肾小管对钠的重吸收增加,结果导致尿钠含量减少(低于 10 mmol/L)。

(3) 防治的病理生理学基础:防治原发病,去除病因;纠正不适当补液种类;原则上给予等渗液以恢复细胞外液容量。

2. 高渗性脱水 其特点是失水多于失钠,血清 Na^+ 浓度高于 150 mmol/L,血浆渗透压高于 310 mmol/L。细胞外液和细胞内液量均减少,又称低容量性高钠血症。

(1) 原因和机制:水的摄入减少和水的丢失过多。口渴感正常的人,在能够得到水和能够喝水的情况下,很少引起低容量性高钠血症,只有在没及时得到水分补充时,才可能造成低容量性高钠血症。

(2) 对机体的影响:高渗性脱水对机体的影响表现在以下几个方面(图 3-4)。①口渴。由于细胞外液高渗,通过渗透压感受器刺激中枢,引起口渴感,因有效循环血量减少或唾液分泌减少也会导致口渴。②细胞外液含量减少。细胞外液丢失导致细胞外液减少,同时,失水多于失钠,细胞外液渗透压升高,渗透压感受器受到刺激引起 ADH 分泌增加,肾小管和集合管对水的重吸收增加,尿液减少且密度增加。③细胞内液向细胞外液转移。由于细胞外液高渗,可使渗透压相对低的细胞内液向细胞外转移,使循环血量得以恢复,同时,细胞脱水,脑细胞脱水会导致中枢神经系统功能障碍。④脱水热。婴幼儿高渗性脱水严重的病例,由于体温调节功能发育尚未成熟,体温调节中枢热敏神经元功能障碍和皮肤散热障碍导致体温升高,称为脱水热。⑤循环血量减少不很明显。由于血容量降低,引起醛固酮和 ADH 分泌增加,肾脏重吸收水、钠增多,补偿了部分细胞外液的丢失。另外,细胞内的液体向细胞外转移,也使循环血量得到补充,因此,此类型脱水循环障碍没有低渗性脱水明显。

(3) 防治的病理生理学基础:防治原发病,去除病因;补给体内缺失的水;在体内缺水情况得到一定程度纠正后,应适当补 Na^+;适当补 K^+,细胞内脱水,可引起血 K^+ 升高,尿

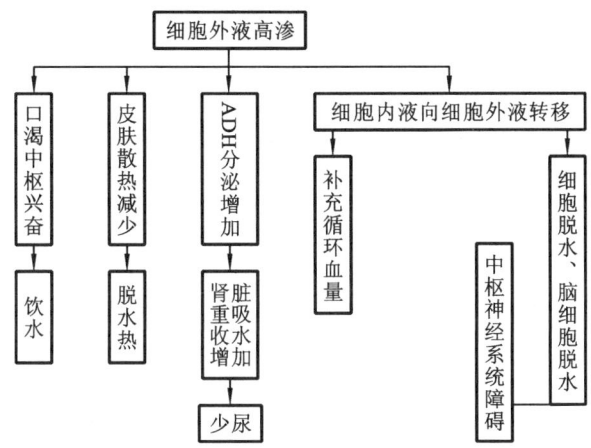

图 3-4　高渗性脱水对机体的影响

中排 K^+ 增多。

3. 等渗性脱水　水和钠按其在血浆中的浓度成比例丢失,引起正常血钠性体液容量减少,又称等渗性脱水。即使不按比例丢失,但脱水后经过机体调节,血钠浓度可维持在 $130 \sim 150$ mmol/L,血浆渗透压仍保持在 $280 \sim 310$ mmol/L。

如:腹泻、呕吐、胃肠吸引术后;大量胸、腹腔积液形成及抽放;大面积烧伤早期体液渗出。任何引起等渗液体丢失所造成的血容量减少,短期内都会引起等渗性脱水。等渗性脱水不进行处理,可以通过蒸发或呼吸等途径不断丢失水分而转变为高渗性脱水;如果补给过多的低渗溶液则可以转变为低渗性脱水。在临床上单纯等渗性脱水比较少见。

（三）水中毒

其特点是血钠下降,血 Na^+ 浓度低于 130 mmol/L,血浆渗透压低于 280 mmol/L,但体内钠总量正常或增多,患者发生水潴留使体液量明显增多,故又称为高容量性低钠血症。

（1）原因和机制:主要原因是由于过多的低渗性液体在体内潴留造成细胞内、外液体量增多,引起重要器官功能障碍。

水的摄入量过多,当超过肾的排水能力时,易发生水中毒。

水排出量减少,多见于急性肾衰竭、ADH 分泌过多。

肾功能良好者,一般不易发生水中毒,故水中毒最常发生于急性肾功能不全、输液不恰当的患者。

（2）对机体的影响:细胞外液量增加,血液稀释;细胞内水肿,血 Na^+ 浓度降低,细胞外液低渗,水从细胞外向细胞内转移,造成细胞内水肿;中枢神经系统症状,脑细胞的肿胀和脑水肿使颅内压增高,严重病例可发生脑疝而导致呼吸、心跳停止。轻度或慢性病例症状常不明显。

（3）防治的病理生理学基础:防治原发病;轻症患者,停止或限制水分摄入;重症或急症患者,除严格进水外,应给予强利尿剂以促进体内外水分的排出。

（四）水肿

1. 概念和分类　过多的液体在组织间隙或体腔中积聚称为水肿(edema)。过多的液体积聚在体腔中称为积水或积液,如胸腔和腹腔积液、心包积水、脑积水等。水肿不是独立的疾病,而是多种疾病的一种常见的病理过程。

水肿的分类如下:①按水肿液波及的范围可分为全身性水肿和局部性水肿;②按发病原因可分为心性水肿、肝性水肿、肾性水肿、营养不良性水肿、炎性水肿等;③按水肿发生的器官组织可分为皮下水肿、脑水肿、肺水肿等。

2. 发生机理 正常人体液总量相对恒定,正常成年男性体液总量为60%,其中分布在组织间隙和血管中的总量也是相对稳定的,并且各部分体液之间维持着动态平衡。当血管内液体和组织间隙液体平衡失调时,会导致血管内、外液体交换障碍而使组织间隙积聚过多的液体而发生水肿。

(1)血管内、外液体交换障碍:正常生理条件下血浆和组织间液之间不断地进行着液体交换,使组织液的生成和回流保持着动态平衡,而这种平衡的维持有赖于毛细血管血压和组织液流体静压、血浆和组织间液的胶体渗透压及淋巴回流受阻等因素。有效流体静压是指毛细血管血压和组织液流体静压之差,它是血管内液体向血管外流动的主要力量。毛细血管的平均血压为23 mmHg,组织间隙的流体静压为-2 mmHg,两者之差为25 mmHg。有效胶体渗透压是血浆胶体渗透压和组织液胶体渗透压之差,它是促使组织液向血管内回流的力量。生理条件下,血浆胶体渗透压为25 mmHg,组织液胶体渗透压为8 mmHg,有效胶体渗透压为17 mmHg。很显然,有效流体静压减去有效胶体渗透压的差值即为有效滤过压,正常情况下为8 mmHg。由此可见,正常情况下组织液的生成略大于回流,生成的组织液少量回流进入淋巴循环(图3-5)。因此,任何引起组织液的生成大于回流的因素,都可能引起水肿的发生。

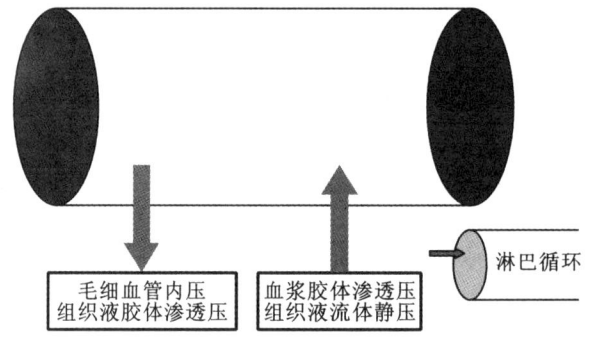

| 毛细血管内压
组织液胶体渗透压 | 血浆胶体渗透压
组织液流体静压 | 淋巴循环 |

图 3-5　组织液生成与回流示意

①毛细血管内压升高:临床上常见的心力衰竭及静脉受压、阻塞致使血流受阻等因素,均可导致毛细血管血压升高,组织液的生成大于回流,使得水肿发生。

②血浆胶体渗透压降低:血浆胶体渗透压主要取决于血浆白蛋白含量,当血浆白蛋白含量减少时,血浆胶体渗透压下降,平均有效滤过压增大,组织液的生成增加,超过淋巴代偿能力时,可发生水肿。引起血浆白蛋白降低的原因主要如下:由肝硬化、营养不良等造成蛋白合成障碍;由于肾脏疾病引起蛋白质丢失过多;由恶性肿瘤、感染引起的蛋白质分解增多。

③微血管壁通透性增强:正常情况下,毛细血管只有微量蛋白质滤出,在血管内、外形

成很大的胶体渗透压梯度。因缺氧、酸中毒、感染、变态反应等因素直接损伤毛细血管或通过组胺、激肽等炎症介质的作用，使微血管壁通透性增强。血浆蛋白大量滤出，导致组织液胶体渗透压升高，促进血管内液体向组织间隙滤出增多而形成水肿。

④淋巴液回流受阻：淋巴结肿大、丝虫或瘤细胞阻塞等因素导致淋巴液回流受阻，组织液及其中的蛋白质无法通过淋巴循环回流到血液循环，因而导致水肿。

正常人水、钠的摄入量和排出量处于动态平衡状态，从而保持体液总量的相对平衡。这种平衡的维持有赖于肾脏的功能及结构正常和体液容量及渗透压的调节。肾脏是调节水、钠平衡的重要器官。它主要通过肾小球的滤过和肾小管的重吸收来保证水和钠的平衡，任何导致肾小球的滤过率降低和肾小管重吸收增强的因素，均可导致水、钠潴留形成水肿。

（2）机体内外液体交换障碍——水、钠潴留

①肾小球滤过率降低：肾小球的滤过率降低，当不伴有肾小管重吸收相应减少时，就会导致水、钠潴留。因急、慢性肾小球肾炎使肾单位严重破坏，肾小球滤过面积减少导致肾小球滤过率降低而发生水肿。当充血性心力衰竭或患有肾病综合征时，有效循环血量降低，导致肾血流量下降，继发交感-肾上腺髓质系统、肾素-血管紧张素系统兴奋，入球小动脉收缩，肾血流量进一步减少，肾小球的滤过率降低，导致水、钠潴留而发生水肿。

②肾小管重吸收水、钠增多：有效循环血量减少时，近曲小管对水、钠的重吸收增加，肾脏排水减少。主要通过心房肽分泌减少、滤过分数增加、抗利尿激素和醛固酮分泌增多引起肾脏对水、钠的重吸收增加，导致水肿的发生。肾小球的滤过分数是指肾小球的滤过率和肾血浆流量的百分比值。正常时约20%的肾血浆流量经肾小球滤过，心力衰竭和肾病综合征时，肾血流量随有效循环血量的减少而减少，入球小动脉收缩比出球小动脉的收缩明显，肾小球的滤过率增高，滤过分数增大，无蛋白滤液增多，血浆胶体渗透压增加，同时血浆流量减少，有效流体静压降低，肾脏重吸收水、钠增加，导致水、钠潴留。

不同类型水肿的发生、发展中，通常是多种因素先后或同时发挥作用，同一因素在不同水肿发病机制中所居的地位也不同。如心性水肿的发生，既有毛细血管血压升高、毛细血管壁通透性增强引起的血管内外液体交换障碍参与水肿的形成，也存在有效循环血量减少，引起肾小球滤过率降低及ADH、醛固酮增多导致肾小管重吸收水、钠增加，水、钠潴留而发生水肿。因此，在临床实践中应具体问题具体分析，这对正确选择治疗措施有着重要的意义。

3. 水肿液的性状和水肿的皮肤及分布特点　根据水肿液中蛋白质含量的不同分为漏出液和渗出液。①漏出液：水肿液的相对密度小于1.018，蛋白质含量少于2.5%，细胞数少于500/dL。②渗出液：水肿液相对密度大于1.018，蛋白质含量可达3%～5%，白细胞数量较多，多见于炎性水肿，由于毛细血管壁通透性增强所致。但是，对于淋巴性水肿，即使血管壁通透性不增强，水肿液中蛋白质的含量也会增加。这主要是因为淋巴循环不仅可以运输少量组织液，而且可将组织液中少量的蛋白质通过淋巴循环运输到血液循环中去。

皮下水肿是全身性水肿或局部水肿的重要体征，也是临床某些疾病的信号。当体液过多的积聚在皮下组织时，皮肤表现为肿胀、弹性差、皱纹变浅，手指按压时有凹陷，若凹陷不能立即恢复者，称为凹陷性水肿，又称为显性水肿。一般情况下，全身性水肿在出现凹陷之

前就已经有体液在组织间隙的增加,只不过被组织间隙中胶体网状物吸附,当体液增加超过胶体网状物吸附能力时,才形成游离的液体,按压皮肤时游离的液体从按压点向周围散开,形成凹陷,经过一段时间后凹陷自然恢复。

常见的全身性水肿是心性水肿、肾性水肿和肝性水肿,它们的分布特点对病因学诊断具有重要意义。右心衰竭时水肿先出现于低垂部位,立位时以下肢尤其是足踝部最早出现,然后向上扩展;肾性水肿先出现于颜面部,尤以眼睑部明显,然后向下扩展;肝性水肿多以腹腔积液最显著,躯体部不明显。这些不同分布特点主要取决于以下三点。①组织结构特点:组织致密度和伸展性在一定程度上影响水肿液积聚的早晚和程度。例如,眼睑部的皮下组织很疏松,皮肤伸展性大,容易容纳水肿液积聚,水肿较早出现在这些部位,故肾性水肿患者晨起时眼睑水肿比较明显。又如,手指、足趾尤其掌侧等部位,因皮下组织比较致密,皮肤较厚而伸展性小,故不易容纳水肿液,因而水肿不易显露和被发觉。②重力和体位:毛细血管流体静压受重力效应的影响,故离心脏水平面向下垂直距离越远的部位,外周静脉血压及毛细血管流体静压就越高。因此,右心衰竭的水肿患者,低垂部位比较容易和较早出现水肿。③局部血液动力因素:特定的局部因素使某一部位或器官的毛细血管流体静压增高,例如,肝性水肿,由于肝静脉回流受阻,腹腔积液往往比下肢水肿明显得多。

4. 对机体的影响　水肿对机体的影响有利有弊。其有利的方面表现在水肿是循环系统的重要"安全阀",在血容量明显增加时水肿的出现可避免意外危害。因为当血容量迅速增长时,大量液体及时转移到组织间隙中,可防止循环系统压力急剧上升,从而减免引起血管破裂和急性心力衰竭的危险。故可把水肿看成人体调节血容量的一种重要"安全阀"。炎性水肿至少有下列保护效应:①水肿液能稀释毒素;②水肿液的大分子物质能吸附有害物质,阻碍其入血;③水肿液中纤维蛋白原形成纤维蛋白之后,在组织间隙中形成网状物或堵塞淋巴管腔,既能阻碍细菌扩散,又有利于吞噬细胞游走;④通过渗出液可把抗体或药物运输至炎症灶。传统上认为水肿液的积聚可引起组织、细胞的营养不足。但在特定条件下,例如,对缺血(因血管内血栓形成)的组织(如在冻伤时),水肿液的短时间积聚,在某种程度上起着营养液的作用,可能延缓组织坏死和有利于细胞修复。

水肿对机体都有不同程度的不利影响。其影响大小取决于水肿的部位、程度、发生速度及持续时间的长短。

水肿造成细胞组织的营养不良,水肿液大量积聚使组织间隙扩大,可致细胞与毛细血管的距离延长,从而增加了营养物质向细胞弥散的距离。受骨壳或坚实包膜限制的器官或组织,急速发展的重度水肿可压迫微血管,使营养血流减少;慢性水肿促进水肿区纤维化,对血管也有压迫作用,可引起水肿区细胞营养不良,以致皮肤容易发生溃疡,伤口难以修复。水肿区对感染的抵抗力下降,易合并感染。

水肿对器官组织机能活动的影响,视水肿发展速度及程度而定。急速发展的重度水肿,因来不及适应或代偿,故比缓慢发展的水肿能引起更加严重的机能障碍。器官功能障碍的决定因素取决于器官组织对生命活动的重要性。如:严重肢体水肿对整个生命活动无大妨碍;咽部尤其是声门的水肿,则可引起气道阻塞甚至窒息致死。此外,各种器官组织发生水肿时,将引起各自的特殊机能的活动紊乱或减弱。如:肠黏膜水肿引起消化吸收障碍和腹泻;脑水肿引起颅内压升高、脑疝及脑功能紊乱。

第二节 钾代谢障碍

一、正常钾代谢

(一)钾的体内分布

钾是体内最重要的无机阳离子之一。在机体内的含量仅次于钠,其中约 98% 存在于细胞内,细胞外液约占 2%,血钾浓度为 $3.5\sim4.5$ mmol/L,它对维持细胞外液的渗透压所起作用甚小,但当钾浓度改变并超过正常范围时,就可出现多方面功能失调,甚至心功能紊乱。细胞内、外钾浓度相差悬殊,主要是靠 Na^+-K^+-ATP 酶耗能转运来维持的。钾的生理功能如下:维持细胞新陈代谢和细胞膜静息电位,维持细胞内液的渗透压及调节机体酸碱平衡。

正常人体钾的摄入和排出处于动态平衡。钾的主要来源是膳食,成人每天钾摄入量可波动范围是 $50\sim200$ mmol,常大于其细胞外液总钾量,机体每天最低排钾量为 10 mmol 以上,可达细胞外液总钾量的 1/4 左右。排钾主要是通过尿、汗液和粪便,其中,80% 经肾脏随尿液排出体外。因此,钾摄入过多或过少及钾排出障碍会导致钾代谢紊乱。

(二)钾平衡的调节

机体对钾平衡的调节主要依靠肾的调节和钾的跨细胞转移。在一些特殊情况下,结肠也是重要排钾场所。肾脏是调节钾平衡的重要器官,醛固酮的分泌增加可以促进随尿液排出的钾增多;远端流速增快,如使用利尿剂增加原尿的形成,可以导致钾的排出增多;细胞外钾浓度升高,肾脏通过醛固酮的分泌增加导致钾的排泄增多。上述情况相反时钾的排泄减少。细胞外液在酸碱平衡状态也可以影响钾的排泄,一般而言,酸中毒可以减少钾从尿液中的排出,引起高钾血症,碱中毒增加钾的排泄而导致低钾血症。除了肾脏对钾平衡的调解外,细胞内、外钾离子转移也是调节钾平衡的重要途径。任何引起细胞膜通透性增强的因素,都可以导致细胞内钾的外流增加而引起高钾血症;任何激活细胞膜上 Na^+-K^+-ATP 酶的因素,如胰岛素、细胞外液碱中毒、β-肾上腺素能受体激动剂、细胞外液钾浓度等,均可使 Na^+-K^+-ATP 酶活性增加,细胞外摄钾增多。因此,当肾功能出现障碍或细胞内、外钾的转移出现障碍时,就容易导致钾代谢紊乱。按血钾浓度的高与低,钾代谢紊乱通常可以分为低钾血症和高钾血症。

二、低钾血症

低钾血症(hypokalemia)是指血钾浓度低于 3.5 mmol/L。缺钾(potassium depletion)是指机体钾的缺失。多数情况下,低钾血症和缺钾常同时发生,但两者并不一定成平行关系,低钾血症的患者,体内总钾量并不一定减少。

(一)原因和机制

1. 细胞外钾转入细胞内 该类原因可引起低钾血症,但不引起缺钾,主要见于以下情况:①碱中毒时,细胞内的 H^+ 向细胞外转移,细胞外的 K^+ 转移到细胞内,以维持体液的离子平衡,肾小管上皮细胞也发生了离子交换,导致 H^+-Na^+ 交换减少,而 K^+-Na^+ 交换增强,钾从尿中排出增多;②某些药物,如 β-受体激动剂肾上腺素、舒喘宁、外源性胰岛素等,通过激活 Na^+-K^+-ATP 酶活性,使细胞外的钾转移到细胞内;③某些毒物,如钡中毒、粗制棉籽油中毒可引起钾通道阻滞,使钾外流受阻;④家族性低钾性周期性麻痹(一种少见的常染色体显性遗传病),发作时出现低钾血症和骨骼肌瘫痪。其机制与骨骼肌上电压依赖型钙通道的基因位点突变有关,导致一个组氨酸被精氨酸取代,使钙内流受阻,肌肉的兴奋-收缩耦联出现障碍,导致瘫痪,但引起低钾血症的相关机制尚不清楚。

2. 钾摄入不足 单纯因摄入不足造成的低钾血症和缺钾通常不严重,可见于神经性厌食患者。消化道梗阻、昏迷的患者及在手术前后禁食时间较长等情况下,容易导致低钾血症,也偶见于刻意节食减肥的正常人。

3. 钾丢失过多 钾丢失过多是缺钾和低钾的最主要原因。经肾丢失和肾外途径丢失较为多见。

(1) 经肾丢失 ①长期使用噻嗪类利尿剂导致远端肾小管尿流速增加,促进钾的分泌,若伴有循环血量减少继发醛固酮分泌增多时,钾的排泄增加;②盐皮质激素增多,原发性或继发性醛固酮增多症;Cushing 综合征或长期大量使用糖皮质激素,也可导致低钾血症;③各种肾疾病主要通过肾小管液流速增加或产生渗透性利尿作用导致钾的排泄增多。

(2) 肾外途径丢失 ①经皮肤丢钾,一般情况下的出汗不会引起低钾血症,当在高温条件下进行体力活动大量出汗时,可因大量丢失钾而未及时补充,导致低钾血症;②经消化道失钾,主要见于呕吐、腹泻、胃肠减压及肠瘘等情况,消化液含钾量比血浆高,大量丢失消化液也可以导致低钾血症。另外,消化液的丢失导致血容量减少,可引起醛固酮分泌增多而增加肾脏排钾。

(二) 对机体的影响

1. 对神经和肌肉的影响 急性低钾血症时,细胞外 K^+ 浓度急速降低,细胞内、外 K^+ 浓度差增大,静息状态下细胞内 K^+ 外流增多,静息电位负值加大,与阈电位之间的距离增大,兴奋性降低。因静息电位和阈电位之间距离增大而导致肌细胞兴奋性降低的情况称为超极化阻滞。患者常表现为肌肉无力,下肢肌肉显著,腱反射减弱甚至消失,严重时出现肌肉麻痹,如果呼吸肌麻痹则会引起患者死亡。胃肠道平滑肌兴奋性降低,表现为胃肠道运动减弱,出现腹胀、肠鸣音减弱或消失,甚至麻痹性肠梗阻。慢性低钾血症时,由于细胞内 K^+ 逐渐向细胞外转移,细胞内、外钾离子浓度与正常相似,静息电位变化不大,对肌细胞兴奋性无明显变化。

2. 对心脏的影响 ①对心肌电生理特性的影响:兴奋性增高、传导性降低、自律性增高、收缩性先增高后降低,心肌电生理特性变化及机制如图 3-6 所示。②对心电图的影响:ST 段压低、T 波低平、T 波后出现 U 波。

3. 对酸碱平衡的影响 血钾降低,细胞内 K^+ 转移到细胞外,而细胞外 H^+ 移向细胞内,造成细胞外 H^+ 浓度降低,发生碱中毒;低钾血症使肾小管上皮细胞内 K^+ 浓度降低,导致肾小管 K^+-Na^+ 交换减弱、H^+-Na^+ 交换增强,随尿排出的 H^+ 增多。此时血液 pH 值呈碱性,而尿液却呈酸性,称为反常性酸性尿。

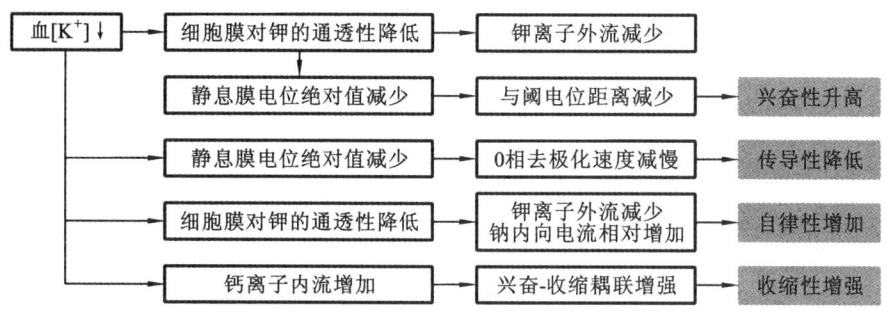

图 3-6 低钾血症时心肌电生理特性变化及机制

（三）低钾血症防治的病理生理学基础

（1）防治原发病。

（2）低钾血症和缺钾时的补钾原则：①口服补钾能奏效时尽量口服；②必须静脉补钾时须避免引起高钾血症，浓度要低，速度要慢；③严重缺钾时（细胞内 K^+ 明显不足）补钾须持续一段时间，因缺钾后细胞内、外液的钾恢复完全平衡的速度较慢，操之过急又易导致高钾血症。

三、高钾血症

高钾血症（hyperkalemia）是指血钾浓度大于 5.5 mmol/L。

（一）原因和机制

1. 肾排钾障碍 肾是机体最主要的排钾途径，包括肾小球滤过和远曲小管、集合管分泌。肾功能障碍引起高钾血症主要是通过以下途径。①肾小球滤过率（GFR）显著下降：主要见于急性肾衰竭早期、慢性肾衰竭末期，或因失血、休克等使血压显著下降时引起 GFR 明显降低，从而使钾滤出受阻所致。②远曲小管和集合管分泌 K^+ 功能受阻的常见原因：醛固酮的合成障碍（先天性酶缺乏）、某些药物或疾病所引起的继发性醛固酮分泌不足、肾对醛固酮反应性降低等，醛固酮的主要作用是促进远曲小管和集合管对钠的重吸收和 H^+、K^+ 的排泌，醛固酮减少或其作用降低均可导致远曲小管和集合管排钾量降低，引起高钾血症。

2. 钾的跨细胞分布异常 能使细胞内 K^+ 移出的因素，也会导致高钾血症，常见的原因如下。①酸中毒：pH 值每降低 0.1，血清钾约升高 0.6 mmol/L。②高血糖合并胰岛素不足：见于糖尿病。③某些药物：如 β-受体阻滞剂及 α-受体激动剂、洋地黄类药物中毒。④高钾性周期性麻痹：一种少见的常染色体显性遗传病。⑤细胞分解破坏，缺氧、溶血和严重创伤时，细胞膜功能障碍或结构破坏，导致细胞内 K^+ 向细胞外转移而致高钾血症。

3. 摄钾过多 经胃肠道摄钾过多，一般不会发生高钾血症，但静脉途径输钾过快或浓度过高，则可引起高钾血症。

（二）对机体的影响

1. 对心脏的影响 高钾血症对心肌生理特性的主要影响：轻度高钾时，心肌兴奋性升高，严重时反而下降；传导性下降；自律性下降；收缩性下降（图 3-7）。高钾血症对心电图的主要影响:T波高尖(血钾浓度超过 5.5 mmol/L 时即可出现),P波和QRS波振幅降低,间期增宽,S波增深。功能损害具体表现为出现各种各样的心律失常,特别是一些致死性心律失常,如心脏停搏、心室纤颤,这是高钾血症对生命的主要影响和威胁。

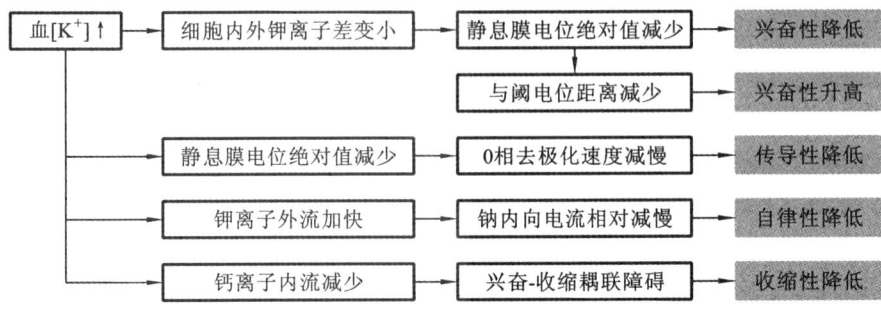

图 3-7 高钾血症时心肌电生理特性变化及机制

2. 高钾血症对骨骼肌的影响 高钾血症时骨骼肌兴奋性随血钾浓度逐步升高,亦经历先升高后降低的过程,主要表现为肢体的刺痛,感觉异常及肌无力,甚至肌麻痹,但由于高钾血症时心脏的表现非常突出,常会掩盖骨骼肌的临床表现。

3. 对酸碱平衡的影响 血钾升高,细胞外 K^+ 转移到细胞内,而细胞内 H^+ 移向细胞外,造成细胞外 H^+ 浓度升高,发生酸中毒;高钾血症使肾小管上皮细胞内 K^+ 浓度升高,导致肾小管 K^+-Na^+ 交换增强、H^+-Na^+ 交换减弱,随尿排出的 K^+ 增多,H^+ 减少。此时血液 pH 值呈酸性,而尿液却呈碱性,称为反常性碱性尿。

（三）高钾血症防治的病理生理学基础

（1）防治原发病。

（2）对抗高钾血症的心肌毒性和清除钾常需紧急处理。针对引起高钾血症的病因,应用胰岛素、碱性药物促进钾向细胞内转移以降低高钾血症对心脏的毒性作用。应用排钾性利尿剂,促进钾的排出。

第三节 镁代谢障碍

一、正常镁代谢

镁离子是生物体中含量较多并且有着重要生理功能的阳离子之一,其含量在整体中仅次于钙离子、钠离子、钾离子而居第四位,镁离子在细胞内的含量则仅次于钾离子而居第二位。镁在细胞代谢过程中,具有极其重要的意义,然而在生理和临床方面,对镁的探讨与研究,相对于钠、钾、钙而言,尚缺乏重视。随着基础医学和临床医学的发展,镁的生理功能和临床意义,越来越受到人们的重视。人体镁的来源主要是食物,99%从肾脏排出。血镁正常浓度为 0.75~1.25 mmol/L。

成人身体总镁含量约 25 g,其中 60%~65% 存在于骨、齿,27%分布于软组织。食物中的镁在整个肠道均可被吸收,但主要是在空肠末端与回肠部位吸收,吸收率一般约为

30％。膳食中促进镁吸收的成分主要有氨基酸、乳糖等,抑制镁吸收的主要成分有过多的磷、草酸、植酸和膳食纤维等。成人从膳食中摄入的镁大量从胆汁、胰液和肠液分泌到肠道,其中 60％～70％ 随粪便排出,部分从汗和脱落的皮肤细胞丢失。

镁几乎参与人体所有的新陈代谢过程。镁的生理功能可以概括为如下几个方面:①激活多种酶的活性,镁作为多种酶的激活剂,参与 300 多种酶促反应;②抑制钾、钙通道;③维护骨骼生长和神经、肌肉的兴奋性;④维护胃肠道和激素的功能;⑤镁离子是细胞内重要的阳离子,参与蛋白质的合成和肌肉的收缩。

二、低镁血症

血镁浓度低于 0.75 mmol/L 的病理过程,称为低镁血症(hypomagnesemia)。

（一）原因和机制

（1）镁摄入不足:见于长期禁食和营养不良等。

（2）镁吸收障碍:见于消化道疾病和广泛小肠切除等。

（3）镁排除过多:见于严重腹泻、肠瘘、胃肠减压等,使消化道镁排除过多;急性肾小管坏死、应用利尿剂等,使肾脏镁排除过多;大量排汗,使汗腺镁排除过多。

（二）对机体的影响

1. 对心血管系统影响 对血管功能可能有潜在的影响,有学者报道低镁血症患者可有房室性早搏、房颤及室速与室颤,半数有血压升高。镁缺乏还可导致动脉粥样硬化,及心肌细胞代谢障碍和冠状动脉痉挛。

2. 神经、肌肉和中枢神经系统应激性增高 镁对运动神经末梢与肌肉接头处乙酰胆碱的释放有抑制作用,低镁血症时乙酰胆碱释放增多,神经、肌肉兴奋性增强;镁能抑制突触传递,对中枢神经系统有抑制作用,低镁血症时对中枢神经系统抑制作用减弱,患者在临床上主要表现为情绪不安、焦虑易激动、手足抽搐、反射亢进等。

3. 对代谢的影响 低镁血症可导致低钙血症和低钾血症。镁缺乏可致血钙浓度下降,神经肌肉兴奋性亢进;镁对骨矿物质的内稳态有重要作用,镁缺乏可能是绝经后骨质疏松症的一种危险因素;少数研究表明镁耗竭可以导致胰岛素抵抗。镁缺乏常可出现低钾血症。实验证明,限制大鼠饮食中的镁含量可使尿钾排出增加,骨骼肌镁含量减少。若只补钾而不及时补镁,则血钾浓度亦难以恢复。可见,低镁血症可使低钾血症难以纠正。

（三）防治的病理生理学基础

1. 防治原发疾病 防止或排除引起低镁血症的原因。

2. 补镁 严重低镁血症且有症状者特别是出现各种类型的心律失常时必须及时补镁。对于缺镁引起的严重心律失常,其他疗法往往都无效果。只有静脉内缓慢注射或滴注镁盐(一般是用硫酸镁)才能奏效。静脉内补镁要谨慎,若患者肾功能受损,则更要格外小心。在补镁过程中要经常测定血镁浓度,必须防止因补镁过快而转变为高镁血症。小儿静脉内补镁时还应特别注意防止低血压的发生,因为镁可使外周小动脉等血管扩张。对于较轻的低镁血症,也可通过肌内注射的途径补镁。补镁的剂量须视缺镁的程度和症状的轻重而定。

3. 纠正水和其他电解质代谢紊乱 方法包括补水,特别是补钾和补钙,因为低镁血症常伴有失水、低钾血症和低钙血症。

三、高镁血症

血镁浓度高于 1.25 mmol/L 的病理过程,称为高镁血症(hypermagnesemia)。

（一）原因和机制

（1）肾排镁减少:见于肾衰竭的少尿期、严重脱水伴少尿、甲状腺功能低下等。

（2）镁摄入过多:见于静脉补镁过量。

（3）细胞释镁过多:见于组织分解代谢增强或细胞大量损伤时。

（4）镁排除过多:见于严重腹泻、呕吐、使用利尿药等。

（二）对机体的影响

1. 神经、肌肉和中枢神经系统应激性降低 肌无力或弛缓麻痹、嗜睡或昏迷。

2. 对心血管系统的影响 心肌兴奋性和传导性降低、外周血管扩张、血压降低。

3. 对平滑肌的影响 高镁血症抑制平滑肌。血管壁平滑肌抑制导致血压下降;内脏平滑肌抑制会引起恶心、呕吐、嗳气、便秘等临床症状。

（三）防治的病理生理学基础

1. 对症治疗 由于钙离子对镁有拮抗作用,静脉缓慢注射 10％ 的葡萄糖酸钙 10～20 mL 或 10％氯化钙 5～10 mL 能缓解症状。使用胆碱酯酶抑制剂新斯的明抑制乙酰胆碱的破坏,减轻高镁血症引起的神经-肌肉接头兴奋性降低。

2. 降低镁浓度 通常增加镁的排出和控制镁的摄取以达到降低镁浓度的目的。

能力检测

1. 简述正常成人男性体液总量及分布情况。

2. 简述体液中的电解质分布及主要作用。

3. 简述水肿的概念,以及心性水肿、肝性水肿、肾性水肿的特点。

4. 简述水肿的形成机制。

5. 简述低容量性高钠血症(高渗性脱水)对机体产生的影响。

6. 简述高钾血症和酸碱平衡紊乱的关系。

（王岩梅）

第四章
酸碱平衡紊乱

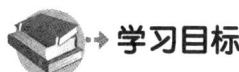 **学习目标**

掌握：二氧化碳分压、标准碳酸氢盐、实际碳酸氢盐、缓冲碱、代谢性酸中毒、呼吸性酸中毒的概念；代谢性和呼吸性酸中毒时机体的代偿性和损伤性变化特点。

熟悉：代谢性和呼吸性碱中毒时机体代偿性和损伤性变化。

了解：呼吸和肾脏调节酸碱平衡的主要机制；酸碱平衡紊乱防治的病理生理学基础。

病·例·引·导

某肾炎患者，血气测定结果如下：pH 值 7.32，$PaCO_2$ 30 mmHg，HCO_3^- 15 mmol/L。

问：该患者应诊断为何种酸碱平衡紊乱？

病·例·引·导

某肺心病患者，因受凉、肺部感染入院，血气分析结果为：pH 值 7.33，$PaCO_2$ 27 mmHg，HCO_3^- 36 mmol/L。

问：该患者应诊断为何种酸碱平衡紊乱？

第一节　概　述

机体内环境体液酸碱度的相对稳定是组织细胞进行正常生命活动的必要条件之一。正常人血浆的 pH 值保持在 7.35～7.45，呈弱碱性，变动范围很窄。虽然机体在不断生成酸性和碱性的代谢产物，也经常摄入酸性和碱性食物，但机体通过体内调节作用，使血液 pH 值稳定在正常范围内。这种维持体液酸碱度相对平衡的状态，称为酸碱平衡（acid-base

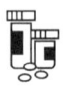

balance)。在病理情况下,可因酸、碱在体内蓄积增多或减少,超出机体代偿能力或调节酸碱平衡的机制障碍造成体液酸碱度稳态的破坏的现象,则称为酸碱平衡紊乱(acid-base disturbance)。临床上对这种紊乱的及时发现和正确处理,常常是治疗成败的关键。因此,本章通过对各类酸碱失衡常见原因、发病机制及其对机体影响的阐述,为临床防治提供必要的理论知识。

一、酸与碱的概念

在生化反应中:把能释放出 H^+ 的化学物质称为酸,如 HCl、H_2SO_4、H_2CO_3、NH_4^+ 等;而把能接受 H^+ 的化学物质称为碱,如 HCO_3^-、NH_3、SO_4^{2-}、OH^- 等。

二、酸碱物质的来源

体液中的酸碱物质主要来源于细胞内的物质代谢活动,少部分从食物中获得。在普通膳食条件下,机体所产生的酸性物质远比碱性物质多。

（一）酸性物质的来源

根据体内 H^+ 的来源和产生过程可分为挥发酸和固定酸两类。

(1) 挥发酸(volatile acid)即碳酸,是机体代谢活动产生最多的酸性物质。由糖、脂肪和蛋白质在分解代谢过程中可产生大量 CO_2,CO_2 与 H_2O 结合生成碳酸(H_2CO_3)。因碳酸可释放出 H^+,又可转变为 CO_2,经肺排出体外,故被称为挥发酸。

(2) 固定酸(fixed acid)是指一类不能经肺呼出,而只能经肾随尿排出的酸性物质,又被称为非挥发酸(involatile acid)。固定酸主要包括如下几种:蛋白质分解代谢产生的磷酸、硫酸与尿酸;糖酵解产生的甘油酸、丙酮酸及乳酸;脂肪代谢产生的 β-羟丁酸、乙酰乙酸等。此外,机体时常摄入的一些酸性食物或药(如水杨酸、氯化铵等)是体液酸性物质的次要来源。

（二）碱性物质的来源

碱性物质主要来源于所摄入食物(如蔬菜、瓜果)中含有的枸橼酸钠、苹果酸钠和草酸钠等有机酸盐。其次来源于体内物质代谢产生的碱性物质,如氨基酸脱氨基所生成的 NH_3,但这种氨经肝脏代谢后生成尿素,正常时对体液酸碱度影响不大。

三、机体对酸碱平衡的调节

尽管机体不断生成和摄取酸、碱物质,但血液的 pH 值并不发生显著的变化,这是由于体内存在着一系列的调节机制,主要是体液中的缓冲系统及肺和肾等对酸碱平衡的调节。

（一）体液缓冲系统的调节

体液缓冲系统是由一种弱酸(缓冲酸)及其相对应的共轭碱(缓冲碱)构成的混合溶液组成的。主要有碳酸氢盐缓冲系统和非碳酸氢盐缓冲系统,其中,后者又包括磷酸盐缓冲系统、血浆蛋白缓冲系统、血红蛋白和氧合血红蛋白缓冲系统。

1. 碳酸氢盐缓冲系统 碳酸氢盐缓冲系统的作用特点如下。①缓冲能力强:在细胞外液含量最高,对固定酸的缓冲能力达到全血缓冲总量的 53%。②缓冲潜力大:对固定酸

缓冲后所生成的 H_2CO_3,可转化为 CO_2 经肺排出,所消耗的 HCO_3^- 通过肾的调节来补充,所以,这些缓冲物质的增减容易依靠肺和肾的调节来实现。③只能缓冲固定酸和碱,不能缓冲挥发酸。④对血液 pH 值具有决定作用。

2. 缓冲系统的作用 酸碱平衡紊乱时,体液缓冲系统以接受 H^+ 或释放 H^+ 的方式,化强酸为弱酸,变强碱为弱碱,以反应迅速、用时短暂的特点,减轻血浆 pH 值的变动程度。

（二）肺的调节作用

肺通过呼吸运动的频率和幅度,控制 CO_2 的排出量,调节血浆 H_2CO_3 浓度,使血液 pH 值处于相对稳定状态。当动脉血 CO_2 分压($PaCO_2$)增高或 pH 值降低时,通过中枢和外周化学感受器,使延髓呼吸中枢兴奋,呼吸加深、加快,使 CO_2 呼出量显著增多,血浆 $[H_2CO_3]$ 相应降低;反之,当动脉血 $PaCO_2$ 降低或 pH 值增高时,使呼吸变浅、变慢,CO_2 呼出量减少,血浆 $[H_2CO_3]$ 相应增高(图 4-1)。这种调节的特点是作用快(数分钟即可启动),效能最大,约 30 min 达到高峰。但是这种调节是有限度的,持续深快呼吸,会使呼吸肌疲劳,最终使肺通气量降低;持续浅慢呼吸,可导致机体缺氧,动脉血氧分压降低反射性兴奋呼吸中枢,又使肺通气量增加。

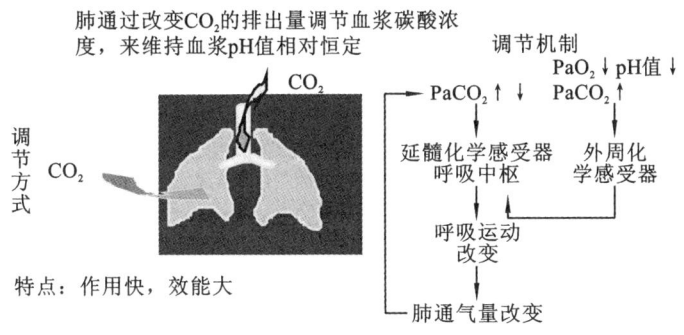

图 4-1 肺的调节

（三）肾的调节作用

肾脏主要通过肾小管上皮细胞排泌 H^+、NH_3、K^+,重吸收 $NaHCO_3$ 和磷酸盐的尿液酸化,铵盐的排出等过程来调节血浆中 HCO_3^- 的含量,从而维持 $[HCO_3^-]/[H_2CO_3]$ 的值。其作用特点如下:反应较慢,数小时后发挥作用,3～5 天达到高峰,有很强的排酸保碱效能。

1. $NaHCO_3$ 的重吸收 生理状态下,能自由通过肾小管滤液中的 $NaHCO_3$,在原尿中的含量与血浆相同。其中在近端肾小管被重吸收的占 85%～90%,在远端肾单位(包括远曲小管、连结段和集合管等)被重吸收的为 10%～15%,随终尿排出体外的仅为 0.1%,几乎无 $NaHCO_3$ 的丢失。近曲小管细胞内的 CO_2 和 H_2O,在碳酸酐酶的催化下可结合生成 H_2CO_3,H_2CO_3 可部分解离出 H^+ 和 HCO_3^-,其中 H^+ 可通过管腔膜上的 Na^+-H^+ 反向转运体与管腔滤液中的 Na^+ 相互交换,因两者交换转运的方向相反,故称 H^+-Na^+ 反向转运(或 H^+-Na^+ 交换),它是一种继发性主动转运。此时,进入细胞的 Na^+ 与 H_2CO_3 解离出的 HCO_3^- 结合为 $NaHCO_3$,由基侧膜 Na^+-HCO_3^- 载体同向重吸收入血,其结果是小管细胞向管腔每分泌 1 mol H^+,则在血浆内同时增加 1 mol HCO_3^-。分泌入小管腔的 H^+ 和滤液中的 HCO_3^- 结合生成 H_2CO_3,随即经碳酸酐酶的催化生成 CO_2 和 H_2O,CO_2 再弥散入小管细胞,H_2O 随尿排出体外。一般,Na^+-H^+ 反向转运体的泌 H^+ 量最大,约占近端肾小管总泌 H^+ 量的 $2/3$。同时,近端肾小管还以主动泌 H^+ 方式,通过管腔膜 H^+-ATP 酶主动耗能将 H^+ 泌至肾小管腔,其泌 H^+ 量约占总泌 H^+ 量的 $1/3$。酸中毒时,这种泌 H^+ 功能可随病情的加重而不断增强(图 4-2)。由于 H^+-Na^+ 交换和 K^+-Na^+ 交换并存,在排 H^+ 和排 K^+ 之间存在着竞争。H^+-Na^+ 交换增多时,K^+-Na^+ 交换减少;K^+-Na^+ 交换增多时,H^+-Na^+ 交换减少。

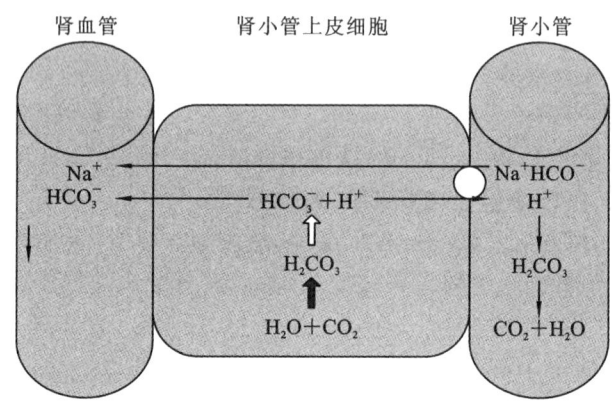

图 4-2 $NaHCO_3$ 的重吸收

2. 磷酸盐的酸化 通常,经肾小球滤出进入近曲小管的磷酸盐主要是碱性磷酸盐,当其随滤液流经远曲小管和集合管时,所解离的 Na^+ 可与上皮细胞主动泌入管腔的 H^+ 交换,使碱性的 Na_2HPO_4 转变为酸性的 NaH_2PO_4,随尿排出体外。重吸收的 Na^+ 与上皮细胞内的 HCO_3^- 则生成 $NaHCO_3$ 回流入血。实际上,在促使磷酸盐酸化过程中,集合管的闰细胞发挥了重要作用,这种非 Na^+ 依赖性泌氢细胞,依靠管腔膜 H^+-ATP 酶泵向管腔泌 H^+,引起磷酸盐酸化,同时在基侧膜以 Cl^--HCO_3^- 交换方式重吸收 HCO_3^-。当尿液 pH 值降至 4.8 时,滤液中的磷酸盐已全部酸化,因此其缓冲作用是较为有限的(图 4-3)。

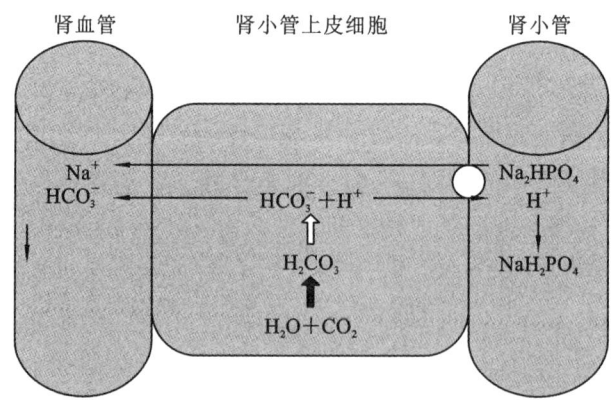

图 4-3 磷酸盐的酸化

3. NH_4^+ 的排泄 NH_4^+ 的生成与排出具有 pH 值依赖性,它的排出量是随着酸中毒的加重而增多的。通常,近曲小管上皮细胞是产生 NH_4^+ 的主要场所,在线粒体内由谷氨酰胺酶水解谷氨酰胺最终生成 NH_3。由于谷氨酰胺酶的活性受血浆 pH 值的影响。酸中毒越严重,该酶的活性就越高,所催化生成的 NH_3 就越多。这时 NH_3 为脂溶性,生成后弥散入肾小管管腔,与肾小管上皮细胞分泌的 H^+ 结合生成铵(NH_4^+),铵为水溶性,不易通过细胞膜返回细胞内,而以氯化铵的形式由尿排出体外(图 4-4)。

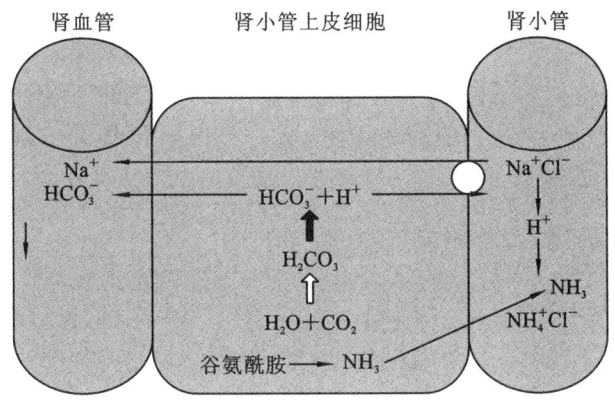

图 4-4 NH_4^+ 的排泄

(四)组织细胞的调节作用

机体大量组织细胞也是酸碱平衡的缓冲池,承担了对酸碱平衡的部分调节作用。组织细胞调节酸碱平衡主要以离子交换方式(如 H^+-K^+、H^+-Na^+、Na^+-K^+ 等)进行。当血液 pH 值降低,$[H^+]$ 增高时,细胞外液中的 H^+ 进入细胞内,细胞内的 K^+ 就移到细胞外,以维持电中性,于是酸中毒往往继发高钾血症。当 HCO_3^- 升高时,机体通过加强 Cl^--HCO_3^- 交换,促使 HCO_3^- 排出。肝脏借助尿素的合成,消耗体内的 NH_4^+,骨骼也可经钙盐分解来缓冲 H^+,它们均有助于酸碱平衡的调节。

上述四大机制以各自的特点和方式,在神经-体液系统的整体调节下,紧密联系,彼此配合,互为补充,从不同途径调节酸碱平衡,维持血浆 pH 值的相对恒定,成为保持机体内环境稳态的重要组成部分。

第二节 酸碱平衡紊乱的分类及常用检测指标

一、酸碱平衡紊乱的分类

因 HCO_3^- 浓度原发性降低或增高引起的酸碱平衡紊乱,称为代谢性酸中毒或代谢性碱中毒;由于 H_2CO_3 浓度原发性增高或降低引起的酸碱平衡紊乱,称为呼吸性酸中毒或呼吸性碱中毒(图 4-5)。在单纯型酸碱平衡紊乱时,虽然体内酸性或碱性物质的含量已经发生改变,但通过机体的调节,血液 pH 值仍可维持在正常范围之内,称为代偿性酸中毒或碱中毒。如果血液 pH 值不在正常范围之内,则称为失代偿性酸中毒或碱中毒。当同一患者体内有两种或两种以上的酸碱平衡紊乱同时存在

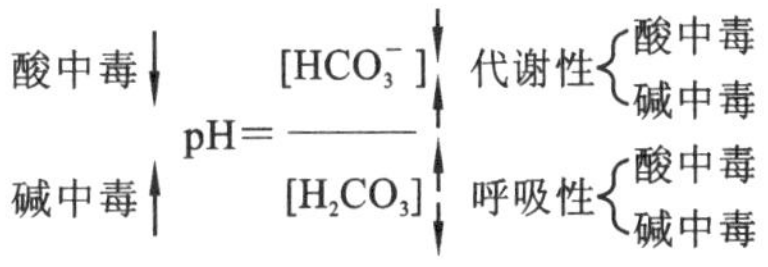

$$\text{酸中毒} \downarrow \atop \text{碱中毒} \uparrow \quad pH = \frac{[HCO_3^-]}{[H_2CO_3]} \quad {\text{代谢性} \begin{cases} \text{酸中毒} \\ \text{碱中毒} \end{cases} \atop \text{呼吸性} \begin{cases} \text{酸中毒} \\ \text{碱中毒} \end{cases}}$$

图 4-5 酸碱平衡紊乱的分类

时,称为混合型酸碱平衡紊乱。

二、常用检测指标

1. pH值 血浆 pH 值是指动脉血中[H^+]的负对数。正常值为 7.35～7.45,平均值为 7.40。血浆 pH 值可反映酸碱平衡紊乱的性质、程度与代偿状况。pH 值若低于 7.35 为失代偿性酸中毒;pH 值若高于 7.45 为失代偿性碱中毒。若为正常,则有三种可能性:①酸碱平衡正常;②存在代偿性酸中毒或碱中毒,此时经机体代偿调节,使血浆[HCO_3^-]与[H_2CO_3]比值仍维持在 20/1 左右,则 pH 值为正常范围;③并存有酸、碱中毒相互抵消的混合型酸碱平衡紊乱,因 pH 值变化趋向彼此相反,故暂时正常。

2. 动脉血 CO_2 分压 动脉血 CO_2 分压($PaCO_2$)是指物理溶解于血浆中的 CO_2 分子所产生的张力,正常值为 4.39～6.25 kPa(33～46 mmHg),平均值为 5.32 kPa(40 mmHg)。由于测定 $PaCO_2$ 可了解肺泡通气量的情况,故 $PaCO_2$ 是反映呼吸性酸碱平衡紊乱的重要指标。通常,肺泡通气量决定血浆 $PaCO_2$ 水平,两者成反比关系。通气过度,$PaCO_2$ 降低,[H_2CO_3]相应下降;反之,通气不足,$PaCO_2$ 升高,[H_2CO_3]相应增高。临床上,$PaCO_2 > 46$ mmHg 时,提示 CO_2 潴留,见于呼吸性酸中毒或代偿后的代谢性碱中毒;而 $PaCO_2 < 33$ mmHg,提示 CO_2 排出过多,见于呼吸性碱中毒或代偿后的代谢性酸中毒。

3. 标准碳酸氢盐和实际碳酸氢盐 标准碳酸氢盐(standard bicarbonate,SB)是指全血标本在标准条件下(温度 38 ℃、血红蛋白氧饱和度 100%、用 $PaCO_2$ 40 mmHg 的气体平衡)所测得的血浆 HCO_3^- 含量。正常值为 22～27 mmol/L,平均值为 24 mmol/L。由于 $PaCO_2$ 的变化可影响血浆 HCO_3^- 的含量,全血标本经上述标准化条件处理后,实际上已消除了呼吸因素的影响,故 SB 是判断代谢性因素的指标。SB 降低,多见于代谢性酸中毒或代偿后的呼吸性碱中毒;SB 增高,多见于代谢性碱中毒或代偿后的呼吸性酸中毒。

实际碳酸氢盐(actual bicarbonate,AB)是指隔绝空气的血液标本,在实际条件下(即实际的体温、$PaCO_2$ 与血氧饱和度)所测得的血浆 HCO_3^- 浓度。受呼吸和代谢双重因素的影响,正常人 AB=SB,两者均为 22～27 mmol/L,平均值为 24 mmol/L。代谢性酸中毒时,两者均降低;代谢性碱中毒时,两者均升高。若 AB>SB,表明 $PaCO_2 > 40$ mmHg,有 CO_2 潴留,多见于呼吸性酸中毒;若 AB<SB,表明 $PaCO_2 < 40$ mmHg,CO_2 排出过多,多见于呼吸性碱中毒。

4. 缓冲碱 缓冲碱(buffer base,BB)是指血液中一切具有缓冲作用的负离子碱的总和,包括血浆和红细胞中的 HCO_3^-、HPO_4^{2-}、HbO_2^-、Pr^-、Hb^- 等。通常在标准条件下测定,正常值为 45～52 mmol/L,平均值为 48 mmol/L。BB 亦是反映代谢因素的指标。代谢性酸中毒时,BB 减少;代谢性碱中毒时,BB 升高。但慢性呼吸性酸中毒或慢性呼吸性碱中毒,经肾代偿调节,BB 可出现继发性升高或降低。

5. 碱剩余 碱剩余(base excess,BE)是指在标准条件下($PaCO_2$ 为 40 mmHg、血红蛋白氧饱和度 100%、温度 38 ℃),用酸或碱滴定全血标本到 pH 值为 7.40 时所需的酸或碱的量(mmol/L)。正常范围为 −3.0～+3.0 mmol/L,也是一个反映代谢因素的指标。用酸滴定使血液 pH 值达到 7.40,则反映被测血液中的碱过多,BE 用正值表示;若需用碱滴定,说明被测血液碱缺失,BE 用负值表示。当 BE 负值增加时,多见于代谢性酸中毒或代偿后的呼吸性碱中毒;当 BE 正值增加时,多见于代谢性碱中毒或代偿后的呼吸性酸中毒。

6. 阴离子间隙 阴离子间隙(anion gap,AG)是指血浆中未测定阴离子(undetermined anion,UA)与未测定阳离子(undetermined cation,UC)的差值,即 AG=UA−UC。它是一项近年来受到广泛重视的酸碱指标,由于细胞外液中阴、阳离子总当量数相等(均为 150 mmol/L),两者保持着电中性。其中可测定的阳离子为 Na^+,占血浆阳离子总量的 90%。可测定的阴离子为 HCO_3^- 和 Cl^-,占血浆阴离子总量的 85%。AG 可通过测算这些血浆中测定阴、阳离子的差值算出:$[Na^+]+UC=[HCO_3^-]+[Cl^-]+UA$,$UA−UC=[Na^+]−([HCO_3^-]+[Cl^-])$,$AG=UA−UC$,$AG=[Na^+]−([HCO_3^-]+[Cl^-])$,将 Na^+ 的平均浓度约为 140 mmol/L,HCO_3^- 的平均浓度约为 24 mmol/L,Cl^- 的平均浓度约为 104 mmol/L 代入公式,故 $AG=140−(24+104)$ mmol/L$=12$ mmol/L,AG 值的正常范围为 10~14 mmol/L(图 4-6)。

AG 作为衡量血浆中固定酸含量的指标,其增高的临床意义较大。当 AG>16 mmol/L 时,可形成 AG 增高型代谢性酸中毒,它常起因于乳酸堆积、磷酸盐潴留、酮体过多、水杨酸中毒等情况。AG 的测定对区分不同类型的代谢性酸中毒和诊断某些混合型酸碱平衡紊乱有重要价值,但 AG 降低在酸碱失衡诊断方面价值不大。

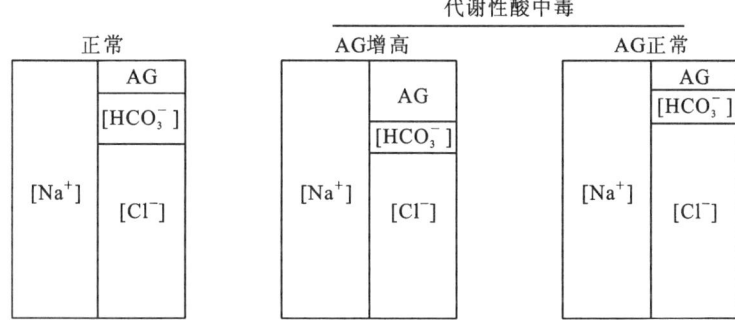

图 4-6 血浆中的阴离子间隙示意图(单位:mmol/L)

第三节 单纯型酸碱平衡紊乱

单纯型酸碱平衡紊乱包括四种基本类型。

一、代谢性酸中毒

代谢性酸中毒(metabolic acidosis)是指血浆 HCO_3^- 浓度原发性减少,以致血浆 pH 值下降的一种酸碱平衡紊乱。按 AG 值的变化情况,可将代谢性酸中毒分为 AG 增高型和 AG 正常型两类。

(一)原因与发病机制

1. AG 增高型代谢性酸中毒 其又称正常血氯性代谢性酸中毒,是指除含氯以外的任何一种固定酸血浆浓度增高的代谢性酸中毒。因固定酸经碳酸氢盐缓冲后,使$[HCO_3^-]$减少,未测定阴离子增多,AG 增多。其特点为血浆固定酸增多,AG 增高,血氯含量正常等。常见原因如下。

(1) 固定酸摄入过多　例如,大量服用阿司匹林,使血浆中有机酸阴离子增多而引起此类型酸中毒。

(2) 固定酸生成过多　①乳酸酸中毒:如休克、心力衰竭、低氧血症、严重贫血、肺水肿等,均可导致组织细胞缺血缺氧,产生大量乳酸,造成乳酸酸中毒。②酮症酸中毒:常见于糖尿病、严重饥饿、酒精中毒等。严重饥饿时,机体动用大量脂肪供能,可引发酮症酸中毒。糖尿病时,因胰岛素不足使葡萄糖利用减少,脂肪加速分解,可生成大量酮体(如 β-羟丁酸、乙酰乙酸等),当超过外周组织氧化利用和肾脏排出能力时,可造成酮症酸中毒。

(3) 固定酸排出减少　严重肾功能障碍时,肾小球滤过率(glomerular filtration rate, GFR)明显减少,细胞物质代谢过多生成的固定酸(特别是硫酸、磷酸)经肾排泄障碍而在体内蓄积,加上肾小管泌 H^+ 产 NH_4^+ 和重吸收 HCO_3^- 能力减弱,使血浆中的$[H^+]$增高,$[HCO_3^-]$明显降低,$[SO_4^{2-}]$、$[HPO_4^{2-}]$等相应增多。

2. AG 正常型代谢性酸中毒　其又称高血氯性代谢性酸中毒。此时,HCO_3^- 丢失过多由重吸收的 Cl^- 替补。或含 Cl^- 药物摄入过多直接升高血浆$[Cl^-]$和降低$[HCO_3^-]$,使 AG 保持不变,故其具有 AG 正常、血氯升高等特点,常见原因有以下三点。

(1) 摄入含氯酸性药物过多　见于长期或大量服用氯化铵、盐酸精氨酸等药物,这些药物易在体内代谢活动中生成 HCl,消耗血浆中的 HCO_3^-,导致 AG 正常型代谢性酸中毒。

(2) 经消化道丢失 HCO_3^- 过多　多见于严重腹泻、小肠、胆囊或胰引流等情况。大量 $NaHCO_3$ 随肠液丢失,使血浆和原尿$[HCO_3^-]$下降,从而抑制近曲小管泌 H^+ 和重吸收 HCO_3^-,增强对 Na^+ 和 Cl^- 的重吸收,以致血浆$[Cl^-]$增高。

(3) 肾脏泌 H^+ 功能障碍　①肾功能不全时,可使肾小管泌 H^+ 和重吸收 HCO_3^- 减少而致本病;②肾小管性酸中毒,由于受重金属(如汞、铅等)、药物(如磺胺类)及遗传性缺陷等致病因素的影响,肾小管排 H^+ 功能障碍,血浆$[H^+]$增高;③长期或大量应用碳酸酐酶抑制剂。例如,过多服用乙酰唑胺,可抑制碳酸酐酶活性,造成肾小管上皮细胞生成H_2CO_3减少,肾小管泌 H^+ 和重吸收 HCO_3^- 明显障碍,故产生此类型酸中毒。

(二) 机体的代偿调节

1. 血液与细胞内的缓冲作用　代谢性酸中毒时,血液中增加的 H^+ 可立即被血浆缓冲系统缓冲,血浆 HCO_3^- 及缓冲碱消耗性减少,所生成的弱酸 H_2CO_3 可解离成 CO_2 经肺排出。2～4 h 后,细胞内缓冲系统发挥作用,将大约 50% 以离子交换方式进入细胞的 H^+ 加以缓冲,此时,K^+ 从细胞内逸出,造成继发性高钾血症。

2. 肺的代偿作用　血液$[H^+]$增加,主要使外周化学感受器受到刺激,反射性地引起呼吸中枢兴奋,呼吸运动增强,肺泡通气量明显增加,CO_2 排出量增多,$PaCO_2$(或血浆$[H_2CO_3]$)继发性降低,以维持$[HCO_3^-]/[H_2CO_3]$的值接近正常。酸中毒时肺的代偿反应十分迅速,发病后 10 min 即可启动,12～24 h 达到代偿高峰,代偿最大极限为 $PaCO_2$ 降到 10 mmHg。在这个可代偿的范围内($PaCO_2$ 10～40 mmHg),肺的代偿作用随着酸中毒的加重而增强,其原发性 HCO_3^- 降低与继发性 $PaCO_2$ 代偿性降低之间成一定的比例关系,可用于预测、诊断混合型酸中毒或碱中毒。

3. 肾的代偿作用 除肾性原因外,其他任何原因所致的代谢性酸中毒,肾脏均可发挥其排酸保碱的重要调节作用,当血液[H^+]升高时,肾小管上皮细胞中碳酸酐酶和谷氨酰胺酶活性增高,肾小管泌 H^+、泌 NH_4^+ 和重吸收 HCO_3^- 增多,从尿中加速固定酸的排出和 HCO_3^- 重吸收,使[HCO_3^-]/[H_2CO_3]值有所恢复。肾脏的这种调节作用较为缓慢,常需在酸中毒发生数小时后启动,3～5 天才能达到最高峰。

4. 血气参数的变化状况 代谢性酸中毒经上述代偿调节后,若[HCO_3^-]/[H_2CO_3]值接近 20/1,血液 pH 值正常,称为代偿性代谢性酸中毒;若该比值减小,血液 pH 值下降,则称为失代偿性代谢性酸中毒。它们的血气参数变化如下:HCO_3^- 原发性降低,AB、SB、BB 均降低,BE 负值加大,通过呼吸代偿后,$PaCO_2$ 继发性下降。

（三）对机体的影响

1. 心血管系统 ①心肌收缩力减弱:血液[H^+]增高,不仅使心肌代谢障碍,而且可妨碍心肌细胞 Ca^{2+} 内流和肌浆网的 Ca^{2+} 释放,竞争性抑制 Ca^{2+} 与肌钙蛋白钙结合亚单位的结合,从不同环节引起心肌收缩力减弱,心输出量减少。②室性心律失常:与血钾浓度升高密切相关。由于血液[H^+]升高:一方面促使细胞内外 H^+-K^+ 交换,H^+ 进入细胞,K^+ 排出细胞;另一方面致使肾小管上皮细胞增加泌 H^+、减少排 K^+。于是,形成继发性高钾血症,引起各种心律失常。尤其是重度传导阻滞、心室纤颤,甚至心脏停搏等。③血压降低:受血液[H^+]增高的影响,毛细血管前括约肌及微动脉平滑肌对儿茶酚胺丧失正常的反应性,以致血管容量逐步扩大,回心血量减少,血压下降。因此,休克时及早纠正酸中毒,对减轻或消除血流动力学障碍,阻断休克病情恶化具有重要的临床意义。

2. 中枢神经系统 酸中毒时既可妨碍氧化磷酸化,使脑组织所需的能量因 ATP 生成减少而供应不足,又可提高谷氨酸脱羧酶活性,使抑制性递质 γ-氨基丁酸生成增多,从而引起中枢神经系统代谢障碍,产生意识障碍、嗜睡、昏迷,甚至因呼吸中枢和血管运动中枢麻痹而致死等临床表现。

（四）防治的病理生理学基础

1. 治疗原发病 及时去除发病原因,同时注意采取适量输液措施纠正水、电解质紊乱,恢复有效循环血量和改善肾功能。

2. 合理应用碱性药物 合理应用碱性药物是纠正代谢性酸中毒的主要措施,首选使用碳酸氢钠。应根据酸中毒程度,在血气监护下分次补碱,其量一般按每负一个 BE,每千克体重需补 $NaHCO_3$ 0.3 mmol/L 来计,使用时宜少不宜多。此外,也可选用作用较慢的乳酸钠,但乳酸酸中毒及肝病患者应当慎用或不用。

二、呼吸性酸中毒

呼吸性酸中毒(respiratory acidosis)是指 $PaCO_2$(或血浆[H_2CO_3])原发性升高,以致血浆 pH 值下降的一种酸碱平衡紊乱。依据病程可将其分为急性呼吸性酸中毒和慢性呼吸性酸中毒两类。

（一）原因与发病机制

1. CO_2 排出减少 以外呼吸通气障碍所致的 CO_2 排出受阻最为常见。具体包括以下几点。

(1) 呼吸中枢抑制 　见于颅脑损伤、脑炎、脑血管意外、呼吸中枢抑制剂(巴比妥类)应用过量、酒精中毒等,主要通过抑制呼吸中枢,造成体内急性 CO_2 潴留。

(2) 呼吸肌麻痹 　如急性脊髓灰质炎、脊神经根炎、重症肌无力、有机磷中毒及重度低钾血症等,可使呼吸运动减弱,肺泡扩张受限,以致 CO_2 排出障碍。

(3) 呼吸道阻塞 　可因喉头痉挛、水肿、溺水、异物堵塞气管等引起急性呼吸性酸中毒,也可因支气管哮喘、慢性阻塞性肺部疾病导致慢性呼吸性酸中毒。

(4) 胸廓病变 　如胸部创伤、严重气胸或大量胸腔积液、胸廓畸形等,可使胸廓活动受限,肺泡通气障碍, CO_2 排出量减少。

(5) 肺部疾病 　如呼吸窘迫综合征、急性心源性肺水肿、重度肺气肿、肺组织广泛纤维化等,均可因严重通气障碍和肺泡通气锐减而引起 CO_2 排出量减少。

(6) 呼吸机使用不当 　如通气量设置过少,使 CO_2 排出量减少。

2. CO_2 吸入过多 　如矿井塌陷、被阻区通气不良等导致空气中 CO_2 增多,机体吸入过量 CO_2 而发病,此种情况较为少见。

(二) 机体的代偿调节

呼吸性酸中毒由于起源于肺通气功能障碍,故碳酸氢盐缓冲系统与肺均不能进行缓冲和代偿调节,只能靠血液非碳酸氢盐缓冲系统和肾发挥调节作用。

1. 细胞内外离子交换和细胞内缓冲 　其是急性呼吸性酸中毒的主要代偿方式,其代偿调节能力十分有限,往往表现为失代偿状态。具体反应过程如下:① CO_2 在血浆中转化为 HCO_3^-。由于 CO_2 潴留,血浆 $[H_2CO_3]$ 不断升高, H_2CO_3 解离成 H^+ 和 HCO_3^-,使血浆 $[HCO_3^-]$ 相应增多,有利于维持 $[HCO_3^-]/[H_2CO_3]$ 值,具有一定的代偿作用。 H^+ 与细胞内 K^+ 交换,进入细胞的 H^+ 被 Pr^- 缓冲, K^+ 外逸则继发高钾血症。② CO_2 弥散入红细胞。 $PaCO_2$ 不断升高时,血浆中潴留的 CO_2 可迅速弥散入红细胞内,在碳酸酐酶的催化下,与细胞质中的 H_2O 结合生成 H_2CO_3,并解离为 H^+ 和 HCO_3^-, H^+ 主要被 Hb^- 和 HbO_2^- 缓冲, HCO_3^- 与血浆中的 Cl^- 交换释放入血,使血浆 $[HCO_3^-]$ 升高, $[Cl^-]$ 相应下降。但上述代偿调节难以维持 $[HCO_3^-]/[H_2CO_3]$ 的正常值,血浆 pH 值常常低于正常。

2. 肾的调节作用 　肾的调节是慢性呼吸性酸中毒的主要代偿方式,由于 $PaCO_2$ 和 $[H^+]$ 升高,肾小管上皮细胞中的碳酸酐酶和谷氨酰胺酶活性增强,肾小管泌 H^+、泌 NH_4^+ 和重吸收 HCO_3^- 明显增多。其结果是酸性物质随尿排出体外,血浆 HCO_3^- 继发性增高,有时可使 $[HCO_3^-]/[H_2CO_3]$ 值接近 20/1,形成代偿性呼吸性酸中毒。

3. 血气参数变化状况

(1) 急性呼吸性酸中毒 　 CO_2 急剧潴留,肾来不及发挥代偿作用, $[HCO_3^-]/[H_2CO_3]$ 值减少,血浆 pH 值下降,为失代偿性呼吸性酸中毒。其血气参数变化如下: $PaCO_2$ 原发性增高,AB>SB,BB、BE 变化不大。

(2) 慢性呼吸性酸中毒 　虽有 CO_2 潴留,但经肾充分代偿后,可使 $[HCO_3^-]/[H_2CO_3]$ 值接近或达到 20/1,血浆 pH 值略低或正常,形成代偿性或失代偿性呼吸性酸中毒。其血气参数变化如下: $PaCO_2$ 原发性增高,AB、SB、BB 均升高,AB>SB,BE 正值增大。

（三）对机体的影响

此类型酸中毒对心脏的影响与代谢性酸中毒时相似，所不同的是因 $PaCO_2$ 升高可引起一系列血管运动和神经精神障碍。

1. CO_2 对血管的直接舒张作用 体内的 CO_2 可直接扩张脑血管，使脑血流量增加，颅内压及脑脊液压增高，引起持续性头痛，尤以夜间和晨起为甚。

2. 中枢神经系统功能障碍 主要起因于高碳酸血症。常见于 $PaCO_2 > 80$ mmHg 时，早期症状为头痛、不安、焦虑等，晚期可见震颤、精神错乱、嗜睡、昏迷等"CO_2 麻醉"表现，临床上称为肺性脑病（pulmonary encephalopathy）。

（四）防治的病理生理学基础

1. 改善肺泡通气功能 改善肺泡通气功能是防治此类型酸中毒的关键措施。应针对病因处理，保持呼吸道畅通。如：对慢性阻塞性肺疾病患者，要及时控制感染、强心、解痉和祛痰；对呼吸道梗阻者，应尽早排除气道异物或解除支气管平滑肌痉挛；对呼吸中枢抑制者，须果断应用呼吸中枢兴奋药或人工呼吸机。

2. 正确使用碱性药物 呼吸性酸中毒时应慎用碱性药物，尤其是在通气尚未改善前要严加控制。一般在通气改善后不用碳酸氢钠，可慎重应用三羟甲基氨基甲烷（THAM，一种不含钠的有机碱），以免加重高碳酸血症和并发代谢性碱中毒。

三、代谢性碱中毒

代谢性碱中毒（metabolic alkalosis）是指血浆 $[HCO_3^-]$ 原发性增高，以致血浆 pH 值升高的一种酸碱平衡紊乱。

（一）原因与发病机制

1. H^+ 丢失过多

（1）经消化道丢失 见于频繁呕吐及胃液引流时，富含 HCl 的酸性胃液大量丢失。正常情况下，富含在胃黏膜壁细胞中的碳酸酐酶能将细胞质中的 CO_2 和 H_2O 催化生成 H_2CO_3，后者解离为 H^+ 和 HCO_3^-。H^+ 与来自血浆的 Cl^- 生成 HCl，进食时分泌到胃腔内，成为胃液的主要成分。HCO_3^- 则返回血流，一过性地使血浆 $[HCO_3^-]$ 升高。这种状况直到酸性食糜进入十二指肠，其内的 H^+ 刺激肠上皮细胞和胰腺分泌大量 HCO_3^-，并与 H^+ 中和。显然，频繁呕吐及胃液引流时，大量 HCl 随胃液丢失，难以足量中和血浆中的 HCO_3^-，使血浆 $[HCO_3^-]$ 原发性升高，产生代谢性碱中毒。

（2）经肾丢失 ①应用利尿药：长期应用某些利尿剂（如速尿、噻嗪类等）能抑制肾小管髓袢升支重吸收 Cl^-、Na^+ 和 H_2O，使远曲小管滤液 $[Na^+]$ 和 $[Cl^-]$ 增高，$[H^+]$ 锐降，并伴流量增大，流速加快，从而导致远曲小管和集合管泌 H^+、泌 K^+ 增加，重吸收 HCO_3^- 增多，Cl^- 随尿液大量排出，引起低氯性碱中毒。②盐皮质激素增多：发生原发性或继发性醛固酮增多症时，体内增多的醛固酮可促使集合管保 Na^+、排 K^+、泌 H^+，结果血浆 $[H^+]$ 降低，造成低钾性碱中毒。

2. 碱性物质负荷过量 常为医源性因素所致。例如，给肾功能受损的患者输入过多碳酸氢钠，或大量输入库存血（含枸橼酸盐），因肾小管对 HCO_3^- 的排泌障碍而使血浆

[HCO$_3^-$]原发性增高。

3. H$^+$向细胞内转移 低钾血症是肾小管泌 H$^+$ 和重吸收 HCO$_3^-$ 的有效刺激,也是引起代谢性碱中毒的重要原因。机体缺 K$^+$ 时,引起细胞内外 K$^+$-H$^+$ 交换,K$^+$ 排出细胞,H$^+$ 进入细胞,血浆[H$^+$]下降,造成细胞外碱中毒和细胞内酸中毒。此时,由于肾小管上皮细胞内 H$^+$ 增多,肾小管泌 H$^+$ 相应增加,尿液因呈酸性称反常性酸性尿。

（二）机体的代偿调节

1. 体液的缓冲作用和细胞内外离子交换 代谢性碱中毒时,体液缓冲系统中的弱酸（如 H$_2$CO$_3$、HHb、HHbO$_2$、HPr、HPO$_4^{2-}$ 等）可直接缓冲增多的 OH$^-$,使血浆[HCO$_3^-$]升高。同时,[H$^+$]下降,细胞内外 H$^+$-K$^+$ 交换增强,H$^+$ 出细胞,K$^+$ 入细胞,引起继发性低钾血症。

2. 肺的代偿调节 其为代谢性碱中毒的主要调节方式,具有代偿反应快（发病后数分钟启动）、12～24 h 可达到代偿高峰的特点。当血浆[H$^+$]降低时,可抑制呼吸中枢,使呼吸运动减弱,肺泡通气量减少,PaCO$_2$（或[H$_2$CO$_3$]）继发性升高,以维持[HCO$_3^-$]/[H$_2$CO$_3$]值接近 20/1。但由于受到呼吸抑制所致的 PaO$_2$ 降低和 PaCO$_2$ 升高反向调节的影响,又可反射性地兴奋呼吸中枢使呼吸运动增强,肺泡通气量增大,结果肺的上述调节作用往往有限,难以达到完全代偿。故此类型碱中毒时 PaCO$_2$ 继发性上升的代偿极限是 55 mmHg,其变化状况可用预测公式来测算,作为是否合并呼吸性酸中毒或碱中毒的判断依据。

3. 肾的调节作用 其调节作用缓慢,3～5 天方可达到代偿高峰。碱中毒时,血浆[H$^+$]下降,使肾小管上细胞中的碳酸酐酶和谷氨酰胺酶活性降低,肾小管泌 H$^+$、泌 NH$_4^+$ 和重吸收 HCO$_3^-$ 减少,血浆[HCO$_3^-$]继发性下降,尿液因 HCO$_3^-$ 排出增多,而呈碱性（低钾性碱中毒除外）。

4. 血气参数变化状况 经过上述代偿调节,血浆[HCO$_3^-$]/[H$_2$CO$_3$]值可正常或升高,血浆 pH 值相应正常或增大,可出现代偿性或失代偿性代谢性碱中毒。其血气参数变化如下:[HCO$_3^-$]原发性升高,AB、SB、BB 均增高,BE 正值加大。

（三）对机体的影响

代谢性碱中毒时的临床表现往往被原发疾病所掩盖,缺乏特有的症状和体征。在急性或严重代谢性碱中毒时,主要的功能与代谢障碍有以下几种。

1. 中枢神经系统功能障碍 血浆 pH 值升高,[H$^+$]下降时,脑组织内 γ-氨基丁酸转氨酶活性增高,谷氨酸脱羧酶活性降低,使 γ-氨基丁酸分解增强,以致 γ-氨基丁酸生成减少,使其对中枢神经系统抑制减弱,患者常出现烦躁不安、精神错乱、谵妄、意识障碍等临床表现。

2. 血红蛋白氧离曲线左移 该曲线左移是受血浆 pH 值升高的影响所致。此时,Hb 与 O$_2$ 的亲和力增强,引起血红蛋白氧离曲线左移,使流经组织血液中的 Hb 不易释放 O$_2$,引起组织缺氧。

3. 血浆游离 Ca^{2+} 降低 常见于急性代谢性碱中毒,因血浆[H$^+$]骤降,血浆游离钙转化为结合钙,使血浆游离钙浓度降低,造成神经、肌肉应激性增高,出现面部和肢体肌肉抽动、手足搐搦、惊厥等症状。

4. 低钾血症 血浆[H$^+$]降低时,细胞内外 H$^+$-K$^+$ 交换,H$^+$ 出细胞,K$^+$ 入细胞,可直

接降低血 K^+。同时,肾小管上皮细胞泌 H^+ 减少,出现 H^+-Na^+ 交换减弱和 K^+-Na^+ 交换增强,尿 K^+ 排出增多,以致低钾血症。

(四)防治的病理生理学基础

1. 治疗原发病 积极去除代谢性碱中毒的病因与诱发因素。

2. 给予 0.9% 生理盐水 生理盐水含 Cl^- 量高于血浆,通过扩充血容量和补充 Cl^- 使过多的 HCO_3^- 从肾脏排出以达到治疗目的。

3. 给予含氯的药物 对于严重的代谢性碱中毒患者,可给予少量含氯酸性药物,如 NH_4Cl 或 0.1 mmol/L HCl,以消除碱中毒对人体的危害。

四、呼吸性碱中毒

呼吸性碱中毒(respiratory alkalosis)是指血浆 H_2CO_3 原发性减少,以致血浆 pH 值升高的一种酸碱平衡紊乱。根据其发病时间可分为急性呼吸性碱中毒和慢性呼吸性碱中毒两种类型。

(一)原因和发病机制

1. 低氧血症 吸入气 PaO_2 过低,例如肺炎、间质性肺疾病、肺水肿等外呼吸功能障碍,均可造成 PaO_2 降低,肺通气过度,以致 CO_2 排出过多。

2. 呼吸中枢受到直接刺激 通常可直接刺激呼吸中枢,导致过度通气的常见疾病如下:①中枢神经系统疾病,如脑炎、脑外伤、脑肿瘤等;②精神障碍,如癔症发作;③某些药物,如水杨酸、氨等;④机体代谢过高,如甲状腺功能亢进症、高热等。

3. 人工呼吸机使用不当 如通气量设置过大,使用时患者 CO_2 排出过多。

(二)机体的代偿调节

1. 急性呼吸性碱中毒 主要代偿调节方式是细胞内外离子交换和细胞内缓冲。这种代偿调节的过程如下。①细胞内 H^+ 外逸。受血浆[H_2CO_3]迅速下降的影响,由细胞内非碳酸氢盐缓冲系统(血红蛋白、磷酸、蛋白质等)和细胞代谢产物乳酸提供的 H^+,可迅速通过细胞内外 H^+-K^+ 交换而逸出细胞,与 HCO_3^- 结合生成 H_2CO_3,使血浆[H_2CO_3]有所回升,HCO_3^- 浓度相应下降。同时,细胞外 K^+ 进入细胞,继发低钾血症。②血浆 HCO_3^- 进入红细胞。部分血浆 HCO_3^- 通过与 Cl^- 互相交换而进入红细胞(red blood cell,RBC),与细胞质中的 H^+ 生成 H_2CO_3,并解离为 CO_2 和 H_2O,CO_2 从 RBC 中逸出可提高血浆[H_2CO_3]。由于上述代偿能力相当有限,故本型碱中毒往往失代偿。

2. 慢性呼吸性碱中毒 主要靠肾脏充分代偿调节。由于这种代偿作用缓慢,难以在急性呼吸性碱中毒时奏效。通常,经它可使肾小管上皮细胞泌 H^+、泌 NH_4^+ 和重吸收 HCO_3^- 均减少,血浆[HCO_3^-]下降,尿液呈碱性。

3. 血气参数变化状况

(1)急性呼吸性碱中毒大多为失代偿性的,故 $PaCO_2$ 原发性降低,血浆 pH 值升高,AB<SB,BB,BE 基本不变。

(2)慢性呼吸性碱中毒经肾充分代偿调节后,可出现代偿性或失代偿性两种。故 $PaCO_2$ 原发性降低,血浆 pH 值正常或升高,AB<SB,SB、AB、BB 继发性减少,BE 负值

增大。

（三）对机体的影响

呼吸性碱中毒时,可引起脑功能损伤和低碳酸血症所致的脑血流量减少,容易产生眩晕、抽搐(与血浆游离 Ca^{2+} 减少有关)、意识障碍、四肢及口周围感觉异常等临床表现。此外,大多重度患者血浆磷酸盐明显降低,与细胞内[H^+]下降使糖原分解加强、大量磷酸盐消耗有关。

（四）防治的病理生理学基础

以防治原发病和去除导致通气过度的原因为主要措施。可采用吸入含 5%CO_2 的混合气体或纸袋罩,口、鼻反复吸入呼出气体等办法治疗急性呼吸性碱中毒患者,以逐渐恢复其血浆[H_2CO_3],对精神性通气过度患者亦可使用镇静剂来治疗。

第四节　混合型酸碱平衡紊乱

混合型酸碱平衡紊乱(mixed acid-base disorders)是指在多种原因的作用下,同一患者同时出现两种或三种酸碱平衡紊乱类型的状况。现将其主要类型分叙如下。

一、双重性酸碱平衡紊乱

（一）呼吸性酸中毒合并代谢性酸中毒

1. 原因　①心跳、呼吸骤停;②急性肺水肿;③慢性阻塞性肺疾病伴严重缺氧;④已累及心肌和呼吸肌的重度低钾血症;⑤药物及一氧化碳中毒等。

2. 特点　呼吸性和代谢性双重因素均往酸性方面发展,以致 HCO_3^- 减少时呼吸不能代偿,$PaCO_2$ 增多时肾不能代偿,而呈严重失代偿状态,此时,血浆 pH 值显著降低,SB、AB、BB 均下降,AB>SB,AG 增大,血清 K^+ 浓度升高,后果严重。

（二）代谢性碱中毒合并呼吸性碱中毒

1. 原因　以各种危重患者多见。机械通气过度、低氧血症、败血症、颅脑外伤、妊娠中毒症等是导致呼吸性碱中毒的病因;而剧烈呕吐、胃肠引流、大量输入库存血或频繁应用利尿药等是引起合并代谢性碱中毒的病因。

2. 特点　因呼吸性和代谢性因素指标均朝碱性方面变化,$PaCO_2$ 降低,血浆 HCO_3^- 浓度升高,两者之间看不到相互代偿的关系,故呈严重失代偿,不论原因如何,预后都极差。血气指标 SB、AB、BB 均升高,AB<SB,$PaCO_2$ 降低,pH 值明显升高,血浆 K^+ 浓度降低。

（三）呼吸性酸中毒合并代谢性碱中毒

1. 原因　常见于慢性阻塞性肺疾病或慢性肺源性心脏病,在通气尚未改善前,因滥用碱性药物($NaHCO_3$)、过急或过度地进行人工通气或大量应用利尿剂等所致。

2. 特点　呼吸性与代谢性双重因素使血浆 pH 值移动方向相反,效应相互抵消。故血浆 $PaCO_2$ 和血浆 HCO_3^- 浓度均升高而且升高的程度均已超出彼此正常代偿范围,AB、SB、BB 均升高,BE 正值加大,pH 值变动不大,略偏高或偏低,也可以在正常范围内。

（四）代谢性酸中毒合并呼吸性碱中毒

1. 原因 ①糖尿病、肾衰竭或感染性休克及心肺疾病等危重患者伴有发热或机械通气过度；②慢性肝病，高血氨，并发肾衰竭；③水杨酸或乳酸盐中毒，有机酸（如水杨酸、酮体、乳酸等）生成增多，水杨酸盐刺激呼吸中枢可发生典型的代谢性酸中毒合并呼吸性碱中毒的混合型酸碱平衡紊乱。

2. 特点 $[HCO_3^-]$和$PaCO_2$均显著降低（即小于代偿的最低值），两者不能相互代偿，均小于代偿的最低值，pH值变动不大，甚至可在正常范围内。

（五）代谢性酸中毒合并代谢性碱中毒

1. 原因 以肾衰竭或糖尿病伴剧烈呕吐、严重胃肠炎伴呕吐、腹泻伴低钾血症、脱水等为常见。

2. 特点 因引起血浆$[HCO_3^-]$升高和降低的原因同时存在，并相互抵消，故血浆pH值与$[HCO_3^-]$可在正常范围内，$PaCO_2$正常、略高或略低。若AG增大型代谢性酸中毒合并代谢性碱中毒，则测量AG值具有重要的诊断意义。

二、三重性酸碱平衡紊乱

由于呼吸性酸中毒和呼吸性碱中毒不可能并存发生于同一患者，故这种酸碱平衡紊乱只存在于以下两种类型。

（一）呼吸性酸中毒合并AG增高型代谢性酸中毒和代谢性碱中毒

其特点如下：$PaCO_2$明显增高，AG>16 mmol/L，$[HCO_3^-]$一般升高，$[Cl^-]$显著下降。

（二）呼吸性碱中毒合并AG增高型代谢性酸中毒和代谢性碱中毒

其特点如下：$PaCO_2$降低，AG<16 mmol/L，$[HCO_3^-]$升高或降低，$[Cl^-]$一般降低。

总之，酸碱平衡紊乱复杂多变，应在充分掌握原发病情的基础上，结合实验室检查的结果，通过综合分析，合理判断，以便作出正确结论。

第五节 酸碱平衡紊乱诊断的病理生理学基础

严重的酸碱平衡紊乱直接危及机体的生命，在临床工作中，首先必须正确判断酸碱平衡紊乱的类型，才能有针对性地治疗。由于血气分析仪的运用和检测性能的提高，血气酸碱分析指标很复杂，但基本原理仍是根据Henderson-Hasselbalch方程式中三个变量的关系，进行分析。

一、根据pH值的变化判断酸碱平衡紊乱的性质及程度

在单纯型酸碱紊乱中，pH值升高一定是碱中毒，pH值降低一定是酸中毒，这是很明确的；在混合型酸碱紊乱中，pH值升高或降低是由占优势的一方决定的，而不能否定另一方的变化，如pH值升高时也可能有呼吸性酸中毒或代谢性酸中毒存在。但当pH值正常时，就有三种可能性：①可能是正常人；②可能是代偿性酸碱中毒；③可能是混合型酸碱平衡紊乱。三个变量皆正常一般为正常人；H^+正常而另两个变量异常者（即$[HCO_3^-]$/$[H_2$

CO_3]的绝对值改变)肯定为酸碱平衡紊乱。

二、根据原发病判断酸碱平衡紊乱的类型

原发性[HCO_3^-]减少或增多是代谢性酸中毒或代谢性碱中毒的特征；原发性[H_2CO_3]减少或增多是呼吸性碱中毒或呼吸性酸中毒的特征。由此从病史判断出原发因素是判断代谢性或呼吸性酸碱紊乱的重要依据。若一位患者出现[HCO_3^-]↑/[H_2CO_3]↑,pH值正常,这可能是代偿性代谢性碱中毒,也可能是代偿性呼吸性酸中毒。若病史中有"获碱"或"失酸"的病因发生,则[HCO_3^-]↑是原发性变化,[H_2CO_3]↑是继发性的代偿反应,此患者即为代偿性代谢性碱中毒。若病史中仅有通气障碍的病因,则[H_2CO_3]↑为原发性改变,此患者即为代偿性呼吸性酸中毒。

三、根据代偿情况判定是单纯型或混合型酸碱平衡紊乱

机体对酸碱紊乱代偿性调节有一定的方向性、代偿预测值和代偿限值。符合此代偿调节规律者为单纯型酸碱平衡紊乱,不符合者为混合型酸碱平衡紊乱。

1. 变量"继发性"改变的方向性 当确定某一变量为原发性改变时,另一变量的改变在理论上假定为"继发性"改变,改变方向若与原发性改变方向一致者可能是单纯型酸碱平衡紊乱(确定还须看此值与预测值和代偿限值关系)。若改变方向与代偿调节的方向相反者,则易确定为混合型酸碱平衡紊乱,表明有病因作用使这一变量的变动与调节方向完全相反。

2. 代偿调节的预测值和代偿限值 在机体酸碱紊乱时,若两变量是相反性变化则一定是混合型酸碱平衡紊乱,变动方向相同时则需进一步区分。变动符合代偿规律升降者为单纯型酸碱平衡紊乱,不相符而变动"过度"或"不足"者则可能是混合型酸碱平衡紊乱,现已有经验公式来计算代偿预测值以帮助对酸碱平衡紊乱的诊断(表4-1)。

表 4-1　常用单纯型酸碱平衡紊乱的预计代偿公式

原发失衡	原发化学变化	代偿反应	代偿预测值	代偿时限	代偿极限
代谢性酸中毒	[HCO_3^-]↓	$PaCO_2$↓	$PaCO_2 = 1.5 \times$[HCO_3^-]$+8\pm2$	12~24 h	10 mmHg
代谢性碱中毒	[HCO_3^-]↑	$PaCO_2$↑	$\triangle PaCO_2 = 0.7 \times \triangle$[$HCO_3^-$]$\pm5$	12~24 h	55 mmHg
呼吸性酸中毒	$PaCO_2$↑	[HCO_3^-]↑	急性:代偿引起[HCO_3^-]3~4 mmol/L 慢性:$\triangle$[HCO_3^-]$= 0.4 \times \triangle PaCO_2 \pm3$	几分钟 3~5天	30 mmHg 45 mmHg
呼吸性碱中毒	$PaCO_2$↓	[HCO_3^-]↓	急性:$\triangle$[HCO_3^-]$= 0.2 \times \triangle PaCO_2 \pm2.5$ 慢性:$\triangle$[HCO_3^-]$= 0.5 \times \triangle PaCO_2 \pm2.5$	几分钟 3~5天	30 mmHg 45 mmHg

根据经验公式计算,假设的"继发性改变"数值明显超过代偿预测值,即"代偿过度"者即为混合型酸碱平衡紊乱。若这种"继发性改变"数值有明显不足者(低于代偿预测值)则有两种可能:一是急性酸碱平衡紊乱来不及代偿则可能是失代偿性酸碱平衡紊乱;二是病

史呈慢性过程,有充足时间代偿而"代偿"不足者则可能是混合型酸碱平衡紊乱。

四、根据 AG 值判断代谢性酸中毒及混合型酸碱平衡紊乱

AG 是区分代谢性酸中毒类型的标志,也是判断单纯型或混合型酸碱平衡紊乱的重要指标。病情较为复杂的患者,计算 AG 值能将潜在的代谢性酸中毒显露出来。

五、酸碱图表应用

酸碱图是各种不同酸碱紊乱时动脉血 pH 值或 H^+ 浓度、$PaCO_2$ 及 $\triangle[HCO_3^-]$ 浓度三个变量关系的相关坐标图。图 4-7 中纵坐标代表 $PaCO_2$,横坐标代表 pH 值或 $[H^+]$,根据

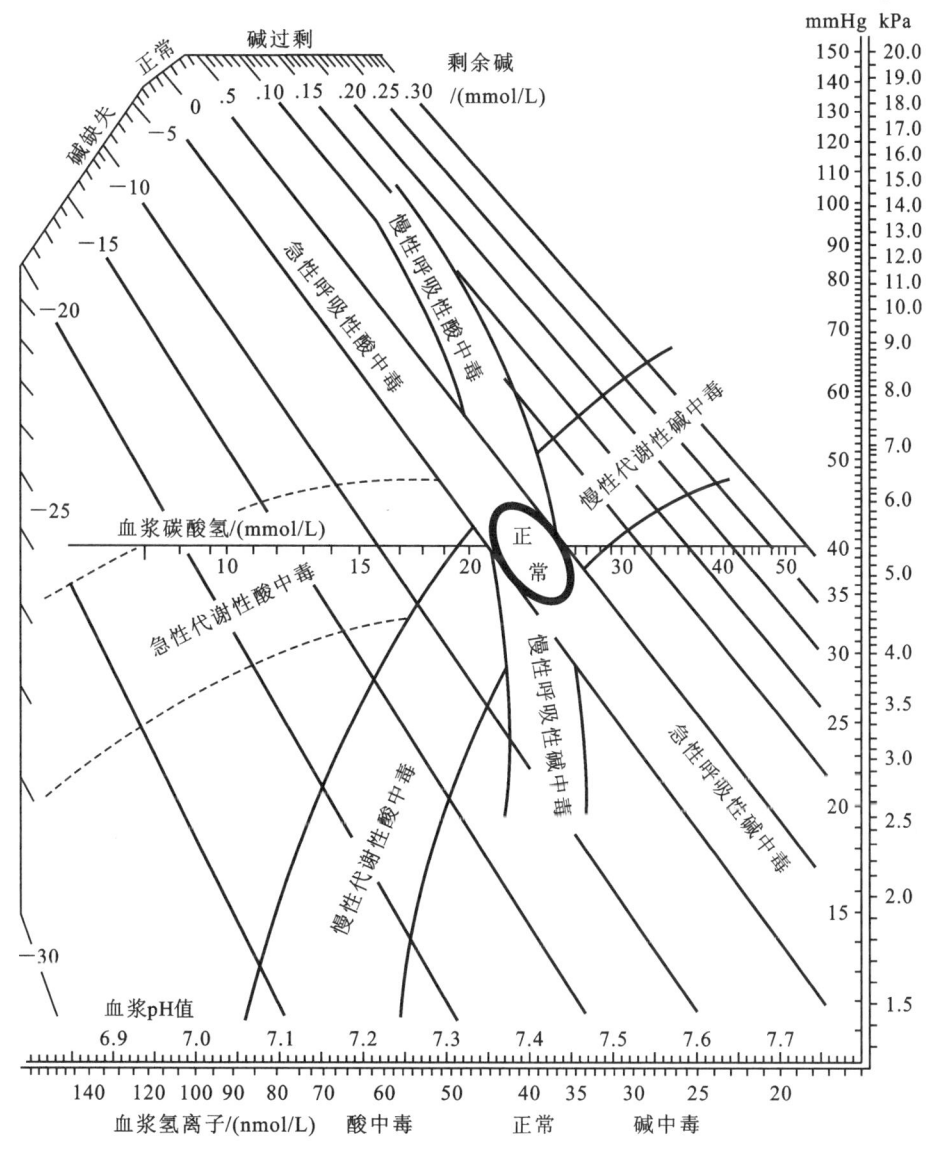

图 4-7 各种类型酸碱平衡紊乱时血浆 pH 值、$PaCO_2$、$[HCO_3^-]$ 的变化

这两项参数可查出中线的血浆[HCO_3^-]值,并判断单纯型或混合型酸碱平衡紊乱。单纯型酸碱平衡紊乱落在其相应的线区内;线区外为呼吸性和代谢性混合型酸碱平衡紊乱。

能力检测

1. 简述代谢性酸中毒时肾脏的代偿调节作用。

2. 试述代谢性酸中毒对心血管系统的影响。

3. 简述代谢性碱中毒对机体的影响。

4. 简述呼吸性酸中毒时中枢神经系统的改变。

5. 简述代谢性碱中毒时肺的代偿调节作用。

6. 某癔症患者发病 1 h 后,血气指标如下:pH = 7.52,$PaCO_2$ 24 mmHg,HCO_3^- 24 mmol/L,BE −2 mmol/L。呼吸浅慢,手足抽搐。该患者发生了何种酸碱紊乱?依据是什么?

（杨德兴）

第五章
缺　氧

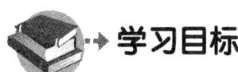 **学习目标**

　　掌握:缺氧的概念及分类。

　　熟悉:反映血氧状态的常用指标的含义及意义;各种类型缺氧的原因和临床特点;缺氧时机体的功能和代谢变化。

　　了解:缺氧的发生机制;影响缺氧耐受性的因素;氧疗和氧中毒的概念。

病例引导

　　一名环卫工人进入污水井进行清淤作业时晕倒在井下平台,两名工人发现后先后下井营救,也都晕倒在平台上。当三人被救出时,经医生检查一人已经死亡,另两人呈昏迷状态。

　　问:1. 导致工人发生死亡、昏迷的主要原因是什么?

　　2. 此类型缺氧的特点是什么?

病例引导

　　某建筑公司 46 名工人在工地内部食堂午餐后出现不同程度的恶心、呕吐、腹泻、腹痛伴皮肤青紫等症状,其中两人经抢救无效死亡。经调查确认是因食物受到亚硝酸盐污染而引起的中毒事件。

　　问:为什么进食含大量亚硝酸盐的食品会引起中毒?

　　氧是机体生命活动的必需物质之一,空气中的氧经过外呼吸进入血液,随血液循环运送到组织细胞,细胞中各种营养物质通过氧化作用,为机体提供能量,以完成新陈代谢活动。上述各环节发生障碍都会导致缺氧。

　　缺氧是指氧的供给或利用障碍,引起细胞的代谢、功能和形态、结构出现异常改变的病理过程。缺氧可直接对机体健康造成损害,甚至威胁生命。因此,缺氧是临床上许多疾病引起死亡的重要原因之一。

第一节　反映氧状态的常用指标

氧在体内主要由血液携带和血液循环运输,与此相关的血气检测指标称为血氧指标。如何判断一个人是否缺氧呢? 临床上常用如下血氧指标来反映机体氧的状况。

一、血氧分压

血氧分压(partial pressure of oxygen,PO_2)是指溶解在血液中的氧分子所产生的张力。正常人动脉血氧分压(PaO_2)为 13.3 kPa(100 mmHg),主要取决于吸入气体的氧分压高低和外呼吸功能状态;静脉血氧分压(PvO_2)为 5.33 kPa(40 mmHg),主要取决于组织摄氧和用氧的能力。

知识链接

有学者认为,机体所有细胞均能感知氧分压的变化并对其做出相应的反应。细胞对氧分压变化的感知是通过氧感受器实现的,但不同细胞对氧分压变化的敏感程度不同,感知氧的机制也不同。有关氧感受器的本质至今尚不明确,目前认为具有氧感受器功能的物质包括一些含血红素的蛋白、NADPH 氧化酶、氧敏感的钾通道、活性氧和脯氨酸羟化酶等。

二、血氧容量

血氧容量(oxygen binding capacity in blood,$CO_{2\,max}$)是指在氧分压为 20.0 kPa(150 mmHg)、温度为 38 ℃、二氧化碳分压为 5.33 kPa(40 mmHg)的条件下,100 mL 血液中血红蛋白(Hb)被氧充分饱和时的最大携氧量。血氧容量反映血液携带氧的能力,其正常值约为 20 mL/dL,取决于血液中血红蛋白的质和量。

三、血氧含量

血氧含量(oxygen content in blood,CO_2)是指 100 mL 血液的实际携带氧量,包括溶解在血浆中的氧量和与血红蛋白结合的氧量。由于溶解氧量仅有 0.3 mL/dL 可以忽略,因此,血氧含量主要是 100 mL 血液中血红蛋白结合的氧量,取决于血氧分压和血红蛋白的质和量。正常情况下,动脉血氧含量(CaO_2)为 19 mL/dL;静脉血氧含量(CvO_2)为 14 mL/dL。

动脉血氧含量与静脉血氧含量之间的差值为动-静脉氧含量差,反映组织的耗氧量。由于各组织器官的耗氧量不同而存在差异,平均为 5 mL/dL。

四、血氧饱和度

血氧饱和度(oxygen saturation of hemoglobin,SO_2)是指血红蛋白与氧结合的百分数,可用公式表达为:SO_2＝(血氧含量－溶解氧量)/血氧容量×100%。正常人动脉血氧饱和度(SaO_2)为95%～97%;静脉血氧饱和度(SvO_2)为75%。血氧饱和度主要取决于血氧分压,两者的关系可用氧合血红蛋白解离曲线表示。

五、氧解离曲线

氧解离曲线(oxygen dissociation curve,ODC)即氧合血红蛋白解离曲线,是血氧分压和血氧饱和度之间关系的曲线图。P_{50}代表血红蛋白与氧的亲和力,是指血红蛋白氧饱和度为50%时的氧分压,正常值为3.5～3.6 kPa(26～27 mmHg)。

氧解离曲线受一些因素的影响而发生变化。当红细胞内2,3-二磷酸甘油酸(2,3-diphosphoglycerate,2,3-DPG)增多、酸中毒、血液CO_2浓度及温度升高时,氧解离曲线右移,P_{50}增大,血氧饱和度下降,提示血红蛋白与氧的亲和力减小,有利于血红蛋白结合的氧释放,减轻缺氧;若氧解离曲线左移,则与上述结果相反(图5-1)。

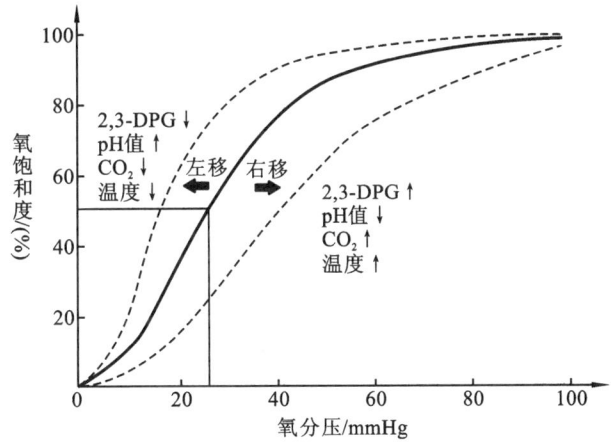

图5-1 氧解离曲线及其影响因素

知识链接

目前,临床上常使用指套式光电传感器来连续监测血氧饱和度。测量时,只需将这种传感器套在患者的手指上,利用手指作为装有血红蛋白的容器,使用波长660 nm的红光和940 nm的近红外光作为射入光源,测定通过组织的光传导强度,以显示血红蛋白浓度及血氧饱和度,为临床提供了一种连续无创伤的、快速而可靠的测量血氧指标的方法。

第二节　缺氧的类型、原因和发病机制

根据缺氧的原因和发生环节不同将缺氧分为四种类型,即低张性缺氧、血液性缺氧、循环性缺氧和组织性缺氧(图5-2)。

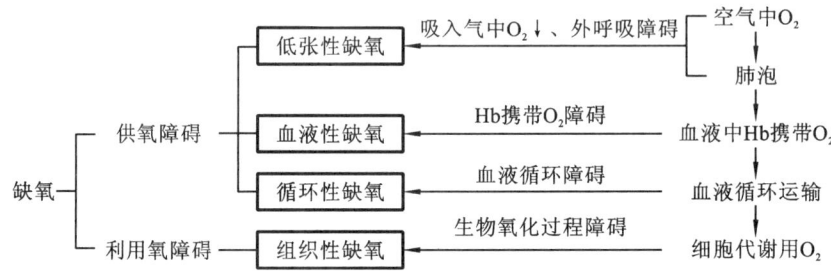

图 5-2　缺氧的分类及其发生环节

一、低张性缺氧

低张性缺氧(hypoxic hypoxia)又称乏氧性缺氧,是指动脉血氧分压过低或静脉血分流入动脉引起的缺氧。动脉血氧分压降低是其基本特征,也称为低张性低氧血症。

(一)原因和发病机制

1. 吸入气中氧分压过低　多发生在通风不良环境或在海拔 3000 m 以上的高空或高原。由于吸入气中氧分压过低,导致组织供氧不足,又称为大气性缺氧。

2. 外呼吸障碍　常见于慢性支气管炎、肺气肿、肺炎和呼吸中枢损害等情况,这种由肺的通气或换气功能障碍所导致的缺氧,又称为呼吸性缺氧。

3. 静脉血分流入动脉血　多见于右向左分流的先天性心脏病,如心房或心室间隔缺损伴肺动脉狭窄或肺动脉高压时,右心中的压力明显高于左心,出现血液右向左分流,即静脉血掺入动脉血中(图5-3)。

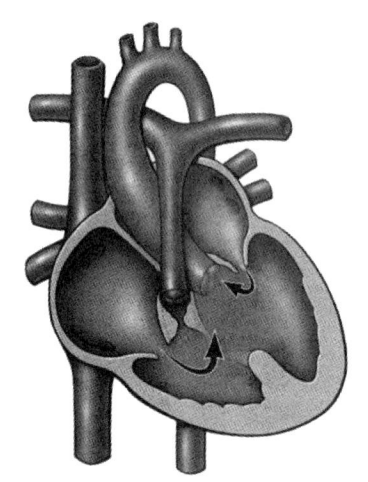

图 5-3　法洛四联症:右心的静脉血掺入左心的动脉血中

(二)血氧指标变化和临床特点

1. 血氧指标变化　动脉血氧分压降低是其主要特征。当动脉血氧分压低于 8.0 kPa(60 mmHg)时,可直接导致动脉血氧含量和动脉血氧饱和度明显降低。由于氧从血液向组织弥散的动力是二者之间的氧分压差,故急性低张性缺氧时,动脉血氧分压明显降低和动脉血氧含量明显减少,使氧的弥散速度减慢,弥散到组织的氧量减少,最终导致动-静脉氧含量差减小,组织缺氧。当慢性缺氧时,组织利用氧的能力代偿性增加,动-静脉血氧含量差的变化可不明显。因血液中血红蛋白的量不变,其与氧结合的能力正常,故血氧容量仍处于正常水平。但慢性缺氧时,由于刺激骨髓造血使红细胞增多,血氧容量可升高。

2. 主要临床特点 正常毛细血管中脱氧血红蛋白平均浓度为 2.6 g/dL。低张性缺氧时,动脉血与静脉血的氧合血红蛋白(HbO_2)浓度均降低,当毛细血管中脱氧血红蛋白的平均浓度超过 5 g/dL,可使皮肤、黏膜出现青紫色,称为发绀(cyanosis)。发绀是缺氧的表现,但缺氧的患者不一定都有发绀;同样,有发绀的患者也并不一定都有缺氧,例如,真性红细胞增多症患者,其毛细血管内脱氧血红蛋白含量往往超过 5 g/dL,出现发绀而无缺氧。

二、血液性缺氧

血液性缺氧(hemic hypoxia)是指血红蛋白的数量减少或性质改变,使血液携带氧的能力降低而引起的缺氧。因动脉血氧分压正常,又称为等张性缺氧(isotonic hypoxemia)。

(一)原因和发病机制

1. 贫血 严重贫血患者,因血液中血红蛋白的数量减少,导致血液携氧能力下降,又称为贫血性缺氧。

2. 一氧化碳中毒 一氧化碳中毒俗称煤气中毒,煤油、木炭等不完全燃烧可产生一氧化碳(CO)。CO 与血红蛋白的亲和力比氧与血红蛋白的亲和力大 210 倍,故人体吸入的 CO 迅速与血红蛋白结合生成碳氧血红蛋白(HbCO),导致血红蛋白失去携氧的能力。同时,CO 与血红蛋白中的 1 个血色素结合后,将增加其余 3 个血色素对氧的亲和力,导致血红蛋白中已经结合的氧释放减少而加重缺氧。另外,CO 还能抑制红细胞内糖酵解,使 2,3-DPG 生成减少,氧解离曲线左移,氧合血红蛋白不易释放出氧而造成缺氧。因此,一氧化碳中毒既妨碍血红蛋白与氧的结合,又妨碍氧的解离,从而造成严重的缺氧。

3. 高铁血红蛋白血症 正常人体内含二价铁(Fe^{2+})的血红蛋白分子能与氧结合为氧合血红蛋白。当血红蛋白中 Fe^{2+} 被氧化成三价铁(Fe^{3+})时,即为高铁血红蛋白,从而丧失与氧结合的能力。正常情况下,高铁血红蛋白的含量不超过血红蛋白总量的 1%～2%,若其含量超过 2% 时,称为高铁血红蛋白血症。因高铁血红蛋白中的 Fe^{3+} 和羟基(—OH)结合牢固,丧失了与氧结合的能力。同时,Fe^{3+} 还促进血红蛋白中其余的 Fe^{2+} 与氧的亲和力进一步增强,使氧解离曲线左移,加重组织缺氧程度。亚硝酸盐、过氯酸盐、高锰酸钾、磺胺等均属强氧化剂,若这些物质摄入过量就可以导致高铁血红蛋白血症而引起缺氧。

4. 血红蛋白与氧的亲和力异常增加 多见于输入大量库存血液或碱性液体。库存血液的红细胞内 2,3-DPG 含量低、碱性液体使血浆 pH 值升高,两者都可以使氧解离曲线左移,增强血红蛋白与氧的亲和力,氧不易被释放而加重组织缺氧。

知识链接

临床上常见进食大量含有亚硝酸盐的腌菜或变质的蔬菜引起的急性中毒,亚硝酸盐经肠道黏膜吸收后引起高铁血红蛋白血症。这种因进食引起的高铁血红蛋白血症,称为肠源性发绀(enterogenous cyanosis),患者皮肤、黏膜呈棕褐色或青灰色。

（二）血氧指标变化和临床特点

1. 血氧指标变化 血液性缺氧时,因血红蛋白的数量减少或性质改变,血液的携氧能力下降,故血氧容量和血氧含量都降低。因吸入气中氧分压和外呼吸功能都正常,所以动脉血氧分压、动脉血氧饱和度正常;由于动脉血氧含量下降,氧向组织弥散的动力和速度降低,故动-静脉氧含量差低于正常。

2. 临床特点

（1）严重贫血 患者的皮肤、黏膜颜色呈苍白色。这是因为毛细血管中氧合血红蛋白减少,脱氧血红蛋白又未达到出现发绀的阈值所致。

（2）一氧化碳中毒 由于碳氧血红蛋白具有鲜艳的红色,所以皮肤、黏膜呈樱桃红色。当血中碳氧血红蛋白含量达 10%～20% 时,可伴有头痛、头晕、失眠、视物模糊、耳鸣、恶心呕吐、乏力、心动过速、短暂昏厥等表现;其含量超过 30%～40% 时,可出现嗜睡、昏迷、瞳孔散大,最后因呼吸麻痹而死亡。

（3）高铁血红蛋白血症 由于高铁血红蛋白本身呈现棕褐色,所以患者皮肤、黏膜也呈棕褐色(深咖啡色),类似于发绀的颜色。

三、循环性缺氧

循环性缺氧(circulatory hypoxia)是因血液循环障碍使组织血液灌流量减少而引起的组织供氧不足,又称为低动力性缺氧(hypokinetic hypoxia)。

（一）原因和发病机制

循环性缺氧可以分为缺血性缺氧和淤血性缺氧。缺血性缺氧是由于动脉供血不足所致,常见于动脉血栓形成;淤血性缺氧是由于静脉回流受阻所致,常见于静脉受压或静脉炎。有些病理过程既存在缺血性缺氧也伴有淤血性缺氧,如心力衰竭、休克等。

循环性缺氧也可分为全身血液循环障碍和局部血液循环障碍。全身血液循环障碍,如心力衰竭、休克患者因循环血量减少导致全身组织供血不足或静脉血液淤积导致水肿的形成。局部血液循环障碍,如血栓形成、栓塞、血管痉挛或受压等因素导致局部组织缺血或静脉淤血。

（二）血氧指标变化和临床特点

1. 血氧指标变化 单纯循环性缺氧时,血氧容量正常,动脉血氧分压、动脉血氧含量、动脉血氧饱和度也正常。但由于血流缓慢,血液流经毛细血管的时间延长,组织细胞从单位容积的血液中摄取的氧量相对增多,故静脉血氧分压、静脉血氧饱和度往往下降,动-静脉氧含量差加大。

2. 临床特点 缺血性缺氧时,组织的供氧量减少,患者皮肤呈苍白色;淤血性缺氧时,由于静脉血氧分压和血氧含量较低,毛细血管中脱氧血红蛋白可超过 5 g/dL,从而引起皮肤、黏膜发绀。

四、组织性缺氧

组织性缺氧(histogenous hypoxia)是指在组织供氧正常的情况下,因组织、细胞不能有效地利用氧,使生物有氧氧化过程受阻而引起的缺氧。

（一）原因和发病机制

1. 组织中毒 氧在线粒体内生物氧化酶系的协同作用下,通过电子传递完成生物氧化(氧化磷酸化)过程而产生能量。

各种氰化物(如 HCN、KCN、NaCN 等)和氢氰酸有机衍生物(多存在于桃、李和杏的果仁中)等可经消化道、呼吸道或皮肤进入体内,分解出 CN^-。CN^- 可以迅速与细胞内氧化型细胞色素氧化酶的 Fe^{3+} 结合为氰化高铁细胞色素氧化酶,阻碍其还原为 Fe^{2+} 的还原型细胞色素氧化酶,从而使呼吸链中断,导致组织细胞利用氧发生障碍。另外,三氧化二砷(砒霜)、五氧化二砷、甲醇等也可以导致呼吸链中断,使组织细胞利用氧发生障碍。

2. 维生素缺乏 维生素 B_1、维生素 B_2、尼克酰胺等是呼吸链中脱氢酶的辅酶成分,当体内缺乏这些维生素时,可抑制细胞生物氧化,使组织细胞利用氧发生障碍。

3. 线粒体损伤 放射线辐射、细菌毒素、钙超载、高压氧等可抑制线粒体呼吸功能或损伤线粒体,导致组织细胞生物氧化障碍。

（二）血氧指标变化和临床特点

1. 血氧指标变化 组织性缺氧时血氧容量正常,动脉血氧分压、血氧含量与血氧饱和度一般均正常。但由于组织细胞利用氧减少,所以静脉血氧分压、血氧含量与血氧饱和度都增高,动-静脉血氧含量差小于正常。

2. 临床特点 由于组织细胞利用氧发生障碍,毛细血管内氧合血红蛋白的量高于正常,故患者的皮肤、黏膜颜色常呈现鲜红色或玫瑰红色。重症氰化物中毒的患者,可出现抽搐、呼吸困难、昏迷,甚至迅速死亡。

各型缺氧的血氧指标和皮肤、黏膜变化特点见表 5-1。

表 5-1 各型缺氧的血氧指标及皮肤、黏膜变化特点

缺氧类型	动脉血氧分压	血氧容量	动脉血氧含量	动脉血氧饱和度	动-静脉血氧含量差	皮肤、黏膜颜色
低张性缺氧	↓	N 或 ↑	↓	↓	↓ 或 N	发绀
血液性缺氧	N	↓ 或 N	↓ 或 N	N	↓	贫血者苍白色;CO 中毒者呈樱桃红色;高铁血红蛋白血症呈深褐色、青石色
循环性缺氧	N	N	N	N	↑	缺血者呈苍白色,淤血者发绀
组织性缺氧	N	N	N	N	↓	鲜红色

注:↓降低;↑升高;N不变。

缺氧虽分为上述四类,但在临床上所见的缺氧常为混合型。如:感染性休克时主要是循环性缺氧,但微生物所产生的内毒素还可以引起组织细胞利用氧功能障碍而发生组织性缺氧,当发生休克肺时可出现低张性缺氧;失血性休克既有失血引起血红蛋白减少所致的血液性缺氧,又有微循环障碍所致的循环性缺氧;心力衰竭时既有循环障碍引起的循环性缺氧,又可继发肺淤血、水肿而引起的呼吸性缺氧。因此,对具体病情,要进行全面分析。

第三节　缺氧时机体的功能和代谢变化

缺氧对机体的影响是多方面的。轻度缺氧主要通过激发代偿反应引起机体的功能代谢发生代偿适应性变化,而重度缺氧则可造成细胞的功能和代谢障碍,甚至结构破坏。下面主要以低张性缺氧为例,介绍缺氧对机体的影响(表 5-2)。

表 5-2　低张性缺氧的主要临床特点

缺氧程度	PaO_2 变化	主要临床特点
轻度缺氧	6.6～8.0 kPa	烦躁、注意力不集中、头晕目眩、头痛、耳鸣等,轻度发绀,呼吸困难尚不明显
中度缺氧	4.0～6.5 kPa	恶心、呕吐,呼吸浅快而弱,心跳快而弱、呼吸困难,伴发绀,神志尚清
重度缺氧	<4.0 kPa	呼吸困难、发绀显著、意识模糊、昏迷,甚至呼吸、心跳停止

一、呼吸系统的变化

(一)代偿性反应

轻、中度低氧血症时,当动脉血氧分压低于 8.0 kPa(60 mmHg)可刺激颈动脉体和主动脉体化学感受器,反射性引起呼吸中枢兴奋,呼吸加深、加快,肺泡通气量增加,动脉血氧分压回升。同时,呼吸运动增加可增大胸内负压,促进静脉回流,增加回心血量,进而提高心输出量和肺血流量,有利于氧的摄取和运输。

(二)损伤性变化

当人短期内进入高原地区(4000 m 以上),在 1～4 天内可发生高原性肺水肿。患者可出现呼吸困难、胸闷、咳嗽、咳粉红色泡沫痰,全身发绀、乏力等症状。其发生机制可能与肺动脉高压有关:①缺氧性肺血管收缩使肺循环阻力增加,导致肺动脉高压;②缺氧引起交感神经兴奋,外周血管收缩,回心血量增加和肺血流量增加;③缺氧引起肺内血管通透性增加,液体渗出增多。肺水肿一旦形成可引起氧的弥散障碍,使动脉血氧分压进一步下降,加重缺氧。

重度低氧血症时,动脉血氧分压明显下降,动脉血氧分压低于 4.0 kPa(30 mmHg)可抑制呼吸中枢,呼吸变浅、变慢,呼吸节律发生改变,甚至出现呼吸衰竭。

二、循环系统的变化

(一)心脏功能改变

轻、中度低氧血症时交感-肾上腺髓质系统兴奋,使心率加快,心肌收缩力增强,回心血量增多。另外,此时因呼吸运动增强,胸腔内负压增大,使静脉回流增加,进而增加心输出量。重度低氧血症时,心血管运动中枢抑制,心肌能量代谢障碍,导致心律失常、心肌收缩性下降,心输出量减少。

（二）血液重分布

缺氧时交感神经兴奋,皮肤、腹腔内脏血管收缩,血流量减少;而心、脑血管血流量增加;心、脑血管在局部代谢产物,如 H^+、K^+、CO_2、腺苷及前列环素(PGI_2)等舒张血管物质作用下,血流量增加。这种全身血液重新分布对于保证重要生命器官氧的供应是有利的。

（三）肺循环改变

缺氧对肺血管的影响与体循环血管的反应不同,主要引起肺血管收缩,其主要发生机制如下:①急性缺氧导致交感神经兴奋,作用于肺血管的 α_1 受体引起血管收缩反应;②体液因子的作用,血管内皮细胞、肺泡巨噬细胞及血管平滑肌细胞等能释放出各种血管活性物质,如血管内皮细胞释放的内皮素(ET),可引起肺血管强烈收缩;③血管平滑肌对低氧的直接反应。缺氧可直接使肺血管平滑肌细胞膜上对氧敏感的钾通道关闭,致细胞内 K^+ 外流减少,膜电位下降,细胞兴奋性增高,从而引起细胞膜去极化,激活电压依赖性钙通道,引起细胞外 Ca^{2+} 内流增强,使肺血管收缩。

肺血管收缩可使肺泡血流量减少,有利于维持肺泡通气与血流比例配合,是一种代偿性保护机制。但慢性缺氧可使肺血管持续收缩,导致肺循环阻力增加,右心室后负荷增加。同时,肺血管重塑使血管壁增厚变硬,进而形成持续性的肺动脉高压。

（四）毛细血管增生

慢性缺氧时可引起毛细血管增生,尤其是心脏和脑的毛细血管增生较为显著。毛细血管增生的机制尚不明确,可能与缺氧时细胞中的缺氧诱导因子-1 含量增多,通过促进血管内皮生长因子的合成,从而促进毛细血管生成有关。另外,ATP 生成减少、腺苷的含量增多也可刺激血管生成。毛细血管增生、密度增加可缩短血液中氧向组织细胞弥散的距离,对增加组织的供氧量具有积极的代偿作用。

三、中枢神经系统的变化

脑组织对缺氧的耐受能力最低。急性轻、中度低氧血症时,可引起烦躁、注意力不集中、动作不协调、判断力下降、头晕、头痛等中枢神经系统兴奋的症状;重度低氧血症时,可出现神志淡漠、意识模糊、昏迷等中枢神经系统抑制的症状。

急性缺氧时脑实质出现变性、坏死及间质水肿等形态结构改变。其机制如下:①脑神经细胞缺氧,ATP 产生不足,神经细胞膜钠泵功能障碍,神经细胞内 Na^+ 潴留,脑细胞水肿;②缺氧可导致代谢性酸中毒,可使脑内微血管扩张,微血管壁通透性增强,从而引起脑间质水肿,导致颅内压升高。

知识链接 - ○

　　大脑是一个"高供应、高消耗、低储备"的器官。大脑的重量仅为体重的 2% 左右,但血流量约占心输出量的 15%,耗氧量约占总耗氧量的 23%。若脑组织完全缺氧30 s,则脑神经细胞就会出现代谢障碍,2 min 后代谢停止,5 min 后开始死亡;8～10 min 后大脑出现永久性损害;10～15 min 后小脑出现永久性损害;20～30 min 后延脑的呼吸、血管运动中枢也会出现永久性损害。显然,脑部供血、供氧充足是维持高级神经活动的重要基础。

四、血液系统的变化

(一)红细胞增多

急性缺氧时,由于交感神经兴奋,肝、脾等内脏器官的血管收缩,其储备的血液进入体循环,使红细胞迅速增多;慢性缺氧刺激肾小球旁间质细胞,使促红细胞生成素释放增加,骨髓造血功能增强,血红蛋白和红细胞合成增多,进而提高血氧容量和血氧含量,增加组织的供氧量而起到代偿作用。长期慢性缺氧也可因红细胞增多,使血液的黏稠度和血流阻力增加,以致血流缓慢容易导致血栓形成或局部组织坏死。

(二)氧解离曲线右移

轻度缺氧时红细胞内 2,3-DPG 增加,使氧解离曲线右移,血红蛋白与氧的亲和力降低,释放氧增多,缓解组织缺氧。严重缺氧也可使氧解离曲线过度右移,血红蛋白与氧亲和力过低而加重缺氧。

五、组织细胞的变化

(一)细胞的代偿反应

1. 无氧酵解增强 缺氧时 ATP 生成减少,细胞质内 ADP 增高可使磷酸果糖激酶活性增强,加强糖酵解过程,在一定程度上可补偿细胞的能量不足,但是又可因酸性代谢产物生成增多而引起代谢性酸中毒。

2. 利用氧的能力增强 长期慢性、轻度缺氧时,细胞内线粒体数量增多,生物氧化还原酶(如琥珀酸脱氢酶、细胞色素氧化酶等)活性增强,使细胞利用氧的能力增强。

3. 肌红蛋白增加 持续慢性缺氧可使肌肉组织中肌红蛋白增加。肌红蛋白与氧的亲和力比血红蛋白高,当氧分压降至 1.33 kPa 时,血红蛋白的氧饱和度约为 10%,而肌红蛋白的氧饱和度可达到 70%,因此,当人体经过剧烈运动使肌肉组织的氧分压进一步降低时,肌红蛋白可释放出大量的氧,供给组织细胞利用。

(二)细胞损伤

缺氧性细胞损伤常为严重缺氧时出现的一种失代偿性变化,其主要表现为细胞膜、线粒体及溶酶体的损伤。

1. 细胞膜变化 细胞膜电位降低常先于细胞内 ATP 含量的减少,膜电位降低的原因是细胞膜对离子的通透性增强,导致离子顺浓度差通过细胞膜,继而出现 Na^+ 内流、K^+ 外流、Ca^{2+} 内流和细胞水肿等一系列改变。

(1) Na^+ 内流 细胞内 Na^+ 浓度增多激活 Na^+-K^+ 泵,在泵出细胞内 Na^+ 的同时又消耗过多的 ATP,ATP 消耗又促进线粒体氧化磷酸化过程,加重细胞缺氧。细胞内 Na^+ 浓度过高必然伴有水进入细胞内而引起细胞水肿。细胞水肿是线粒体和溶酶体肿胀的基础。

(2) K^+ 外流 由于 Na^+-K^+ 泵功能障碍,细胞外 K^+ 不能被泵入细胞内,则细胞内缺 K^+ 导致合成代谢障碍和酶的功能丧失。

（3）Ca^{2+} 内流 严重缺氧时，由于 ATP 生成减少，膜上 Ca^{2+} 泵功能降低，细胞质内 Ca^{2+} 外流和肌浆网摄取 Ca^{2+} 障碍，使细胞质内 Ca^{2+} 浓度增高，发生钙超载。细胞内 Ca^{2+} 增多并进入线粒体内使呼吸链功能抑制；Ca^{2+} 增加可激活磷脂酶，使膜磷脂分解，引起溶酶体损伤及水解酶逸出，从而导致细胞自溶；细胞质内 Ca^{2+} 浓度过高也可以使黄嘌呤脱氢酶转变为黄嘌呤氧化酶，从而促进自由基形成，加重细胞损伤。

2. 线粒体的变化 严重缺氧可明显抑制线粒体呼吸功能和氧化磷酸化过程，使 ATP 生成进一步减少；持续较长时间严重缺氧，可以使线粒体的基质颗粒减少或消失，线粒体嵴肿胀、内腔扩张、崩解、外膜破裂等。

3. 溶酶体的变化 严重缺氧引起细胞内酸中毒。pH 值降低和细胞质内 Ca^{2+} 增加使磷脂酶活性增高，溶酶体膜分解，膜通透性增高，从而致使溶酶体肿胀、破裂，并释出大量溶酶体酶，使周围组织细胞发生溶解、坏死。

第四节 影响缺氧耐受性的因素

机体对缺氧有一定的耐受能力。不同个体在不同的状态下对缺氧的耐受性不同，同一机体不同部位的组织对缺氧的耐受性也有所不同。如：神经细胞的耐受性最差，仅为 3～5 min；而心肌细胞的耐受性就较强，可达 15～30 min。此外，某些因素可以改变机体的代偿适应能力而影响机体对缺氧的耐受性。

一、机体的功能和代谢状况

基础代谢率高或器官功能增强时，例如，在甲状腺功能亢进症、中枢神经系统兴奋、机体过热、发热等状态下，耗氧量明显增加；受寒、活动剧烈、情绪过于激动等多种因素也可增加机体耗氧量，这些因素都会使机体对缺氧的耐受性降低。相反，中枢神经系统抑制、体温下降、低温麻醉等，由于代谢率低，耗氧量减少，从而使机体对缺氧的耐受性增强。在临床上常采用低温麻醉进行心脏外科手术，以增强心脏对缺氧的耐受性。

二、年龄

年龄大小对缺氧的耐受性有很大关系。胎儿降生过程中对缺氧的耐受性相当高。这可能与胎儿血红蛋白及氧的亲和力大、新生儿神经系统发育未完善及活动量少、耗氧量也相应少有关。而老年人对缺氧的耐受性低，这可能与老年人的肺泡通气量及气体弥散量减少、动脉血氧分压降低及血管阻力大、血流缓慢、单位时间内组织摄氧量减少等因素有关。

三、机体的代偿能力

呼吸、循环、血液系统对缺氧有重要的代偿作用，能增加组织供氧。如果患者本身患有呼吸、循环、血液系统疾病，就会影响机体对缺氧的代偿能力，故这类患者的缺氧耐受性较差。

四、适应性锻炼

适当的锻炼可增加肺通气量、心输出量、血红蛋白含量及骨骼肌和心肌的毛细血管密度,从而增强机体对缺氧的耐受性。轻度缺氧的刺激可调动机体的代偿能力,例如,登山者采取缓慢阶梯式攀登要比快速攀登者适应性更强,运动员在高原地区进行低氧训练可使其血中红细胞与血红蛋白含量升高,更能有效提高对缺氧的耐受性。

知识链接

经常进行适度的慢跑、骑自行车、爬楼梯或爬山、快步走、游泳等各种有氧健身运动有利于提高组织、器官对缺氧的耐受性,促进机体新陈代谢,提高机体的抗病能力。因此,我们在繁忙的学习、工作之余更应该享受运动带来的乐趣,维持健康状态。

第五节　缺氧治疗的病理生理学基础

对于缺氧治疗原则:一方面是去除引起缺氧的原因,治疗原发病;另一方面要正确地进行氧疗。

一、氧疗

氧疗是指通过吸入较高浓度的氧气或纯氧治疗各种缺氧性疾病的一种方法。氧疗对各种类型的缺氧都有一定的疗效,但效果因缺氧的原因不同而有所差异。常用的氧疗方法分为吸入纯氧(99%氧气)、吸入纯氧与 5%二氧化碳的混合气和高压氧舱三种。

(1)氧疗对低张性缺氧,特别是动脉血氧分压低于 8.0 kPa(60 mmHg)的患者效果最好。吸入较高浓度氧后可迅速提高肺泡气氧分压,进而使动脉血氧分压、动脉血氧含量、动脉血氧饱和度都升高。对先天性心脏病右向左分流所致缺氧的患者,吸入纯氧可使血浆中物理溶解的氧量明显增加,从而达到提高动脉血氧含量,维持机体需氧量的目的。

(2)缺氧并伴有二氧化碳潴留者,应以常压、低流量、低浓度持续给氧为宜。例如,慢性阻塞性肺病患者长期二氧化碳分压升高,其呼吸主要靠缺氧刺激颈动脉体和主动脉弓化学感受器反射性地引起呼吸兴奋来维持,若高浓度给氧,则缺氧反射性刺激呼吸中枢的作用消失,反而导致呼吸抑制,使二氧化碳潴留更严重,甚至呼吸停止。

(3)高压氧舱疗法是指在 2～3 个大气压下的加压舱内,让患者吸入纯氧进行治疗的方法。主要用于治疗一氧化碳中毒、休克、心肺复苏、脑血管阻塞性疾病。高压氧舱主要是通过增加血液中的物理溶解氧量来提高血氧分压,从而促进血中的氧向组织弥散,改善病变组织的氧供应,促进有氧代谢,使病变组织尽快恢复功能。

二、氧中毒

氧中毒是指人体吸入气体的氧分压过高(大于 0.5 个大气压的纯氧),或持续吸入高浓度氧所致的一系列临床综合征。氧中毒的程度主要取决于吸入气的氧分压和吸入时间。

氧中毒会影响到肺、中枢神经系统、造血系统、内分泌系统及视网膜等系统,一般可分为两种。

1. 肺型氧中毒　连续吸入 1 个大气压、8 h 以上的氧,即可出现胸骨后痛、咳嗽、恶心、烦躁不安、面色苍白等症状,1～4 天内可发生进行性呼吸困难。肺部可出现肺充血、水肿、出血、肺不张、肺透明膜形成等病理学改变,是慢性氧中毒的主要表现。

2. 脑型氧中毒　脑型氧中毒是急性氧中毒的主要表现,即吸入 2～3 个大气压及以上的氧后,患者可出现听觉、视觉障碍,抽搐、惊厥等临床表现,严重者可昏迷甚至死亡。

一般情况下,常压吸入 40% 的氧是安全的,连续吸入纯氧的时间不应超过 12 h。使用高压氧舱时要控制氧分压在 3 个大气压内,连续使用时间不应超过 2 h。

能力检测

1. 缺氧与发绀有何关系?

2. 慢性阻塞性肺病常引起什么类型的缺氧? 其血氧指标有何变化?

3. 王女士在家中开着煤气炉煲粥,因粥溢出锅外浇灭炉火致煤气泄漏。傍晚,家人回家时发现屋内充满煤气味,立即拨打开门窗、关闭煤气瓶。此时,王女士躺在地上牙关紧闭,呼之不应。其家人立即拨打 120 送到医院急救。经检查血氧指标如下:PaO_2 95 mmHg,CaO_2 116 mL/dL,$CO_{2\ max}$ 17 mL/dL,SaO_2 95%,动-静脉氧含量差为 1.6 mL/dL。问:王女士发生了哪种类型缺氧? 为什么吸入煤气会使其中毒?

（王新芳）

第六章
凝血与抗凝血平衡紊乱

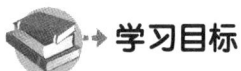 **学习目标**

掌握:弥散性血管内凝血(DIC)的概念,DIC 的发生机制,DIC 的主要临床表现和机制。

熟悉:DIC 的常见原因和诱因,DIC 的分期和分类。

了解:DIC 的防治原则;正常凝血及抗凝血过程,凝血与抗凝血平衡紊乱的基本类型。

病例引导

患者,女,32 岁。孕 33 周,因胎盘早期剥离急诊入院。入院查体:血压 80/60 mmHg,脉搏 120 次/分,呼吸 25 次/分。意识模糊,面色苍白,皮肤湿冷,多处有淤点、淤斑,尿少。实验室检查:红细胞 $2.6×10^{12}$/L(正常$(3.5～5.0)×10^{12}$/L),血红蛋白 70 g/L(正常 110～150 g/L),血小板 $90×10^9$/L(正常$(100～300)×10^9$/L),镜下可见裂体细胞;纤维蛋白原 1.75 g/L(正常 2～4 g/L);凝血酶原时间 20.8 s(正常 12～14 s),3P 实验阳性;尿蛋白(＋＋＋),红细胞(＋＋)。血清尿素氮 16.77 mmol/L(正常 2.86～7.14 mmol/L)。4 h 后复查血小板 $75×10^9$/L,纤维蛋白原1.55 g/L。

问:1. 该患者诊断为 DIC 的诊断依据有哪些?

2. 该患者胎盘早期剥离为何会引发 DIC?

3. 试分析该患者 DIC 的分期。

4. 为什么该患者外周血可见裂体细胞?

病例引导

患者，男，35 岁，因交通事故导致双下肢广泛软组织损伤和多发性骨折 1 h 急诊入院。立即急诊手术进行创口的清洗和消毒，对骨折部位进行 X 线摄片和固定。

术后检查：体温 37.2 ℃，血压 100/80 mmHg，脉搏 118 次/分、细弱，呼吸 26 次/分，面色苍白。化验检查：血红蛋白 150 g/L，血小板 210×10⁹/L，白细胞 6.8×10⁹/L，中性粒细胞 68%，淋巴细胞 27%。

手术后 5 h，患者自感不适，创口出现大量渗血和注射部位出血不止，血压 80/60 mmHg。血小板 100×10⁹/L，凝血酶原时间显著延长，血浆纤维蛋白原 1.6 g/L，3P 实验阳性。经抗休克、抗感染、抗凝血和抗纤溶综合治疗后，患者度过了危险期。

问：1. 手术后该患者出血的原因是什么？
2. 试分析该患者 DIC 发生的原因和机制。

凝血与抗凝血平衡是机体抗损伤机制的重要组成部分，是保证血液在心血管系统内循环顺畅流动的基本条件。正常机体的止血过程如下：①受损部位血管的收缩；②血小板激活、黏附、聚集于受损血管的基底膜，并形成松软的血小板血栓；③凝血系统的激活在局部引起血液凝固，并形成纤维蛋白凝块。凝血系统激活的同时，抗凝血系统和纤溶系统的功能也相继激活，限制凝血范围扩大，促进血流再通。这样既可确保受损血管局部形成止血栓，同时保证血液循环的畅通。因此，凝血与抗凝血平衡的核心是机体凝血功能和抗凝血功能的动态平衡。此外，血管内皮细胞对凝血与抗凝血平衡的调节也具有重要作用。

第一节 正常机体凝血与抗凝血平衡

一、凝血系统及其功能

凝血系统是由一系列凝血因子组成。所谓凝血因子是指血浆和组织中直接参与凝血过程的各种物质：凝血因子Ⅰ（FⅠ，即纤维蛋白原）、Ⅱ（FⅡ，即凝血酶原）、Ⅲ（FⅢ，即组织因子）、Ca^{2+}（曾称为FⅣ）、Ⅴ（FⅤ）、Ⅶ（FⅦ）、Ⅷ（FⅧ）、Ⅸ（FⅨ）、Ⅹ（FⅩ）、Ⅺ（FⅪ）、Ⅻ（FⅫ）、ⅩⅢ（FⅩⅢ）。其中组织因子来自组织细胞，其他除 Ca^{2+} 外，多数凝血因子是在肝脏合成，并以酶原的形式存于血浆中。

凝血系统的基本功能是当血管壁受损引起出血时，通过一系列凝血因子相继酶解激活的过程，使可溶性的纤维蛋白原转化为纤维蛋白的过程。凝血过程的启动有两条途径，即外源性凝血系统和内源性凝血系统。

目前认为，组织因子（tissue factor，TF）是凝血系统激活最重要的启动因子。TF 是由 263 个氨基酸残基构成的跨膜糖蛋白。正常时血管外层的平滑肌细胞、成纤维细胞、星形细胞、足状突细胞等可恒定表达 TF。与血浆直接接触的血管内皮细胞及血液中的单核细胞、中性粒细胞等,正常时不表达 TF。正常生理条件下,因血管内没有 TF,凝血过程并不能启动。一旦血管壁损伤,TF 暴露于血浆成分中,与 F Ⅶ、Ca^{2+} 一起组成复合物,F Ⅶ被激活为有活性 F Ⅶ a,如图 6-1 所示。

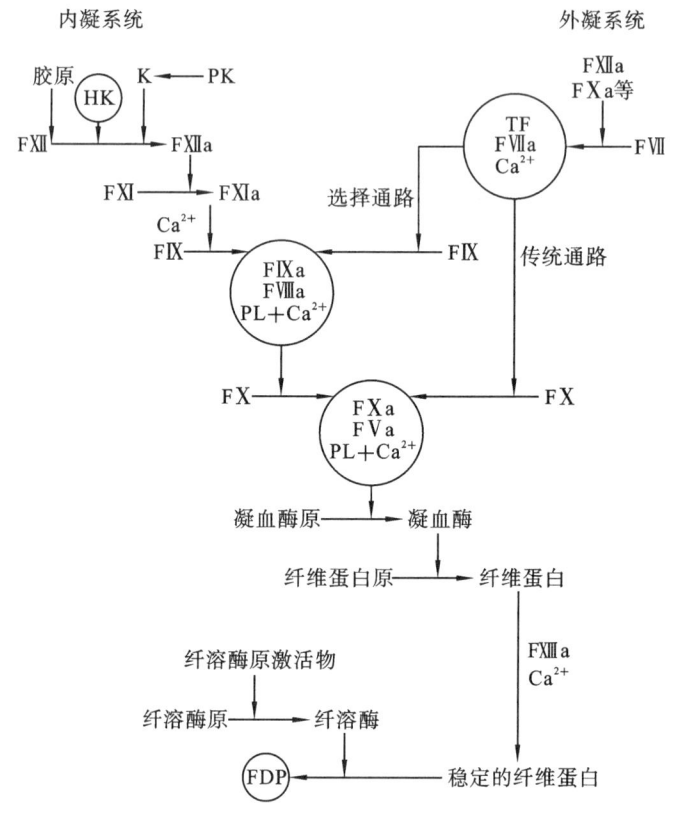

图 6-1 血液凝固和纤维蛋白溶解过程

注:TF,组织因子;PL,细胞膜磷脂;PK,激肽释放酶原;K,激肽释放酶;

HK,高分子激肽原;FDP,纤维蛋白降解产物。

应该指出的是,正常情况下,TF 释放后启动的凝血反应仅限于局部,并不能扩大。这是因为在血液中存在组织因子途径抑制因子(tissue factor pathway inhibitor,TFPI),可抑制由组织因子途径启动的凝血反应,防止凝血反应的扩大。

外源性凝血系统激活而启动的凝血阶段,只有少量的凝血酶产生,这不足以维持凝血过程,维持凝血过程则需要高浓度的凝血酶。凝血过程被外源性凝血系统启动后产生的少量凝血酶,能反馈性地使凝血所必需的两种辅助因子 F Ⅴ 和 F Ⅷ激活;也能反馈地激活血小板和 F Ⅻ、F Ⅺ、F Ⅸ、F Ⅹ 等因子,启动内源性凝血系统;还能刺激 VEC 表达 TF,产生维持凝血过程所需的高浓度凝血酶,扩大和加速凝血反应。由此可见,外源性凝血系统和内源性凝血系统并不是截然分开,而是互相联系的,在启动并维持凝血过程中具有十分重要的作用。

血小板虽然不属于凝血系统,但它直接参与凝血过程。当 VEC 损伤暴露出胶原后,血小板通过纤维蛋白原搭桥间接与胶原结合,使血小板黏附。同时,胶原作为血小板的激活剂使黏附的血小板激活。除胶原外,凝血酶、ADP、肾上腺素、血栓素 A_2、血小板活化因子

(PAF)等许多因素均可激活血小板,引起血小板的释放反应。它释放的 ADP、5-羟色胺、纤维蛋白原等进一步激活血小板,促进血小板的黏附、聚集。活化的血小板表面出现带负电荷的磷脂,在 Ca^{2+} 的参与下与凝血因子Ⅶ、Ⅸ、Ⅹ 及凝血酶原等结合,使这些凝血因子在血小板磷脂表面被浓缩、局限并激活,从而产生大量凝血酶,进而形成纤维蛋白网,网罗其他血细胞形成血凝块。同时激活的血小板有伪足伸入网中,通过血小板中肌动球蛋白收缩,使血块回缩,逐渐形成坚固血栓。因此,血小板被激活是血栓形成的重要机制之一。

二、机体的抗凝血功能

机体抗凝血功能包括细胞抗凝和体液抗凝两个方面。

(一)细胞抗凝

细胞抗凝是指单核-吞噬细胞系统及肝脏所具有的非特异性抗凝作用。单核-吞噬细胞系统可吞噬、清除血液中活化的凝血因子、凝血酶原激活物、可溶性纤维蛋白单体及多种促凝物质。肝脏能摄取和灭活活化的凝血因子。

(二)体液抗凝

体液抗凝系统是由血浆中的体液因子所构成,具有抑制或水解已活化的凝血因子使其灭活的作用。而各种与纤维蛋白(Fbn)溶解(简称"纤溶")相关的因子构成纤溶系统,其主要功能是水解 Fbn,属于广义的抗凝系统的一部分。因此,参与体液抗凝的物质如下:①丝氨酸蛋白酶抑制物,主要有抗凝血酶Ⅲ(antithrombin-Ⅲ,ATⅢ)、肝素辅助因子Ⅱ(HCⅡ)、补体 C_1 抑制物、蛋白酶连接素Ⅰ、α_1 抗胰蛋白酶、α_2 巨球蛋白等;②以蛋白 C(protein C,PC)为主体的蛋白酶类抑制物质;③组织因子途径抑制因子(TFPI);④纤溶系统。它们分别在一定条件下在不同环节起抗凝作用。

1. 丝氨酸蛋白酶抑制物 血浆中丝氨酸蛋白酶抑制物类抗凝物质以 ATⅢ 为代表,由于诸多凝血因子 FⅡa、FⅦa、FⅨa、FⅩa、FⅪa、FⅫa、FⅩⅢa 的活性中心均含有丝氨酸残基,即均属于丝氨酸蛋白酶,因此,其抑制物与丝氨酸残基结合,"封闭"这些凝血因子的活性中心并使之失活,具有明显的抗凝作用。ATⅢ 是一种 α_2 球蛋白,主要由肝脏和 VEC 产生,其单独灭活作用很慢,例如,与肝素或 VEC 上表达的硫酸乙酰肝素结合,则其灭活速度增加约 1000 倍。

2. 以蛋白 C 为主体的蛋白酶类抑制物质 蛋白 C(PC)系统是由在肝脏合成的、以酶原形式存在于血液中的蛋白酶类物质 PC 和蛋白 S(PS)、VEC 膜上表达的血栓调节蛋白(thrombomodulin,TM),以及血浆中的蛋白 C 抑制物(protein C inhibitor,PCI)等构成的一个凝血活化抑制系统。这一系统的作用以凝血酶形成为前提。PC 和生成的凝血酶分别与 VEC 膜上的 TM 结合,由凝血酶激活 PC 生成活化的蛋白 C(APC)。APC 以血浆中游离的 PS 为辅因子,既可以灭活 FⅤa 和 FⅧa,也能阻碍 FⅩa 与血小板的结合,从而降低 FⅩa凝血活性。APC 还能刺激 VEC 释放组织型纤溶酶原激活物(tPA),灭活纤溶酶原激活物抑制物(PAI),使纤溶活性增强以利于 Fbn/Fbg 的溶解。

3. 组织因子途径抑制因子 TFPI 是一种糖蛋白,主要由 VEC 合成,肝素可刺激 VEC 表面硫酸乙酰肝素或葡氨聚糖结合的 TFPI 释放入血。TFPI 主要作用是在 Ca^{2+} 参与并在极微量 FⅩa 存在条件下灭活 FⅦa,也能与 FⅩa 结合并起灭活作用。

4. 纤溶系统　纤溶系统由纤溶酶原(plasminogen,PLg)、纤溶酶(plasmin,PLn)、纤溶酶原激活物(plasminogen activators,PAs)和纤溶酶原激活物抑制物(plasminogen activators inhibitor,PAI)等组成。其主要功能是使纤维蛋白凝块溶解,保证血流通畅。

纤溶酶原主要在肝、骨髓、嗜酸性粒细胞和肾脏等合成。纤溶酶原可经外源性激活途径由组织细胞产生的组织型纤溶酶原激活物(tPA)或肾合成的尿激酶型纤溶酶原激活物(uPA)激活,生成纤溶酶;也可经内源性激活途径由 FⅫa、FⅪa、激肽释放酶及凝血酶直接激活。

纤溶酶原具有广泛的丝氨酸蛋白酶水解活性,不仅能水解 Fbn 和 Fbg,分解为纤维蛋白(原)降解产物[fibrin(fibrinogen)degradation products,FDP/FgDP],而且也能水解包括凝血酶在内的各种凝血因子,参与抗凝作用。

三、血管内皮细胞的作用

血管内皮细胞(VEC)覆盖于血管内面,成为流动的血液与组织间的屏障,其负电表面对血细胞尤其血小板和白细胞的黏附具有排斥作用。正常 VEC 具有强大的抗凝作用,也具有潜在的促凝作用,VEC 的结构和功能正常时,其在凝血与抗凝血平衡调节中起关键作用。生理情况下,VEC 主要表现抗凝血、抗血栓形成特性,主要表现在以下方面:①VEC 产生并释放 PGI_2、NO,ADP 酶等活性物质,扩张血管、抑制血小板的活化和聚集;②VEC 及与血液直接接触的单核细胞等不表达 TF,不会使外源性凝血系统启动,VEC 可产生 TFPI,抑制外源性凝血系统启动;③VEC 表面表达的肝素样物质(硫酸乙酰肝素等),可大量吸附 ATⅢ等,并加强其抗凝作用;④VEC 膜上表达 TM,通过 TM-PC 系统起抗凝作用;⑤VEC 可产生并释放 tPA 等纤溶酶原激活物,在细胞膜上表达大量的 PLg 受体和激肽原受体,促进纤溶过程。

VEC 结构一旦破坏,则上述抗凝血作用发生障碍,凝血与抗凝血间的平衡发生紊乱,表现出明显的促进凝血、血栓形成的作用,容易导致血栓形成。

第二节　凝血与抗凝血平衡紊乱的基本类型

凝血与抗凝血平衡紊乱的基本类型可根据临床表现分为急性或慢性、局部性或全身性、血栓性或出血性、遗传性或获得性等。

根据血液凝固性变化可分为以下三种类型。

一、血栓形成

在活体的心血管系统内血液成分形成固体质块的过程称为血栓形成。血栓形成可通过阻塞血管及栓塞引发一系列疾病,如冠心病、心肌梗死、缺血性脑卒中、静脉血栓形成及肺血栓栓塞等,这些疾病的发病率、致残率和死亡率都很高。

血栓形成的主要发病机制如下。

(一) VEC 损伤

缺氧、理化因素、生物性因素及免疫性因素等都可以引起 VEC 损伤。VEC 损伤在血栓形成中的作用机制如下。

1. 内皮屏障缺失 VEC 损伤脱落,可使血小板与内皮下成分(如胶原、vWF、微纤维等)黏附,并促进血小板聚集,有利于血浆 FⅫ接触激活,启动内源性凝血系统。

2. 抗凝血作用减弱 VEC 分泌 TFPI、ATⅢ、TM 减少,使抗凝力量减弱。VEC 释放 tPA 和 PAI-1 比例失调,后者相对增多,使纤溶活性降低。

3. 促凝作用增强 VEC 分泌表达 TF 增多,启动外源性凝血系统。

4. 血管收缩和痉挛 VEC 分泌内皮素、PAF 增多,收缩血管作用增强;而局部 PGI$_2$ 和 NO 减少,扩张血管作用减弱。

（二）血液凝固性增高

1. 遗传性血液高凝状态 FV 基因突变,凝血酶原基因突变,先天性 ATⅢ、PC、PS 缺乏,异常纤维蛋白原血症以及纤溶系统缺陷等可造成遗传性高凝状态。例如,FV 基因突变后,突变的 FV 基因编码的 FV 蛋白能够抵抗 APC 对它的裂解,APC 失去抗凝血作用,使 FV 凝血活性增高,造成血液高凝状态,称为 APC 抵抗。这类患者容易发生反复深静脉血栓形成。

2. 获得性血液高凝状态 引起获得性高凝状态的因素包括凝血因子增多、抗凝血因子减少及血小板活化。①应激反应、妊娠及分娩前后等生理情况,外科及内科等多种疾病或病理过程使血浆多种凝血因子增多并出现高凝状态;②严重肝脏疾病、消化道疾病及口服避孕药引起 ATⅢ合成减少;肾病综合征、严重烧伤引起 ATⅢ丢失过多。严重肝脏疾病、维生素 K 吸收不良、口服维生素 K 阻断剂引起获得性 PC 缺乏。妊娠、口服避孕药、急性炎症及维生素 K 缺乏可以引起获得性 PS 缺乏;③VEC 损伤、凝血酶作用使血小板活化。

（三）纤溶活性降低

过量或不适当使用 6-氨基己酸或对羧基苄胺等抗纤溶药物,将使机体纤溶活性降低。

（四）血液流变学改变

正常血流是分层的,红细胞和白细胞在血管的中轴流动,构成轴流,血小板在其外周,血浆在血管的周边流动,构成边流。轴流速度快,边流速度慢。这种分层的血流将血小板与血管内膜分开,防止血小板与内膜接触与激活。如果血流缓慢或有涡流,正常血流分层将消失,血小板就会进入血管周边流动,黏附于内膜的可能性大大增加。白细胞也将发生滚动、贴壁和黏附于内皮细胞上的现象。同时,凝血因子也容易在局部堆积并被激活,启动凝血过程。涡流或血流缓慢都容易使 VEC 损伤。此外,血液浓缩,血浆黏度增加,红细胞聚集也可使血流变慢、血液淤滞及血液凝固。

以上因素往往同时存在,并以其中某一因素为主,促进血栓形成。

二、凝血功能障碍

凝血功能障碍是指由先天性或获得性原因引起以血液凝固性异常降低为特征的一种病理过程,主要表现为出血倾向,易出现自发性出血或受伤后出血不止。其主要发病机制如下。

1. 血液凝固性降低

(1) 遗传性血液低凝状态:①遗传性凝血因子减少或缺乏,例如,FⅧ缺乏引起血友病甲,FⅨ缺乏引起血友病乙,血管性血友病因子缺乏引起血管性假性血友病,Fbg 缺乏可造成无或低纤维蛋白血症;②遗传性血小板减少及功能缺陷,例如,有些患者可因遗传因素导致血小板的黏附、聚集或释放功能缺陷。原发性血小板增多症患者血栓栓塞的发生率为13%~20%,但更为常见的是因凝血功能障碍引起的自发性出血现象,其原因与血小板功能缺陷有关。

(2) 获得性血液低凝状态:①获得性凝血因子减少,如严重肝脏疾病、维生素 K 吸收不良、口服维生素 K 阻断剂或某些新生儿等,可发生凝血酶原、FⅦ、FⅨ和 F Ⅹ等凝血因子合成减少。肝脏疾病、白血病、某些自身免疫病等可使 FⅫ缺乏。库存血中常缺乏 FⅤ,故输入大量库存血会引起血液低凝状态。DIC 可使多种凝血因子消耗过多。②获得性血小板减少及功能缺陷,如再生障碍性贫血、各种感染、电离辐射、某些药物及自身抗体抑制造血干细胞,可使血小板生成减少。免疫因素可导致血小板破坏过多。血液稀释或脾功能亢进可引起血小板分布异常。慢性肾衰竭、严重慢性肝脏疾病、DIC、慢性骨髓增生性疾病和异常蛋白血症等可使血小板功能缺陷。③病理性抗凝物质的作用,包括抗凝血因子抗体和肝素样抗凝物质的作用。例如,血友病甲血浆中缺乏 FⅧ,在反复输入富含 FⅧ的血浆制剂治疗之后,体内产生了抗 FⅧ抗体。严重肝脏疾病、恶性肿瘤及某些自身免疫病患者,其血浆中可能出现肝素样抗凝物质。

2. 纤溶功能亢进

(1) 先天性或遗传性纤溶亢进主要见于如下情况:①先天性循环中 PAs 增多,主要是tPA 水平增高;②遗传性抗纤溶酶缺乏症;③先天性或遗传性 PAI 结构异常所致活性降低。

(2) 继发性纤溶亢进最常见于 DIC 继发性纤溶亢进期。

三、弥散性血管内凝血

弥散性血管内凝血(disseminated intravascular coagulation,DIC)是一种获得性的凝血功能异常,其特征是血液凝固性先升高而后降低。DIC 既不同于单纯的血液凝固性增高,也不同于单纯的血液凝固性降低。

第三节　弥散性血管内凝血

弥散性血管内凝血(DIC)是指在某些致病因子的作用下,凝血因子和血小板被激活,大量可溶性促凝物质入血,从而引起一个以凝血功能异常为主要特征的病理过程。此时微循环中形成广泛的微血栓,导致大量的凝血因子和血小板被消耗,并有继发性纤维蛋白溶解功能增强,临床表现为出血、休克、多器官功能障碍和微血管病性溶血性贫血。DIC 是许多疾病发生、发展过程中的一种并发症,急性 DIC 发病急,进展快,预后差,死亡率高,因而受到基础研究和临床工作者的高度重视。

一、DIC 常见的原因和发病机制

(一) DIC 常见的原因

引起 DIC 的原因很多,最常见的是严重感染性疾病,如细菌、病毒、某些寄生虫等引起的严重感染。其次为恶性肿瘤、妇产科疾病、大手术及创伤等。疾病过程中并发缺氧、酸中毒及相继激活的纤溶系统、激肽系统、补体系统等也可促进 DIC 的发生、发展(表 6-1)。

表 6-1 DIC 的常见原因

类 型	主 要 疾 病
感染性疾病	革兰氏阴性或阳性菌感染、败血症;病毒性肝炎、流行性出血热等
恶性肿瘤	白血病、胰腺癌、结肠癌、食道癌、肝癌、胃癌、前列腺癌、肾癌、膀胱癌、恶性葡萄胎、绒癌、卵巢癌、子宫癌等
妇产科疾病	胎盘早期剥离、羊水栓塞、宫内死胎滞留、子宫破裂、感染性流产、剖宫产术、妊娠中毒症、子宫内膜异位症等
创伤及手术	挤压伤综合征、大面积烧伤、严重冻伤、严重软组织创伤、富含 TF 脏器(前列腺、脑、肺、肝、胰腺等)的大手术
其他	某些毒蛇或有毒动物咬伤、某些昆虫叮咬等

(二) DIC 的发生机制

DIC 的发病过程比较复杂,不同疾病可通过一种或多种途径,激活外源性凝血系统和(或)内源性凝血系统,导致 DIC 的发生。

1. 组织因子释放,外源性凝血系统激活,启动凝血系统 TF 广泛地存在于各部位组织细胞,以脑、肺、胎盘等组织最丰富。当血管损伤后,TF 与血浆成分接触后引起凝血系统激活。因此,在严重创伤、大面积烧伤、外科大手术、产科意外(如胎盘早期剥离等)、实质器官坏死、癌组织坏死或广泛血行转移、白血病放疗或化疗使大量细胞破坏等情况下,都可释放大量 TF 入血。TF 在 Ca^{2+} 的协助下与血浆中的 FⅦ/Ⅶa 结合,形成 FⅦ/Ⅶa-TF 复合物,经激活 FⅨ、FⅩ进而使凝血酶原激活为凝血酶。在凝血酶作用下,生成大量 Fbn 并使血小板活化、聚集,于是在微循环内形成 Fbn 和血小板微血栓。

另外,严重感染时因内毒素和炎症介质的诱导作用,可使血管内皮细胞、中性粒细胞、单核细胞、巨噬细胞表达和释放大量 TF,启动凝血反应,形成微血栓。

2. 血管内皮细胞广泛损伤,凝血、抗凝血调控失调 严重感染、内毒素、抗原-抗体复合物、持续缺血或缺氧、酸中毒及高热等,均可引起血管内皮细胞的广泛损伤,血管内皮细胞受损可产生以下作用:①释放 TF,启动外源性凝血系统;②FⅫ与内皮下带负电荷的胶原接触而被激活,启动内源性凝血系统;③VEC 分泌 TFPⅠ、ATⅢ、TM 减少,抗凝作用减弱;④受损的 VEC 产生 tPA 减少,而 PAI-1 产生增多,使纤溶活性降低;⑤VEC 产生 PGI_2、NO、ADP 酶减少,抑制血小板黏附、聚集的功能降低。

3. 血细胞损伤

(1) 红细胞大量破坏:异型输血、疟疾等可引起急性溶血,使红细胞膜磷脂和 ADP 大量释放,ADP 可促进血小板黏附、聚集和释放反应,间接促进凝血反应;膜磷脂可浓缩局限

Ⅶ、Ⅸ、Ⅹ及凝血酶原等凝血因子,加速凝血反应,生成大量凝血酶,引起血栓形成。

(2)白细胞的破坏或激活:内毒素、IL-1、TNF-α可诱导中性粒细胞、单核细胞等表达组织因子;在严重感染或急性早幼粒细胞白血病的化疗后,可引起这类细胞大量破坏,而释放大量 TF,启动外源性凝血系统。

4. 促凝物质进入血液

(1)急性胰腺炎:急性坏死性胰腺炎时,大量胰蛋白酶入血,可直接激活凝血酶原、FⅩ、FⅫ,胰腺组织坏死时,可有大量 TF 释放入血。

(2)羊水栓塞:羊水中含有丰富的 TF,故羊水栓塞可启动外源性凝血系统。此外,羊水还具 FⅦ活性,羊水中的角化上皮细胞、胎脂、胎粪等颗粒物质,进入血液后通过表面接触而激活 FⅫ,启动内源性凝血系统。羊水中还含有 PAs,激活纤溶系统,使血液由高凝状态迅速转入低凝状态,发生严重的产后出血。

(3)蛇毒入血:斑蝰蛇毒含有的两种促凝成分,或在 Ca^{2+} 参与下激活 FⅩ;或可加强 FⅤ的活性。而锯鳞蝰蛇毒可直接使凝血酶原转变为凝血酶,从而引起 DIC 的发生。

(4)异常颗粒物质入血:转移的肿瘤细胞或细菌等大分子颗粒物质入血,通过接触激活 FⅫ,启动内源性凝血系统。

综上所述,多数情况下,DIC 的病因可通过多种途径引起 DIC 的发生、发展。

二、DIC 的诱发因素

DIC 的发生除了上述直接原因外,还存在着促进 DIC 发生、发展的诱发因素。

1. 单核-吞噬细胞系统功能受损 单核-吞噬细胞系统具有吞噬、清除血液中已活化的凝血因子和其他促凝物质的功能。当严重感染和患有败血症时,由于单核-吞噬细胞吞噬了大量细菌、病毒、内毒素、坏死细胞等,使其功能损伤和耗竭而处于"封闭状态",血浆中活化的凝血因子不能及时被清除而增多,促进 DIC 发生、发展。严重酸中毒或长期大量使用糖皮质激素时,单核吞噬细胞系统的功能也可被抑制。

2. 肝功能严重障碍 当肝功能严重障碍时,因凝血因子(如Ⅰ、Ⅱ、Ⅴ、Ⅶ、Ⅸ、Ⅹ等)、抗凝血物质(如 ATⅢ、PC 等)及纤溶酶原合成减少,对已活化的凝血因子(如Ⅸa、Ⅹa、Ⅺa等)的灭活不足,可使凝血、抗凝及纤溶平衡紊乱。此外,肝细胞大量坏死,可释放大量组织因子等,启动凝血系统,促进 DIC 的发生、发展。

3. 血液高凝状态 妊娠三周开始,孕妇血液中血小板及凝血因子(如Ⅰ、Ⅱ、Ⅴ、Ⅶ、Ⅸ、Ⅹ、Ⅻ等)逐渐增多;而 ATⅢ、纤溶酶原激活物则减少,胎盘产生的 PAI 增多。随着妊娠时间的增加,血液渐趋高凝状态,妊娠末期最明显。故当产科意外(如胎盘早期剥离、宫内死胎、羊水栓塞等)时,易发生 DIC。

酸中毒所致的血液高凝状态,是促进 DIC 发生、发展的重要原因之一。一方面,酸中毒可损伤血管内皮细胞,启动凝血系统,引起 DIC 的发生;另一方面,由于血液 pH 值降低,使凝血因子的酶活性升高,而肝素的抗凝活性减弱,血小板的聚集性加强,这些均可使血液处于高凝状态,促进 DIC 的发生、发展。

4. 微循环障碍 休克等原因导致微循环严重障碍时,血液淤滞,甚至呈"泥化"淤滞。红细胞发生聚集。血小板也发生黏附、聚集。此时微循环障碍所致的缺血、缺氧,可导致酸中毒及内皮损伤等,促进 DIC 的发生、发展。

三、DIC 的分期和分型

(一) 分期

根据 DIC 的病理生理特点和发展过程,典型的 DIC 可分为如下三期。

1. 高凝期 由于各种病因导致凝血系统被激活,可使凝血酶产生增多,血液凝固性升高,各脏器微循环中可有不同程度的微血栓形成。此时主要表现为血液的高凝状态。

2. 消耗性低凝期 大量凝血酶的产生和微血栓的形成,使凝血因子和血小板大量被消耗而减少,同时继发性纤溶系统激活,使血液处于低凝状态。此期患者常有出血现象。

3. 继发性纤溶亢进期 DIC 时产生的大量凝血酶等激活了纤溶系统,产生大量纤溶酶。进而又有 FDP 的形成,使纤溶和抗凝作用增强,故此期出血表现十分明显。

(二) 分型

1. 按 DIC 发生的快慢分型

(1) 急性型:当 DIC 病因作用迅速而强烈时,通常表现为急性型。其特点是 DIC 可在数小时或 1~2 天内发病。临床表现明显,常以休克和出血为主,病情迅速恶化。分期不明显。实验室检查明显异常。本型常见于严重感染(特别是革兰氏阴性菌引起的败血症休克)、异型输血、严重创伤、急性移植排斥反应等。

(2) 慢性型:特点是病程长,由于此时机体有一定的代偿能力,且单核吞噬细胞系统功能较健全,临床表现不明显,常以某器官功能不全的表现为主。有时仅有实验室检查异常。一定条件下可转为急性型。本型常见于恶性肿瘤、自身免疫性疾病等。

(3) 亚急性型:特点是在数天内逐渐形成 DIC,其临床表现常介于急性与慢性之间。本型常见病因有恶性肿瘤转移、宫内死胎等。

2. 按 DIC 的代偿情况分型 DIC 的发生、发展过程中:一方面凝血因子和血小板被消耗;另一方面,肝脏合成凝血因子及骨髓生成血小板的能力相应增强,以代偿其消耗。根据凝血物质的消耗与代偿情况可将 DIC 分为以下三型。

(1) 失代偿型:主要见于急性型 DIC。凝血因子和血小板的消耗超过生成。

(2) 代偿型:主要见于轻度 DIC。凝血因子和血小板的消耗与代偿之间基本保持平衡,实验室检查常无明显异常。临床表现不明显。

(3) 过度代偿型:常见于慢性 DIC 或恢复期 DIC。机体代偿生成凝血因子和血小板超过其消耗。

四、DIC 的功能代谢变化

(一) 出血

虽然微血栓形成是 DIC 的基本病理变化,但不易被及时发现。临床上出血常为 DIC 患者最早的临床表现。多部位严重的出血倾向是 DIC 的特征性表现及重要诊断依据之一。出血的发生率高达 85%~100%。DIC 时出血形式可以多样,其中最常见的是皮肤、黏膜自发性出血,如皮肤淤斑、淤点,牙龈和鼻黏膜出血,甚至皮肤大片紫癜;也可出现自发性内脏大出血,如呕血、黑便、咯血、血尿、阴道出血及颅内出血等。出血程度不一,严重者可同时多部位大量出血;轻者出现伤口或注射部位渗血不止。导致出血的机制可能与下列因素有关。

1. 凝血物质被消耗而减少 在 DIC 的发生、发展过程中,大量血小板和凝血因子被消耗,虽然肝脏和骨髓可代偿性产生增多,但若其消耗过多,代偿不足,则血液中纤维蛋白原、凝血酶原及 F V、F Ⅷ、F Ⅹ 等凝血因子和血小板明显减少,使血液进入低凝状态。

2. 继发性纤维蛋白溶解功能增强 凝血过程中产生的凝血酶可激活纤溶系统,F Ⅻ a 也可激活激肽释放酶原,通过激肽释放酶而可激活纤溶系统。富含纤溶酶原激活物的器官,如子宫、前列腺、肺等,当其微血管内形成大量微血栓时,导致组织缺血、缺氧、变性、坏死,可释放大量纤溶酶原激活物,激活纤溶系统,导致大量纤溶酶生成,除纤维蛋白(原)降解增快、FDP/FgDP 形成增多外,尚可水解多种凝血因子,造成血液凝固性进一步降低。

3. FDP 的形成 纤溶酶产生后,可水解纤维蛋白(原),形成大量纤维蛋白(原)降解产物(FDP/FgDP)。FDP/FgDP 有强大的抗凝作用,通过阻碍纤维蛋白单体的聚合、抑制血小板的黏附聚集和降低凝血酶活性等功能发挥抗凝作用。因此,FDP/FgDP 可引起出血倾向。

4. 血管壁损伤 广泛的微血栓形成后,因缺血、缺氧和酸中毒导致微血管壁损伤,当纤溶酶将血栓溶解而使血液再灌注时,容易造成出血。

（二）器官功能障碍

DIC 的高凝期,全身微血管中有广泛微血栓形成,导致缺血性器官功能障碍。尸检时常可见微血管内存在微血栓,典型的微血栓为纤维蛋白血栓,也可以是血小板血栓。有时因继发性纤溶系统功能亢进,使血栓溶解,患者虽有典型 DIC 临床表现,而病理检查却未见阻塞性微血栓。

微血管中微血栓形成主要是阻塞局部的微循环,造成缺血,局灶性坏死。严重或持续时间较长的缺血,可导致受累脏器功能衰竭,常见如下情况:肾皮质坏死及急性肾衰竭;肺内微血栓发生急骤且广泛,导致肺水肿或肺出血,甚至呼吸衰竭;胃肠黏膜广泛的小灶性溃疡;脑组织多发性小灶性坏死,严重时可引起昏迷或死亡。心肌缺血、梗死,心力衰竭或心源性休克,急性肾上腺皮质出血性坏死,导致华-弗综合征（Waterhouse-Friderichsen syndrome）,垂体发生坏死,可致席汉综合征（Sheehan syndrome）。

总之,由于 DIC 发生的范围、病程及严重程度的不同,轻者可影响个别器官的部分功能;重者可累及一个以上器官的功能衰竭,即多器官功能衰竭,甚至死亡。

（三）休克

急性 DIC 时常伴有休克。DIC 和休克可互为因果,形成恶性循环。一般情况下,DIC 导致休克的原因与下列因素有关。

1. 广泛微血栓形成 DIC 时,微血管内广泛微血栓形成,可直接引起组织器官血液灌流不足及回心血量明显减少。

2. 血管床容积扩大 DIC 形成过程中,F Ⅻ 的激活,可相继激活激肽系统、补体系统和纤溶系统,产生一些血管活性物质,如激肽及补体 C3a、C5a 等。C3a、C5a 可使嗜碱性粒细胞和肥大细胞释放组胺。激肽和组胺均可使微血管平滑肌舒张,通透性增高,造成外周阻力降低。FDP/FgDP 的某些成分可增强组胺、激肽的作用,加重微血管的舒张及通透性增高。上述因素导致血管床容积扩大,有效循环血量减少。

3. 血容量减少 广泛或严重出血,可使循环血量减少;激肽、组胺、缺氧和酸中毒可使微血管壁通透性增高,血浆外渗,导致血容量进一步减少。血容量减少必然导致静脉回流不足,心输出量减少。

4. 心泵功能障碍 DIC 时,由于缺血、缺氧或毒素作用,可导致心肌收缩性减弱,使心输出量减少。

(四) 微血管病性溶血性贫血

DIC 患者可伴有一种特殊类型的贫血,即微血管病性溶血性贫血(microangiopathic hemolytic anemia)。该贫血属于溶血性贫血,其特征如下:外周血涂片中可见一些特殊形态的变形红细胞,称为裂体细胞(schistocyte)。外形呈盔形、星形、新月形等,统称为红细胞碎片。由于该碎片脆性高,易发生溶血。

DIC 是产生这些碎片的主要原因,这是因为在凝血反应的早期,纤维蛋白丝在微血管腔内形成细网,当血流中的红细胞流过网孔时,可黏着、滞留或挂在纤维蛋白丝上。由于血流不断冲击,可引起红细胞破裂。当微血管血流通道受阻时,红细胞还可从微血管内皮细胞间的裂隙被"挤压"出血管外,也可使红细胞扭曲、变形、破碎。除机械作用外,某些 DIC 的病因(如内毒素、酸中毒等)也可能使红细胞脆性增大,使其容易破碎(图 6-2、图 6-3)。

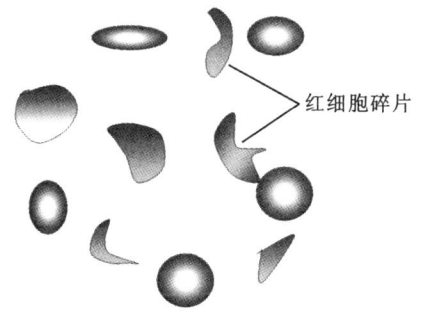

图 6-2 微血管病性溶血性贫血红细胞碎片

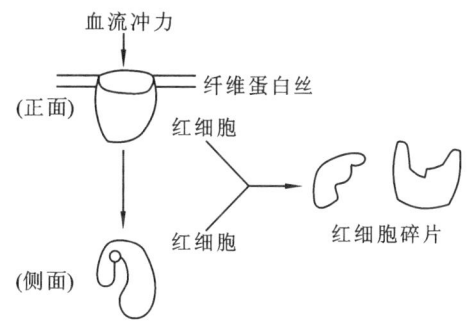

图 6-3 红细胞碎片的形成机制

五、DIC 的防治原则

1. 防治原发病 积极治疗原发病,预防和去除引起 DIC 的病因,这是防治 DIC 的根本措施。

2. 改善微循环 疏通被微血栓阻塞的微循环,增加其灌流量等,在防治 DIC 的发生、发展中具有重要作用。通常采取扩充血容量、解除血管痉挛等措施,此外,也有人应用阿司匹林等抗血小板药,稳定血小板膜,减少 TXA_2 的生成,对抗血小板的黏附和聚集,对改善微循环也取得了一定的效果。

3. 建立新的凝血纤溶间的动态平衡 DIC 的高凝期和消耗性低凝期,常用肝素抗凝,同时应用 AT Ⅲ,增强肝素抗凝作用。DIC 后期伴有继发性纤溶亢进时要慎用或不用。DIC 恢复期可酌情输入新鲜全血或补充凝血因子、血小板等。

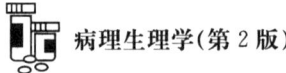

 能力检测

1. 引起 DIC 的常见原因有哪些?
2. 试述 DIC 的发病机制。
3. 简述 DIC 的诱因。
4. 试述 DIC 引起出血的临床特点及发生机制。
5. 试述 DIC 导致休克的机制。

（康艳平）

第七章
休 克

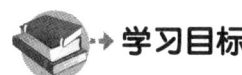

学习目标

掌握: 休克的概念,休克分期和休克各期微循环变化的特点及其发生机制,休克代偿期的代偿意义,休克失代偿期微循环的变化及对机体的影响,休克导致 DIC 的机制,休克时重要器官(肺、肾、心)的功能变化及其机制。

熟悉: 微循环的结构和功能特点,休克的病因和休克的始动环节,休克时细胞损伤和代谢障碍,休克时脑、胃肠道、肝脏的功能变化。

了解: 休克各期临床表现,休克防治的病理生理基础。

病例引导

患者,男,29 岁,在建筑工地上摔伤致左大腿挫裂伤伴腹痛半小时急诊入院。入院查体:血压 100/80 mmHg,脉搏 105 次/分,呼吸 28 次/分,体温 36.8 ℃。急性痛苦病容,面色苍白,四肢湿冷,意识尚清,烦躁。左大腿简单包扎,渗血不止,足趾的血液循环不良。B 超显示脾破裂,腹腔积血约 600 mL。手术探查左大腿中段内侧有约 3 cm 的挫裂伤口,股、动静脉挫断伤,脾破裂,遂行血管缝合修补术和脾摘除术。术中输血 400 mL。

术后持续输注 5% 葡萄糖溶液。术后 2 h 血压 75/50 mmHg,给予去甲肾上腺素静脉缓慢滴注,血压维持在 90/70 mmHg 左右。患者神志逐渐模糊,持续无尿,皮肤发凉、发绀。次日血压降至 60/40 mmHg,静脉推注肾上腺素后血压不能回升,患者昏迷。随后血压测不到,呼吸、心跳微弱。抢救无效,宣告死亡。

问:1. 该患者属于何种类型休克?

2. 为什么后期静脉推注肾上腺素血压不回升?

病例引导

患者，男，28 岁。因特发性血小板减少性紫癜，脾脏产生抗体，造成血小板破坏而反复出血，进行脾脏切除术，手术进行顺利，术中血压 120/80 mmHg。术后 12 h 突发高热，水样腹泻、粪质少，继而神志不清、昏迷。脸色灰暗，皮肤发绀，呈花纹状，四肢冰凉，皮肤弹性降低，眼窝深陷。体温 39.4 ℃。血压 30/10 mmHg，心音低钝，脉搏 120 次/分，呼吸深速，无尿。pH 值 7.35，HCO_3^- 19 mmol/L，$PaCO_2$ 33 mmHg。

问：1. 该患者属于何种类型休克？

2. 该患者的微循环变化有什么特点？

休克是各种强烈致病因子作用于机体引起的急性循环衰竭，其特点是微循环障碍、组织细胞灌注不足、可导致多器官功能障碍甚至衰竭等严重后果的一种危重的全身性病理过程。若不及时抢救，可因器官功能衰竭和组织细胞的不可逆损伤引起死亡。

第一节 休克的病因和分类

一、休克的病因

导致休克发生的病因很多，常见的有以下几种。

1. 失血与失液 失血常见于外伤、胃溃疡、食管静脉曲张破裂、产后大出血等所引起的大出血。若短时间内失血量少于总血量的 10% 时，机体可通过代偿使血压和组织灌流量保持稳定；若快速失血量超过总血量的 20%，即可发生失血性休克（hemorrhagic shock）；失血量超过总血量的 50%，往往导致迅速死亡。失液常见于剧烈呕吐、腹泻及大汗淋漓等引起的大量体液丢失，引起血容量和有效循环血量急剧减少而发生休克。

知识链接

失血后，是否引起了休克？ 其程度如何？

失血后是否引起休克，取决于失血量和失血速度，若 15 min 内失血量超过总血量的 20%，即可发生失血性休克。在大量伤员的情况下，以休克指数（shock index，SI）粗略估计失血量，以便先抢救较重的伤员。

SI＝脉搏（次/分）/收缩压（mmHg）。

SI＝0.5，表示血容量正常或血容量减少小于 10%。

SI＝1.0，提示血容量减少 20%～30%。

SI＝1.5，提示血容量减少 30%～50%。

SI＝2.0，提示血容量减少超过 50%。

2. 烧伤 大面积烧伤除伴有大量血浆渗出,使有效循环血量急剧减少外,还有疼痛,可引起烧伤性休克(burn shock)。

3. 严重创伤 严重的外伤、挤压伤、多发性骨折等严重创伤,可因剧烈的疼痛刺激和失血而导致创伤性休克(traumatic shock),尤其是在自然灾害、意外事故和战争时期多见。

4. 严重感染 病原微生物(如细菌、病毒、真菌等)严重感染可引起感染性休克(infectious shock)。革兰氏阴性细菌引起的败血症休克在临床上最为常见,细菌内毒素的有效成分脂多糖(lipopolysaccharide,LPS)起重要作用。给动物注入内毒素可复制感染性休克的动物模型。

5. 过敏 过敏体质者注射某些药物、血清制剂或疫苗,甚至进食某些食物、接触某些物品可引起过敏性休克(anaphylactic shock)。这种休克属Ⅰ型变态反应,发病与IgE和抗原在肥大细胞表面结合,引起组胺和缓激肽大量释放入血,导致血管平滑肌舒张、血管床容积增大、毛细血管通透性增加有关。

6. 强烈的神经刺激 强烈的神经刺激可导致神经源性休克(neurogenic shock),常见于剧烈疼痛、高位脊髓麻醉、中枢镇静药过量,可因血管运动中枢抑制、阻力血管扩张、循环血量相对不足而导致神经源性休克。

7. 急性心脏功能衰竭 大面积急性心肌梗死、急性心肌炎、严重的心律失常和急性心包填塞等妨碍血液回流和心脏射血,均可引起心输出量急剧减少而发生心源性休克(cardiogenic shock)。

二、休克的分类

(一)按病因分类

按休克的病因可将休克分为失血性休克、失液性休克、创伤性休克、烧伤性休克、感染性休克、过敏性休克、神经源性休克、心源性休克等。按病因分类有助于及时消除病因,在临床上应用广泛。

(二)按休克的始动环节分类

尽管导致休克的原因很多,但通过血容量减少、血管床容积增大和心输出量急剧降低这三个始动发病环节使有效循环血量锐减,组织灌流量减少,是休克发生的共同基础。

知识链接

何谓有效循环血量?

有效循环血量是指单位时间内通过心血管系统进行循环的血量,但不包括储存于肝、脾和淋巴血窦中或停滞于毛细血管中的血量。有效循环血量有赖于充足的血容量、有效的心输出量和良好的外周血管张力。正常时相当于心输出量。各种休克共同的血液动力学特征是有效循环血量明显减少。

根据始动环节不同将休克分成以下三种类型。

1. 低血容量性休克 低血容量性休克(hypovolemic shock)是指由血容量减少引起的休克,主要包括失血性休克、失液性休克、烧伤性休克及创伤性休克等。

大量体液丢失使血容量急剧减少,静脉回流不足,心输出量减少和血压下降,压力感受器的负反馈调节冲动减弱,引起交感神经兴奋,外周血管收缩,组织灌流量减少。低血容量性休克在临床上常表现为"三低一高",即中心静脉压、心输出量、动脉血压降低,而总外周阻力增高。

2. 血管源性休克 血管源性休克(vasogenic shock)是指由于外周血管扩张,血管床容积扩大,大量血液淤滞在扩张的小血管内,使有效循环血量减少而引起的休克。

正常时20%的毛细血管轮流开放就能满足细胞功能和代谢需要,微循环中80%的毛细血管处于关闭状态,毛细血管网中的血量仅占总血量的6%左右。高动力型感染性休克、过敏性休克、神经源性休克,通过内源性或外源性血管活性物质的作用,使小血管特别是腹腔内脏的小血管舒张,血管床容积扩大导致血液分布异常,大量血液淤滞在舒张的小血管内,使有效循环血量减少,导致休克的发生。

3. 心源性休克 心源性休克(cardiogenic shock)是指由于心脏泵血功能衰竭,心输出量急剧减少,有效循环血量和微循环灌注量显著下降所引起的休克;若得不到及时、有效的救治,死亡率极高。常见于心肌梗死、心肌病、严重的心律失常、急性心包填塞、张力性气胸等,最终导致心输出量下降,不能维持正常的组织灌流。

(三)按血流动力学特点分类

休克还可按其血流动力学的特点,即心输出量与外周阻力的关系分为三类。

1. 低排高阻型休克 低排高阻型休克又称低动力型休克,血流动力学特点是心输出量降低,总外周阻力增高,平均动脉压降低可不明显,但脉压明显缩小、皮肤血管收缩、血流减少使皮肤温度降低,也称为冷休克,常见于低血容量性休克和心源性休克。

2. 高排低阻型休克 高排低阻型休克又称高动力型休克,血流动力学特点是总外周阻力降低,心输出量增高,血压稍降低,脉压可增大,皮肤血管扩张或动-静脉吻合支开放,血流增多使皮肤温度升高,故也称为暖休克,多见于感染性休克的早期。

3. 低排低阻型休克 血流动力学特点是心输出量降低,总外周阻力也降低,故收缩压、舒张压和平均动脉压均明显降低,实际上是休克失代偿的表现,常见于各种类型休克的晚期阶段。

第二节　休克的发展过程和发病机制

虽然休克的病因和始动环节不同,但微循环障碍是多数休克发生的共同基础。微循环是指微动脉和微静脉之间的微血管血液循环。正常微循环的功能可概括为以下三个方面:①通过阻力血管(微动脉)的作用调整全身血压;②通过交换血管(毛细血管)进行血管内外物质交换;③通过容量血管(微静脉)调整回心血量。微循环功能主要受神经-体液的调节。交感神经兴奋释放大量的儿茶酚胺入血,刺激微动脉、后微动脉和微静脉平滑肌上的 α-肾上腺素受体,使微血管收缩、血流减少。这些微血管壁上的平滑肌及毛细血管前括约肌也受体液因素的影响,例如,儿茶酚胺、血管紧张素Ⅱ、血管升压素、血栓素 A_2 和内皮素等引起血管收缩,而组胺、激肽、腺苷、乳酸、前列环素和一氧化氮等则引起血管舒张。正常生理情况下,全身血管收缩物质浓度很少发生变化,舒缩活动及血液灌流情况主要由局部产生的舒血管物质进行反馈调节,以保证毛细血管交替开放。如图 7-1 所示为正常微循环的结构。

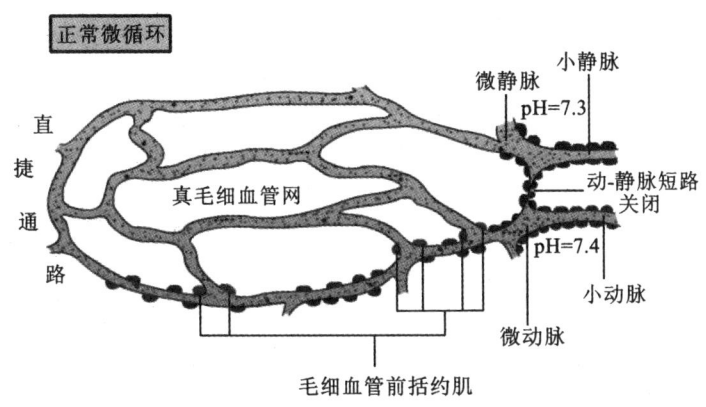

图 7-1　正常微循环的结构

一、休克时微循环的变化和发生机制

不同类型休克的发展过程有所差异,但总的来说有一定的阶段性,各阶段的临床表现也有一些共同的特点。这些表现与有效循环血量减少和微循环障碍的程度有关。以典型的失血性休克为例,休克的发展过程大致可分为以下三期。

（一）休克代偿期

休克代偿期是休克发展过程的早期阶段,又称休克早期。

1. 微循环变化的特点　此期表现为微循环血液灌流严重减少,组织缺血、缺氧。这是因为全身微小血管,包括小动脉、微动脉、后微动脉、毛细血管前括约肌、微静脉和小静脉持续收缩,尤其是毛细血管前阻力血管（如微动脉、后微动脉和毛细血管前括约肌等）收缩更明显,前阻力增加,大量真毛细血管网关闭,真毛细血管网血流量减少,血流流速减慢。因开放的毛细血管数减少,血流主要通过直捷通路和动-静脉吻合支回流,组织灌流明显减少。此期微循环灌流特点是少灌少流、灌少于流,组织呈缺血、缺氧状态,故又称微循环缺血期（图 7-2）。

2. 微循环缺血的机制　血容量急剧减少、疼痛等各种致休克病因作用于机体时,机体立即启动代偿反应,这些代偿反应涉及神经-体液机制。

（1）神经机制:各种休克病因,都能引起交感神经兴奋,如感染性休克的 LPS 刺激、创伤性休克和烧伤性休克时的疼痛刺激,可直接引起交感神经兴奋;低血容量性休克和心源性休克时心输出量减少,动脉血压下降,使减压反射受抑而引起交感神经兴奋。

（2）体液机制:休克早期还产生大量缩血管体液因子,它们在导致微血管痉挛和组织缺血、缺氧中发挥了重要作用。

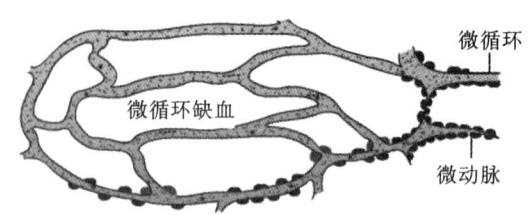

图 7-2　微循环缺血期血管的变化特点

①交感-肾上腺髓质系统强烈兴奋,儿茶酚胺大量释放入血,可比正常高几十倍甚至更多。其作用于 α-肾上腺素受体,皮肤、腹腔内脏、骨骼肌和肾脏的微小血管收缩,外周阻力升高,相关组织器官血液灌流不足,微循环缺血;但对心脑血管影响不大。作用于 β-肾上腺素受体,微循环动-静脉吻合支开放,血液通过直捷通路和动-静脉吻合支回流,血液绕过真毛细血管网直接进入微静脉,微循环非营养性血流增加,营养性血流明显减少。

②其他缩血管体液因子:a. 血管紧张素是在交感-肾上腺髓质系统兴奋和血容量减少时,通过激活肾素-血管紧张素系统而产生的,其中血管紧张素Ⅱ(angiotensin Ⅱ,Ang Ⅱ)的缩血管作用最强,比去甲肾上腺素约强 10 倍;b. 血管升压素(vasopressin,VP)又称抗利尿激素(ADH),在血容量减少及疼痛刺激时分泌增加,对内脏小血管有收缩作用;c. 血栓素 A_2(thromboxane A_2,TXA_2)是细胞膜磷脂的分解代谢产物,具有强烈的缩血管作用;d. 内皮素(endothelin,ET)是由血管内皮细胞分泌的缩血管物质;e. 白三烯(leukotrienes,LTs)类物质为白细胞膜磷脂分解时由花生四烯酸在脂加氧酶作用下生成,也有收缩腹腔内脏小血管的作用。这些缩血管物质除主要引起腹腔内脏小血管收缩外,有些也可引起冠状血管和脑血管的收缩。

3. 临床表现和代偿意义　此期患者主要表现为脸色苍白、四肢湿冷、尿量减少、脉搏细速、动脉血压可正常或略降低,但脉压减小、神志清楚。此期是休克的代偿期。微循环的变化一方面引起皮肤、腹腔内脏和肾脏等器官局部缺血、缺氧,另一方面却对整体具有代偿意义,主要表现如下。

(1) 血液重新分布(blood redistribution):由于不同器官的血管对儿茶酚胺反应不一,皮肤、腹腔内脏和肾的血管 α-受体密度高,对儿茶酚胺比较敏感,收缩明显,而脑动脉和冠状动脉血管无明显改变。这种不同的组织器官对儿茶酚胺反应的不均一性,在全身循环血量减少的条件下,使有限的血液重新分布,保证了重要生命器官心、脑的血液优先供应,具有非常重要的代偿意义。

(2) "自身输血(self blood transfusion)":静脉系统属容量血管,可容纳总血量的 60%～70%,肌性微静脉和小静脉收缩,肝脾储血库紧缩可迅速而短暂地减少血管床容积,增加回心血量,这种代偿起到"自身输血"的作用,使机体有效循环血量得以补充,进而提高心输出量,对维持血压有着积极的意义。

(3) "自身输液(self transfusion)":由于微动脉、后微动脉和毛细血管前括约肌比微静脉对儿茶酚胺更为敏感,导致毛细血管前阻力大于后阻力,毛细血管中流体静压下降,促使组织液回流进入血管,起到"自身输液"的作用,从而增加回心血量和循环血量。

(4) 维持动脉血压:交感-肾上腺髓质系统兴奋,增强心肌收缩力,全身小动脉收缩,增加外周血管阻力;再加上"自身输血"和"自身输液"的作用,回心血量增加,可减轻血压,尤其是平均动脉压下降的程度。

知识链接

动脉血压下降能否作为判断休克有无发生的指标?

休克的本质是微循环血流量减少。休克早期,儿茶酚胺入血增多:一方面,使皮肤、腹腔内脏等微小血管痉挛,大量真毛细血管网关闭,组织出现严重的缺血性缺氧;另一方面,通过外周阻力增高、回心血量增加、心输出量增加等代偿机制减轻血压下降幅度,故动脉血压可不降低或略降,但脉压缩小。因此,组织器官微循环障碍发生在血压明显下降之前,动脉血压下降不能作为判断休克有无发生的指标,而脉压缩小具有早期诊断意义。

值得注意的是,休克失代偿期时血压下降,且呈进行性降低,动脉血压可作为判断休克严重程度的重要观测指标之一。

休克早期是可逆的,应尽早去除休克病因,及时补充血容量,恢复有效循环血量,防止休克继续进展。如果在此阶段没有得到有效的救治,休克将进入休克失代偿期。

(二)休克失代偿期

1. 微循环变化的特点 休克失代偿期微循环变化的特点是淤血。此期微动脉、后微动脉和毛细血管前括约肌收缩性减弱甚至扩张,血液大量涌入真毛细血管网。微静脉虽也表现为扩张,但因血液流速显著减慢,红细胞和血小板聚集,白细胞滚动贴壁、嵌塞,血黏度增高,血液"泥化"淤滞,使微循环流出道阻力增加,毛细血管后阻力大于前阻力。因此,此期微循环灌流特点是多灌少流、灌大于流,毛细血管血液淤滞,组织出现严重的淤血性缺氧状态,故又称微循环淤血期(图7-3)。

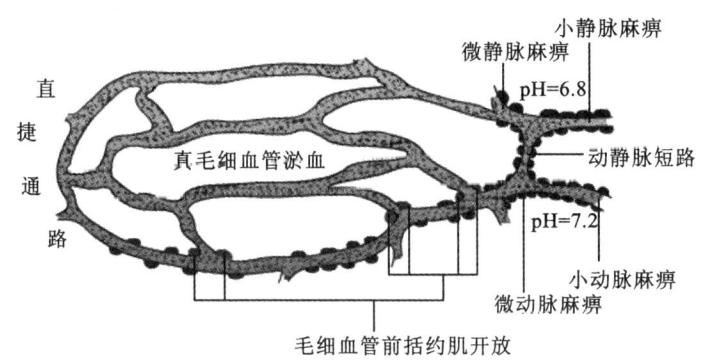

直捷通路
真毛细血管淤血
毛细血管前括约肌开放
小静脉麻痹
微静脉麻痹
pH=6.8
动静脉短路
pH=7.2
小动脉麻痹
微动脉麻痹

图 7-3 微循环淤血期血管的变化特点

2. 微循环淤血的机制

(1)酸中毒:持续缺血、缺氧引起组织氧分压下降及二氧化碳和乳酸堆积,血液中 H^+ 浓度升高,导致酸中毒,使血管平滑肌对儿茶酚胺的反应性降低。尽管此期交感神经持续兴奋,血浆儿茶酚胺浓度进一步增高,但微血管却由收缩转向舒张。

(2)局部舒血管代谢产物增多:持续缺血、缺氧、酸中毒可刺激肥大细胞释放组胺增多,激肽系统激活导致激肽类物质生成增多,ATP分解产物腺苷堆积,细胞分解使K^+大量释放,上述局部舒血管物质都可导致微血管舒张和毛细血管开放。

(3)内毒素的作用:休克失代偿期常有肠源性内毒素及细菌转移入血,可引起内毒素血症。内毒素可通过激活巨噬细胞,促进一氧化氮(NO)释放引起血管扩张,导致持续性低血压。

(4)血液流变学的改变:休克失代偿期血液流速缓慢,特别在微静脉中红细胞容易聚集;组胺、激肽等局部血管活性物质的作用使毛细血管通透性增加,血浆外渗,血液浓缩,红细胞、血小板聚集,血液黏度增高;微循环灌流压下降,导致白细胞滚动、贴壁、黏附于内皮细胞,嵌塞毛细血管或在微静脉附壁黏着,加重血液"泥化"和淤滞,使血流受阻,毛细血管后阻力增加。激活的白细胞还可通过释放氧自由基和溶酶体酶导致血管内皮细胞和其他组织细胞损伤,进一步加重微循环淤血及组织损伤。

知识链接 ------------------------------◆

为什么在休克治疗中必须同时纠正酸中毒?

休克时持续缺血、缺氧必然导致不同程度的代谢性酸中毒。这种现象不仅使血管平滑肌对儿茶酚胺的反应性降低,加重微循环障碍,血压不易回升而且还能通过下列途径加重对机体的损伤:①H^+干扰Ca^{2+}的运转,影响心肌兴奋-收缩耦联,可导致心肌收缩力下降,心输出量减少;②损伤血管内皮,促进DIC发生;③H^+可引起或加重高钾血症,从而加重休克时微循环紊乱和器官功能障碍。因此,休克治疗中必须同时纠正酸中毒。

3. 失代偿的后果和临床表现 休克失代偿期由于微血管反应性降低,不能参与重要生命器官血流的调整,导致整个心血管系统功能恶化,从而带来以下后果。

(1)回心血量急剧减少:休克失代偿期小动脉、微动脉扩张,外周阻力下降;真毛细血管网大量开放,血液淤滞在内脏器官毛细血管中;静脉血管扩张,增大血管床容积,使回心血量急剧减少,"自身输血"效果丧失,有效循环血量进一步下降。

(2)"自身输液"停止:休克失代偿期,由于毛细血管后阻力大于前阻力,血管内流体静压升高以及组胺、激肽等作用引起毛细血管通透性增高,组织液进入毛细血管的缓慢"自身输液"停止,反而有血浆渗出到组织间隙;由于酸性代谢产物、溶酶体酶水解产物增多使组织间隙胶原蛋白的亲水性增加,促进血浆外渗,致使血液浓缩,红细胞压积升高,红细胞聚集,微循环淤滞加重,形成恶性循环。

(3)心、脑血液灌流量减少:由于血液淤滞在肠、肝、肺等内脏器官毛细血管网中或外渗到组织间隙,回心血量及有效循环血量进一步减少,动脉血压进行性下降。当平均动脉血压小于6.67 kPa(50 mmHg)时,心、脑血管失去自身调节或血液重新分布中的优先保证,导致冠状动脉和脑血管血液灌流量严重减少。

其主要临床表现如下：①血压进行性下降,冠状动脉和脑血管灌流不足,出现心、脑功能障碍,患者心搏无力、心音低钝、神志淡漠,甚至昏迷;②回心血量减少,带来静脉充盈不良和中心静脉压下降;③心输出量显著减少,带来脉搏细速、血压进行性下降,毛细血管灌流量进一步减少,出现皮肤发凉加重、持续少尿甚至无尿;④微循环淤血,使还原型血红蛋白增多,发绀或出现花斑。

休克由代偿期进入失代偿期后,微循环由缺血转为淤血。但此时如果治疗正确、有力,休克仍然是可逆的,故又称可逆性失代偿期。但若持续时间较长,则进入休克难治期。

(三) 休克难治期

休克难治期又称为 DIC 期或不可逆性失代偿期。

1. 微循环变化的特点 此期微血管麻痹性扩张,毛细血管大量开放,微循环中可有微血栓形成,微循环血流停止,不灌不流,组织得不到氧和营养物质供应。故此期又称为微循环衰竭期。

2. DIC 的形成机制 ①由于休克晚期微循环淤滞更加严重,血液浓缩、血细胞聚集、血液黏滞度增高,使血液处于高凝状态,加上血流速度显著减慢,酸中毒越来越严重,可诱发 DIC;②严重缺氧、酸中毒或 LPS 等损伤血管内皮细胞表达、释放组织因子,内皮细胞损伤可暴露胶原激活 FⅫ,严重创伤、烧伤等引起休克时大量组织因子释放入血,可激活凝血系统,启动凝血过程;③肠道屏障功能降低,肠源性 LPS 等入血,使单核-吞噬细胞系统功能减退,促进 DIC 发生。

此时微循环大量微血栓形成阻塞微循环通路,使回心血量减少;随后由于凝血因子耗竭,继发纤溶系统活性亢进,可有明显出血,导致循环血量进一步减少;FDP 及其补体成分等,可增加血管壁通透性,加重微血管舒缩功能紊乱。

3. 临床表现 休克晚期的难治与血管反应性进行性下降、毛细血管无复流以及重要器官功能衰竭有关。

(1)血管反应性进行性下降:缺氧和酸中毒越来越严重,微血管平滑肌细胞内 ATP 减少、H^+增多等引起 ATP 敏感钾通道(K_{ATP})开放,细胞内 K^+外流增加,导致平滑肌细胞膜电位超极化。在去甲肾上腺素等升压药作用时,膜超极化抑制了电压依赖性钙通道,减少了细胞外 Ca^{2+}内流,使细胞内 Ca^{2+}升高不足,平滑肌的收缩反应下降。患者持续低血压且血压难以回升;脉速而弱,中心静脉压降低,静脉塌陷,出现循环衰竭。

(2)毛细血管无复流:休克在输血补液治疗后,虽血压回升,但微循环灌流量无明显改善,毛细血管中淤滞停止的血流仍不能恢复。白细胞黏着、嵌塞,毛细血管内皮细胞肿胀和并发 DIC 微血栓堵塞管腔等是毛细血管无复流和休克难治的重要原因。

(3)重要器官功能衰竭:由于微循环淤血不断加重和 DIC 的发生使器官栓塞梗死,全身微循环灌流严重不足,细胞损伤乃至坏死。肠道严重缺血、缺氧,屏障和免疫功能降低,肠道细菌和 LPS 入血,作用于单核-吞噬细胞系统,活化炎症细胞释放大量炎症介质如溶酶体酶、活性氧和细胞因子等,引起内皮细胞、实质脏器细胞的损伤,导致心、脑、肺、肾、肠等多器官功能障碍或衰竭。

休克不同时期微循环变化的机制如图 7-4 所示。

应该强调的是,由于导致休克的病因和始动环节不同,不同类型休克的发展并不完全

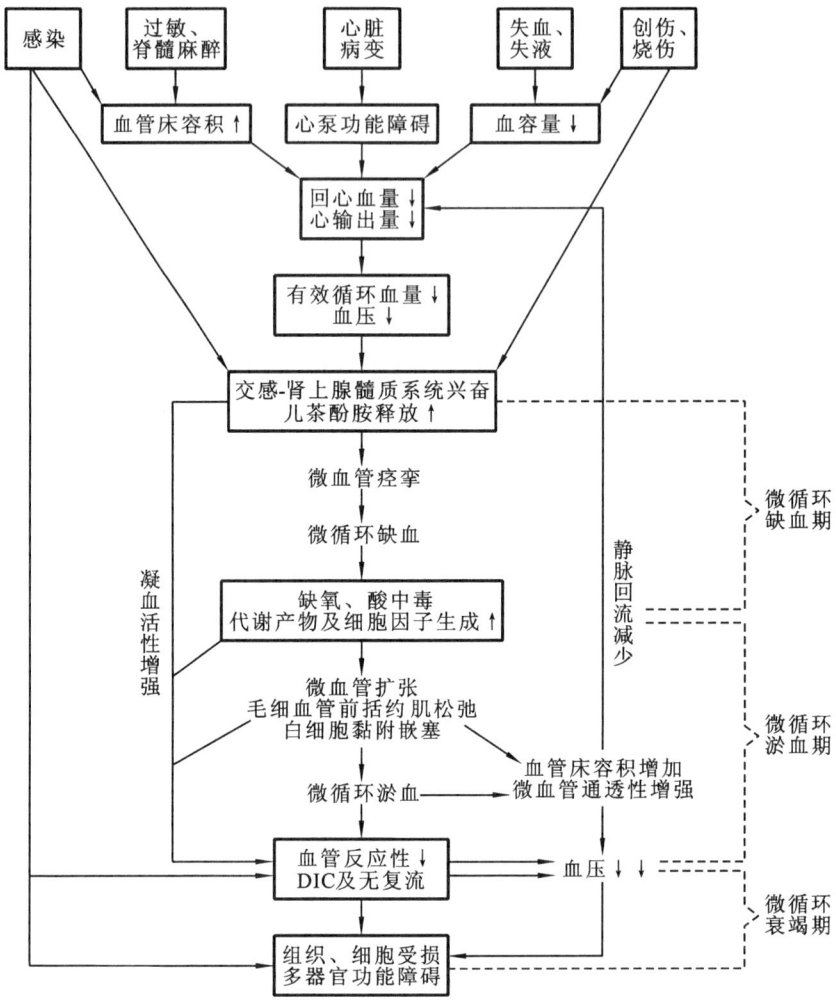

图7-4 休克不同时期微循环变化的机制

遵循这一发展规律。如:严重的过敏性休克,由于微血管大量开放和毛细血管通透性增高,多始于休克失代偿期;某些重症感染性休克和严重烧伤性休克的患者,可能一开始就出现微循环衰竭的表现。休克微循环变化的特点和发展过程分为三期,是人为划分的,这三期在临床发病时并没有严格的界限,临床上应该具体问题具体分析,及时、合理地抢救休克。

二、细胞变化及其发生机制

致休克因素作用于机体,可直接或间接作用于组织细胞,引起某些细胞的代谢和功能障碍,甚至形态、结构破坏。休克时因严重的微循环障碍,使组织低灌注和细胞缺氧而发生细胞损伤。感染性休克、创伤性休克时细胞损伤和功能障碍可以继发于微循环障碍,也可以是原发性损伤。相关研究发现:①休克时细胞膜电位的变化发生在血压降低之前;②细胞功能恢复可促进微循环恢复;③器官微循环灌流恢复后,器官功能并不一定能恢复;④促进细胞代谢的药物可取得抗休克疗效。

说明休克时的细胞损伤除可继发于微循环障碍外,也可由休克的原始动因直接损伤细胞所致,由此提出休克发生的细胞机制,认为细胞损伤是器官功能障碍的基础,使人们对休克的认识逐步深入到细胞和分子水平。

（一）细胞代谢障碍

休克时因微循环障碍,引起组织低灌注,细胞缺氧,糖酵解加强,乳酸生成增多,脂肪和蛋白质分解增加、合成减少,血中游离脂肪酸和酮体增多,肝脏摄取乳酸代谢能力降低及肾脏排酸减少加重酸中毒的形成。由于缺氧使 ATP 生成显著减少,细胞膜上的钠泵（Na^+-K^+-ATP 酶）运转失灵,因而细胞内 Na^+ 增多,而细胞外 K^+ 增多,导致细胞水肿和高钾血症,高钾血症又可加重酸中毒,二者形成互为因果的恶性循环。

（二）细胞损伤

细胞损伤是组织器官功能障碍的共同基础。①缺氧、ATP 减少、高钾血症、酸中毒、溶酶体酶释放、自由基引起膜的脂质过氧化、炎症介质等都会导致细胞膜的损伤,出现钠泵功能障碍,导致细胞水肿和高钾血症,细胞膜是休克时最早发生损伤的细胞部位;②线粒体肿胀,致密结构和线粒体嵴消失,钙盐沉积,线粒体结构破坏导致氧化磷酸化障碍,ATP 生成进一步减少,加重细胞损伤;③休克时缺血、缺氧和酸中毒等引起溶酶体肿胀、空泡形成并释放溶酶体酶,导致细胞自溶,消化基底膜,使细胞损伤。休克时细胞损伤最终可导致细胞死亡。细胞死亡有坏死（necrosis）与凋亡（apoptosis）两种形式,休克时细胞死亡的主要形式是坏死。但近年来的研究结果表明,休克过程中单核-吞噬细胞系统、血小板和血管内皮细胞活化后可产生细胞因子、分泌炎症介质、释放氧自由基,攻击血管内皮细胞、中性粒细胞、淋巴细胞和各脏器实质细胞,除发生变性、坏死外,也可发生凋亡。

第三节 休克时机体各主要器官的功能变化

休克时由于细胞直接受损和（或）血液灌注减少,可以出现主要器官的功能障碍甚至衰竭而死亡,如急性肾功能衰竭、急性呼吸衰竭是休克患者主要的死亡原因。现将机体主要器官系统功能障碍简述如下。

一、肾功能的变化

由于休克时血液重分布的特点,肾脏是最早受损害的器官之一。休克早期发生的急性肾功能衰竭,以肾灌流量不足、肾小球滤过减少为主要原因。及时恢复有效循环血量,肾血液灌流得以恢复,肾功能就立刻恢复,故称为功能性肾功能衰竭。如果休克持续时间延长,或不恰当地长时间大剂量应用缩血管药,持续性的肾脏缺血可引起急性肾小管坏死,此时即使通过治疗恢复了正常的肾血流量,也难以使肾功能在短期内恢复正常,只有在肾小管上皮修复再生后肾功能才能恢复,称为器质性肾功能衰竭。急性肾功能障碍在临床上表现为少尿、无尿,同时伴有高钾血症、代谢性酸中毒和氮质血症。

二、肺功能的变化

休克早期由于创伤、出血、感染等因素通过延髓血管运动中枢间接兴奋呼吸中枢,呼吸增强,甚至通气过度,可出现低碳酸血症甚至发生呼吸性碱中毒。休克进一步发展,交感-肾上腺髓质系统兴奋及其他缩血管物质的作用使肺血管阻力升高。严重休克患者晚期,常经复苏治疗在脉搏、血压和尿量都趋向平稳以后,仍可发生急性呼吸衰竭,即急性呼吸窘迫综合征(ARDS)。ARDS 肺部主要病理变化为急性肺泡-毛细血管膜损伤。膜损伤机制如下。①小血管内中性粒细胞黏附、聚集,内皮细胞受损,肺毛细血管内可形成微血栓。②活化的中性粒细胞释放氧自由基、弹力蛋白酶和胶原酶,进一步损伤内皮细胞,使毛细血管通透性增加,出现间质性肺水肿。当损伤进一步累及肺泡上皮,肺泡上皮的屏障功能降低,肺顺应性降低,引起肺泡型水肿。③Ⅱ型肺泡上皮板层小体数目减少,肺泡表面活性物质合成减少,出现肺泡微萎缩。④血浆蛋白透过毛细血管沉着在肺泡腔,形成透明膜。患者出现充血、水肿、出血、局限性肺不张、血栓形成及透明膜形成导致通气功能障碍、通气与血流比例失调和弥散障碍,临床表现为进行性呼吸困难和低氧血症,甚至因 ARDS 而导致死亡。

三、心功能的变化

休克患者除心源性休克伴有原发性心功能障碍外,其他类型的休克(非心源性休克)心脏没有原发病变,休克早期,由于机体的代偿,能够维持冠状动脉血液灌注量,心功能一般不会受到明显影响。但随着休克的发展,在休克失代偿期和休克难治期可出现心功能下降,心输出量减少,重者发生心力衰竭。休克持续时间越久,心功能障碍也越严重。

非心源性休克时发生心功能障碍的主要机制如下:①休克时血压降低及心率加快所引起的心室舒张期缩短,可使冠状动脉血流量减少,心肌供血不足,而交感-肾上腺髓质系统兴奋引起心率加快和心肌收缩加强,使心肌耗氧量增加,也加重了心肌缺氧;②危重患者多伴有水、电解质代谢与酸碱平衡紊乱,如低血钙、低血镁、高血钾和酸中毒等,影响心率和心肌收缩力;③心肌抑制因子(myocardial depressant factor,MDF)使心肌收缩性减弱,MDF主要由缺血的胰腺产生,除引起心肌收缩力下降外,还可引起肠系膜上动脉等内脏阻力血管收缩,进一步减少胰腺血流量,胰腺灌流减少又促进 MDF 形成;MDF 还抑制单核-吞噬细胞系统功能,对已经产生的 MDF 清除减少,导致体内 MDF 不断形成和积聚;④心肌内DIC 影响心肌的血流,发生局灶性坏死和心内膜下出血损伤心肌;⑤细菌毒素,特别是革兰氏阴性细菌的内毒素,通过其内源性介质,抑制心肌收缩力。

四、脑功能的变化

休克早期,由于血液重分布和脑循环的自身调节,可保证脑的血液供应,因而患者神志清醒。除了因应激引起烦躁不安外,没有明显的脑功能障碍表现。随着休克的发展,休克晚期血压进行性下降,当平均动脉压低于 6.67 kPa(50 mmHg)时,可引起脑的血液供应不足,再加上出现 DIC,加重脑循环障碍,脑组织严重缺血、缺氧,能量耗竭,乳酸等有害代谢产物堆积,细胞内、外离子转运紊乱,导致一系列神经功能障碍,患者神志淡漠,甚至昏迷。缺血还可使脑血管壁通透性增高,引起脑水肿和颅内压升高,严重者可形成脑疝压迫生命中枢,导致患者死亡。

五、胃肠道功能的变化

休克患者胃肠道的变化主要有胃黏膜损害、肠缺血和应激性溃疡,其临床表现为腹痛、消化不良、呕血和黑便等。

休克早期就可出现腹腔内脏血管收缩,胃肠道血流量减少。胃肠道持续缺血、缺氧和DIC的形成,消化液反流引起自身消化及缺血-再灌注损伤导致肠黏膜变性、坏死,黏膜糜烂,形成应激性溃疡。应激性溃疡多发生在胃近端,病变早期只有黏膜表层损伤,如损伤穿透到黏膜下层甚至破坏血管,可引起溃疡出血。

六、肝功能的变化

休克时常有肝功能障碍,主要表现为黄疸和肝功能不全,肝性脑病的发生率不高。休克时肝脏易受损与肝脏的解剖部位和组织学特征有关:由肠道移位、吸收入血的细菌、毒素首先作用于肝脏。肝脏的巨噬细胞,即 Kupffer 细胞,占全身巨噬细胞的 $80\%\sim90\%$,它们与肝细胞直接接触。受到来自肠道的 LPS 的作用,Kupffer 细胞比其他部位的巨噬细胞更容易活化。Kupffer 细胞活化,既可分泌 IL-8、表达 TF 等引起中性粒细胞黏附和微血栓形成,导致微循环障碍,又可释放氧自由基等,直接损伤紧邻的肝细胞。

由于肝功能的代偿能力较强,有时虽有肝的形态改变,生化指标仍可正常,肝功能障碍不容易被临床常规检验发现。

休克时上述各器官系统的功能障碍在临床上可单独或同时发生。发病过程中多个系统器官功能变化相互联系和相互作用。例如肺功能障碍时,由于肺血管阻力增加,右心负荷增大,常引起右心衰竭,心输出量降低、动脉血氧分压急剧降低、酸碱平衡紊乱、全身组织细胞发生缺氧和酸中毒,导致多系统器官功能障碍。若肝功能受损,肝脏的清除、吞噬及解毒功能降低,来自肠道的细菌、毒素等可大量滞留在肺内,导致 ARDS 的发生。肺的清除功能受损,细菌、毒素还可经体循环到达全身,造成其他器官系统的功能障碍。

第四节 休克的防治原则

休克的防治应在去除病因的前提下采取综合措施,以支持生命器官的血液灌流和防止细胞损伤,最大限度地保护各器官系统功能,切断它们之间可能存在的恶性循环。

一、病因学防治

积极防治引起休克的原发病,止血,镇痛,及时清创,控制感染病灶,正确、及时使用抗生素,防止和治疗败血症。

二、发病学治疗

（一）补充血容量

各种类型休克的共同特征是有效循环血量绝对或相对不足,最终导致组织灌流量减少。除心源性休克外,补充血容量是提高心输出量和改善组织灌流的基本措施。

临床上输液原则是"需多少,补多少"。应强调及时和尽早输液,并且充分扩容。扩容时必须正确估计补液的总量,量需而入。动态观察静脉充盈程度、尿量、血压和脉搏等,可作为监控输液量多少的参考指标。有条件时应动态监测肺动脉楔入压和中心静脉压,指导输液。

(二)纠正酸中毒

休克时缺血、缺氧必然导致代谢性酸中毒,酸中毒不仅能加重微循环障碍,还可导致高钾血症,且可促进 DIC 形成,使心肌收缩力降低。因此必须及时纠正酸中毒。

(三)合理应用血管活性药

血管活性药包括缩血管药和扩血管药,选用血管活性药的目的是提高微循环血液灌流量。一般来说,休克早期宜选择舒张微血管药物,以缓解微血管因过度代偿而出现强烈收缩。但扩血管药可使血压出现一过性降低,必须在充分扩容的基础上使用。休克后期可选用缩血管药,特别对肌性小静脉或微静脉选择性收缩,以防止容量血管过度扩张。对于特殊类型的休克,如过敏性休克和神经源性休克,使用缩血管药显然是最佳选择。此外,血管活性药必须在纠正酸中毒的基础上使用。

(四)防治细胞损伤

对细胞功能的保护应予以足够重视。休克时细胞损伤有的是原发的,有的则是继发于微循环障碍的。改善微循环是防止细胞损伤的措施之一,同时针对能量缺乏的情况,适当补充能量合剂,保护细胞免受缺血引起的损伤。

临床应用糖皮质激素可用于感染性休克和其他较严重的休克。其作用主要有:保护细胞内溶酶体,防止溶酶体破裂;提高线粒体功能和防止白细胞凝集;促进糖异生,使乳酸转化为葡萄糖,减轻酸中毒。一般主张大剂量应用,静脉滴注,一次滴完。为了防止多用糖皮质激素后可能产生的副作用,一般只用 1~2 次。

(五)防治器官功能障碍与衰竭

休克时,如果出现器官功能障碍或衰竭,应尽早采取针对性措施,改善器官功能。

能力检测

1. 何谓休克? 各型休克发生的始动环节是什么?
2. 以失血性休克为例,简述休克各期微循环变化的主要特点。
3. 为什么说休克代偿期的微循环变化具有代偿意义?
4. 简述休克失代偿期微循环淤血的机制。

(康艳平)

第八章
糖 尿 病

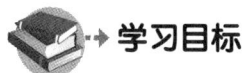 **学习目标**

掌握:糖尿病的概念、病因和发病机制。

熟悉:糖尿病的分类,机体的功能代谢变化及其发生机制。

了解:糖尿病防治的病理生理学基础,糖尿病的实验室检查。

病例引导

患者,女,55岁,多饮、多食、多尿、消瘦10余年,四肢末端麻木1个月。10年前无明显诱因出现烦渴、多食、多饮,伴尿量增多,体重明显下降。近1个月来出现双下肢麻木,伴有针刺样疼痛。大便正常,睡眠差。查体:体温36 ℃,脉搏73 次/分,呼吸18次/分,血压150/100 mmHg。双下肢凹性水肿。感觉减退,膝腱反射消失。化验:尿蛋白(十),尿糖(十十十),白细胞0～3/HP,血糖13.5 mmol/L,血尿素氮7.0 mmol/L。

问:1. 分析糖尿病患者四肢麻木的可能机制是什么?

2. 该患者出现"三多一少"的主要机制是什么?

病例引导

患者,男,17岁,多饮、多尿、乏力1个月余,伴恶心、呕吐4天。查体:体温36 ℃,脉搏80 次/分,呼吸25 次/分,血压120/80 mmHg。嗜睡,呼吸伴有烂苹果味。皮肤感觉减退。化验:血糖12.0 mmol/L,血尿素氮7.0 mmol/L,尿糖(十十十)。

问:1. 该患者嗜睡的可能机制是什么?

2. 该患者呼吸伴有烂苹果味的原因是什么?

糖尿病(diabetes mellitus,DM)是一组由遗传和环境因素相互作用而引起的以血糖升高为特征的临床综合征。引起血糖升高的原因是胰岛素分泌缺陷和(或)靶细胞对胰岛素的敏感性降低,引起糖、蛋白质和脂肪等一系列代谢紊乱。血糖明显升高时可出现多尿、多饮、多食和体重减轻即所谓"三多一少"表现,有时伴发视物模糊。糖尿病可危及生命的急性并发症为酮症酸中毒及非酮症性高渗综合征。糖尿病患者长期血糖升高可致器官组织损害,引起脏器功能障碍甚至功能衰竭。在这些慢性并发症中,视网膜病变可导致视力丧失;肾脏病变可导致肾衰竭;周围神经病变可导致下肢溃疡、坏疽、截肢和关节发生病变;自主神经病变可引起胃肠道、泌尿生殖系及心血管等症状与性功能障碍;周围血管及心脑血管并发症明显增加,并常合并有高血压、脂代谢异常。若不进行积极防治,糖尿病患者的生活质量会降低,寿命缩短,病死率增高。

随着生活方式的改变和老龄化进程的加速,我国糖尿病的患病率正在呈快速上升趋势,成为继心脑血管疾病、肿瘤之后的另一个严重危害人民健康的重要慢性非传染性疾病。值得注意的是,我国糖尿病患者的检出率、知晓率和控制率均较低,科学防治知识尚未普及,疾病的管理水平与卫生服务需求尚存在较大差距。为此,中华医学会糖尿病学分会组织专家编写《中国糖尿病防治指南》,简称《指南》。《指南》采用世界卫生组织(WHO)专家委员会 1999 年修订的国际诊断标准和分型,正常空腹血糖(EPG)水平为 $80\sim120$ mg/dL($4.4\sim6$ mmol/L),其中糖尿病的诊断标准为空腹血糖不低于 126 mg/dL(7.0 mmol/L)。空腹血糖不低于 110 mg/dL($\geqslant6.1$ mmol/L)时称为高血糖,而低于 80 mg/dL(4.4 mmol/L)称为低血糖。从预防疾病的角度出发,强调加大社会宣传力度,重点关注糖尿病高危人群的筛查,早期发现和监护;在治疗方面,制定和完善糖尿病的三级管理,特别是运用健康教育和个体化指导的方式,使患者掌握防治知识和技能,进行自我管理。

第一节　糖尿病的分类

按照世界卫生组织(WHO)及国际糖尿病联盟(IDF)专家组的建议,糖尿病可分为 1 型糖尿病、2 型糖尿病、妊娠期糖尿病及其他特殊类型糖尿病四类。

一、1 型糖尿病

1 型糖尿病患病率远低于 2 型糖尿病。由于儿童 1 型糖尿病的发病症状一般较为明显,不易漏诊,故多数学者主张用发病率来描述 1 型糖尿病的流行病学特点。根据现有资料分析,世界不同地区 1 型糖尿病的发病情况差异很大,以北欧国家最高,而东南亚国家则相对较低。近年来,世界各地 1 型糖尿病发病率有逐年增高的趋势,但增高速度远不及 2 型糖尿病。欧洲国家 1 型糖尿病发病率有自南向北逐渐升高的趋势。1 型糖尿病发病率与季节和病毒性疾病流行相一致,这提示 1 型糖尿病的发病可能于病毒感染有关。中国是世界上 1 型糖尿病发病率最低的国家之一,但由于中国人口基数大,故 1 型糖尿病患者的绝对例数并不少。据国内估计,目前我国 1 型糖尿病患者总数在 200 万~300 万。表 8-1 显示 20 世纪 90 年代一些国家 1 型糖尿病的发病状况。

表 8-1 20 世纪 90 年代一些国家 1 型糖尿病发病率(1/10 万)

人群	芬兰	美国	日本	中国
发病率	35.5	15.8	1.5	0.7

二、2 型糖尿病

2 型糖尿病起病时症状不明显,很难在初发时确诊,但其患病率较高。一般用患病率对 2 型糖尿病的流行病学特点进行研究。近年来,世界各国 2 型糖尿病的患病率均有急剧增加的趋势,2 型糖尿病患者激增是造成全世界糖尿病患者总数剧增的主要原因。据 20 世纪 80 年代以来 WHO 报告的结果,世界各国 2 型糖尿病患病率的变化有以下共同特点。①患病率急剧增加,近五十年内 2 型糖尿病急剧增加的趋势仍难以缓解。WHO 预测的结果如下:1994 年糖尿病患者人数为 1.20 亿,1997 年为 1.35 亿,2000 年为 1.75 亿,2010 年为 2.39 亿,2025 年将突破 3 亿。目前,世界糖尿病患者人数最多的前 3 位国家为印度、中国、美国。②2 型糖尿病是糖尿病患者群的主体,占糖尿病患者的 90% 左右,我国 2 型糖尿病所占比例也是如此。③发病年龄年轻化。不少国家儿童 2 型糖尿病已占糖尿病儿童的 50%~80%,儿童 2 型糖尿病问题应引起人们的极大关注。④存在大量血糖升高但未达到糖尿病诊断标准者,这些人群空腹血糖、餐后 2 h 血糖或服糖后 2 h 血糖介于正常血糖与糖尿病诊断标准之间。目前,学者们倾向于把这类人称为糖调节受损(impaired glucose regulation,IGR)者。糖调节受损者是糖尿病患者的后备军,预示着糖尿病暴发性流行的趋势还在继续发展。⑤各地发病状况差异巨大。世界各国 2 型糖尿病的患病率有很大差异,从不足 0.1% 直至 40%。患病率最高的地区是太平洋岛国瑙鲁(Nauru)和美国皮玛(Pima)印第安人。发病率增加最快的是由穷到富急剧变化着的发展中国家。

三、妊娠期糖尿病

妊娠期糖尿病是指妊娠期间发生或者发现的糖尿病。妊娠是糖尿病的高发期,妊娠期糖尿病的发病率远远超过人们的估计,且对母子平安构成威胁,故虽然妊娠期糖尿病的转归一般较好,还是应该对此类状况予以重视。

四、其他特殊类型糖尿病

其他特殊类型糖尿病是指既非 1 型亦非 2 型糖尿病,又与妊娠无关的糖尿病,包括胰腺疾病或内分泌疾病引起的糖尿病、药物引起的糖尿病及遗传疾病伴有的糖尿病等。其他特殊类型糖尿病虽然病因复杂,但占糖尿病患者的总数不到 1%。其中,某些类型的糖尿病是可以随着原发疾病的治愈而缓解的。

第二节 糖尿病的病因、发病机制与自然病程

一、糖尿病的病因

不同类型糖尿病的病因也不相同。概括而言,引起各类糖尿病的病因可归纳为遗传因

素及环境因素两大类。不同类型糖尿病中此两类因素在性质及程度上明显不同。如:单基因突变糖尿病中,以遗传因素为主;而在化学毒物所致糖尿病中,环境因素是主要发病原因。最常见的1型糖尿病及2型糖尿病则是遗传因素与环境因素相互作用的结果。

二、糖尿病的发病机制

糖尿病的发病机制可归纳为不同病因导致胰岛β细胞分泌胰岛素缺陷和(或)周围组织胰岛素作用不足。胰岛素分泌缺陷可由于胰岛β细胞组织内兴奋胰岛素分泌及合成的信号在传递过程中的功能缺陷所致,亦可由于自身免疫、感染、化学毒物等因素导致胰岛β细胞破坏或数量减少引起。胰岛素作用不足可由周围组织中复杂的胰岛素作用信号传递通道中的任何缺陷引起。胰岛素分泌及作用不足的后果是糖、脂肪及蛋白质等物质代谢紊乱。依赖胰岛素的周围组织(如肌肉、肝及脂肪组织等)的糖利用障碍及肝糖原异生增加导致血糖升高、脂肪组织的脂肪酸氧化分解增加、肝酮体形成增加及合成甘油三酯增加;肌肉蛋白质分解速率超过合成速率以致负氮平衡。这些代谢紊乱是糖尿病及其并发症发生的病理生理学基础。

三、糖尿病的自然病程

糖尿病的自然病程因类型而异。起病可急可缓,进展快慢不一,但一般可分为血糖调节正常(NGR)、血糖调节受损(IGR)和糖尿病三个阶段。

(一)血糖调节受损

此阶段指个体由血糖调节正常发展为血糖调节受损(IGR),血糖升高但尚未达到或超过诊断分割点的时期,表现为空腹血糖受损(IFG)或糖耐量受损(IGT)(图8-1)。就1型和2型糖尿病而言,此阶段的患者存在导致糖尿病的遗传缺陷,而使患者具有糖尿病的遗传易感性,致使2型糖尿病患者早期即有胰岛素分泌和胰岛素的作用缺陷,1型糖尿病患者早期即有自身免疫性异常。

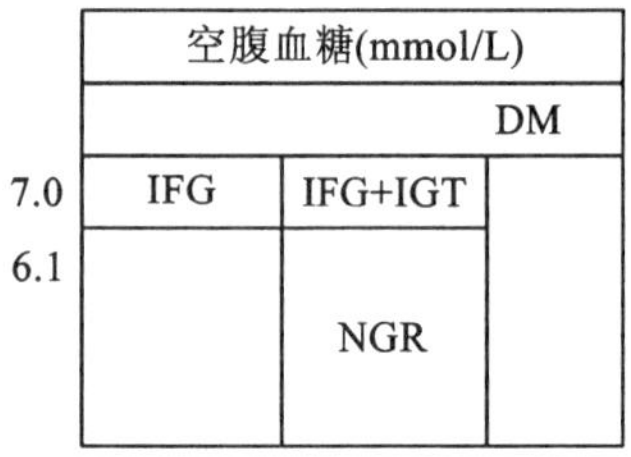

图8-1 糖调节受损

目前已有的分子生物学、免疫学、生物化学等检测手段已能够初步在群体中检出一些具有与糖尿病相关的遗传和环境因素的高危人群。在此阶段采用干预措施(一级预防)可防止高危者发病,亦可防止已进入血糖调节受损阶段者进一步发展成为糖尿病患者。

(二)糖尿病

1. 糖尿病尚无并发症 处于此阶段的患者血糖水平已超过糖尿病诊断的分割点,但尚未出现并发症,此时充分进行代谢控制,将血糖控制在正常水平就有可能预防并发症的发生(二级预防)。

2. 糖尿病伴并发症 此阶段的患者已有一种或数种并发症,但尚无明显器官功能障碍。这时应积极治疗并发症,尽可能改善患者的生存质量,减少致残、致死率(三级预防)。

3. 糖尿病致残和致死 这是糖尿病患者的终末阶段。

第三节 机体的功能代谢变化及其发生机制

一、对代谢的影响

主要以代谢综合征的形式对机体产生不利影响,代谢综合征(metabolic syndrome,MS)是指在个体中多种代谢异常情况集结存在的现象,这些异常包括糖尿病或血糖调节受损、高血压、血脂紊乱(高甘油三酯(TG)血症和(或)低高密度脂蛋白胆固醇(HDL-C)血症)、全身或腹部肥胖、高胰岛素血症伴胰岛素抵抗、微量白蛋白尿、高尿酸血症及高纤溶酶原激活抑制物(PAI-1)等。这些代谢异常大多为动脉硬化性心、脑及周围血管病(简称心血管疾病)的危险因素,故代谢综合征患者是心血管疾病的高危人群。必须注意的是,心血管疾病的危险因素并不仅是这些代谢异常,还有吸烟等其他行为危险因素。目前认为组织(如肌肉、肝、脂肪等)对胰岛素不敏感,即发生胰岛素抵抗是代谢综合征中各种代谢异常集结出现的中心环节及共同的发病机制,但是各种代谢异常尚有其特有的病因及发病机制。代谢综合征在糖耐量受损阶段已经存在。

中华医学会糖尿病学分会(CDS)建议代谢综合征的诊断标准为具备以下 4 项组成成分中的 3 项或全部者。

1. 超重和(或)肥胖 BMI≥25.0。

2. 高血糖 FPG≥6.1 mmol/L(110 mg/dL)和(或)2HPG≥7.8 mmol/L(140 mg/dL),和(或)已确认为糖尿病并治疗者。

3. 高血压 SBP/DBP≥140/90 mmHg,和(或)已确认为高血压并治疗者。

4. 血脂紊乱 空腹血 TG≥17 mmol/L(150 mg/dL),和(或)空腹血 HDL-C 男性低于0.9 mmol/L(35 mg/dL),女性低于 1.0 mmol/L(39 mg/dL)。

二、对心血管系统的影响

心血管疾病是糖尿病患者致残或致死的主要原因。因冠心病而死亡的糖尿病患者约占糖尿病死亡人数的 50%。糖尿病患者的心血管疾病年发病率比非糖尿病患者群的高2~3 倍。2 型糖尿病是冠心病的危险因素。糖尿病患者血管内皮细胞功能及结构损伤和动脉粥样硬化是糖尿病患者死亡的重要原因。另外,糖尿病心肌病和左室舒张功能障碍,易发生充血性心力衰竭和心律失常也是糖尿病患者死亡的原因之一。胰岛素抵抗是培植心血管疾病的沃土。

糖尿病脑血管病以脑动脉粥样硬化所致缺血性脑病最为常见,如短暂性脑缺血发作(transient ischemic attack,TIA)、腔隙性脑梗死、多发性脑梗死、脑血栓形成等。糖尿病血管病中的脑血栓形成多发生于大脑中动脉,而腔隙性脑梗死则多见于脑内深穿支的供血区,如壳核、内囊、丘脑及脑桥基底等。由于糖尿病高血压发生率甚高(20%~60%),亦可发生出血性脑病。

三、对神经系统的影响

糖尿病患者对神经系统影响最大的是视神经病变,而眼的各部位均可出现病变,如角膜异常、虹膜新生血管等,糖尿病患者青光眼和白内障的患病率高于非糖尿病患者。糖尿病视网膜病变是糖尿病患者失明的主要原因,各型糖尿病的视网膜病变患病率随患病时间和年龄的增长而上升。99%的1型糖尿病和60%的2型糖尿病患者,病程在20年以上者,几乎都有不同程度的视网膜病变。10岁以下患糖尿病的儿童则很少发生视网膜病变,青春期后糖尿病视网膜病变的危险性上升。糖尿病骨关节病的发生率为0.1%~0.4%,主要是神经病变所致,感染可加重其损伤,它的发生率虽然不高,但可致关节脱位、畸形,严重影响关节功能。糖尿病足是糖尿病下肢血管病变、神经病变和感染共同作用的结果,严重者可致足部疼痛、足部深溃疡,肢端坏疽等病变,统称为糖尿病足。美国1989—1992年每年因糖尿病所致的截肢平均为1605例,足溃疡是截肢的主要因素。成年人中40%的下肢截肢为糖尿病所致。英国的一项研究对469例既往无足溃疡的糖尿病患者随访4年发现10.2%的患者发生足溃疡。

四、对其他器官、系统的影响

糖尿病能造成多种组织器官损伤,对生命健康具有非常严重的危害,主要表现在以下几个方面。

(一)急性并发症

1. 糖尿病酮症酸中毒　当糖尿病患者体内有效胰岛素严重缺乏时,由于碳水化合物、蛋白质及脂肪代谢紊乱致使体内有机酸和酮体聚积的急性代谢性并发症。本症是糖尿病最常见的急性并发症,常见于1型糖尿病,多发生于代谢控制不良伴感染、严重应激、胰岛素治疗中断及饮食失调等情况。2型糖尿病如果代谢控制差伴有严重应激时亦可发生本症。延误诊断或治疗可致死亡。幼龄或高龄、昏迷或低血压的患者死亡率更高。各种诱因使糖尿病加重时,由于严重的胰岛素缺乏,与胰岛素作用相反的激素如胰高血糖素、儿茶酚胺、生长激素、肾上腺皮质激素对代谢的影响就更显著。使脂肪分解加速,脂肪酸在肝脏内经 β 氧化产生的酮体大量增加。由于糖原异生加强,三羧酸循环停滞,血糖升高,酮体聚积。当酮体生成大于组织利用和肾脏排泄时,可以使血酮体浓度达50~300 mg/dL(正常值为1.0 mg/dL)。正常人每日尿酮体总量为100 mg,糖尿病患者约为1 g/d,酮症酸中毒时最多可排出40 g/d。当合并肾功能障碍时,酮体不能由尿排出,故导致酮症酸中毒。

2. 糖尿病非酮症性高渗综合征　本综合征多见于老年患者。由于严重高血糖及水、电解质平衡紊乱而致昏迷、休克和多器官功能衰竭。此症病死率极高。

3. 乳酸酸中毒　糖尿病合并乳酸酸中毒的发生率并不高,但病死率很高。大多发生在伴有肝肾功能不全或伴有慢性心肺功能不全等缺氧性疾病患者,尤其是同时服用苯乙双胍患者,主要由于体内无氧酵解的糖代谢产物乳酸的大量堆积导致高乳酸血症,进一步出现体液 pH 值降低,导致乳酸酸中毒。

(二)慢性并发症

1. 糖尿病肾病　20%~30%的1型或2型糖尿病患者会发生糖尿病肾病。其中一部分进展为终末期肾病。若未进行特别干预,有持续性微量白蛋白尿的 1 型糖尿病患者中约 80％的人在 10～15 年内发展为临床肾病,此时可出现高血压。2 型糖尿病患者确诊后,多数患者出现微量蛋白尿,甚至显性肾病,1 型或 2 型糖尿病患者出现微量蛋白尿不仅说明肾功能受损,同时也增加了心血管疾病的患病率和死亡率。

2. 低血糖症　糖尿病肥胖者常伴有餐后高胰岛素血症,因此可出现餐后晚期低血糖症状,但程度较轻。最常见且更为严重的低血糖与糖尿病药物治疗过量有关。其中以胰岛素及磺脲类口服降糖药最多见。老年人及儿童的严重低血糖症危害较大。

3. 勃起功能障碍　十分常见,约半数的 2 型糖尿病患者会出现勃起功能障碍,主要为糖尿病自主神经病变所致。

4. 急、慢性感染　糖尿病患者机体对细菌的抗感染能力下降,口腔颌面部组织及口腔内的牙龈和牙周组织易发生感染,可引起齿槽溢脓、牙槽骨吸收、牙齿松动。发生在颌面部软组织的感染,起病急,炎症扩展迅速,治疗不及时可引起死亡。糖尿病患者细胞免疫及体液免疫功能降低常易伴发尿路、胆道感染、皮肤的真菌或细菌感染,以及肺炎和肺结核等。

第四节　糖尿病的实验室检查

一、血糖测定

糖尿病的诊断由血糖水平决定。中华医学会糖尿病学分会建议在我国人群中采用 WHO(1999)诊断标准:糖尿病症状＋任意时间血浆葡萄糖水平不低于 11.1 mmol/L (200 mg/dL)或空腹血浆葡萄糖(FPG)水平不低于 7.0 mmol/L(126 mg/dL)或 OGTT 试验中 2 h PG 水平不低于 11.1 mmol/L(200 ng/dL)。

糖尿病诊断是依据空腹、任意时间或 OGTT 中 2 h 血糖值。空腹是指 8～14 h 内无任何热量摄入;任意时间指 1 天内任何时间,与上次进餐时间及食物摄入量无关;OGTT 是指以 75 g 无水葡萄糖为负荷量,溶于水内口服(水与葡萄糖的比例为 10:825)。用葡萄糖氧化酶法测定。推荐测定静脉血浆葡萄糖值。如用毛细血管和(或)全血测定葡萄糖值,其诊断分割点有所变动(表 8-2)。

表 8-2　糖尿病及 IGT/IFG 的血糖诊断标准

项　　目	血糖浓度[mmol/L(mg/dL)]		
	全　血		血浆静脉
	静　脉	毛细血管	
糖尿病			
空腹	≥6.1(110)	≥6.1(110)	≥7.0(126)
或负荷后 2 h	≥10.0(180)	≥11.1(200)	≥11.1(200)
或两者			

续表

项　　目	血糖浓度[mmol/L(mg/dL)]		
	全　血		血浆静脉
	静　脉	毛细血管	
糖耐量受损(IGT)			
空腹(如行检测)	<6.1(110)	<6.1(110)	<7.0(126)
负荷后 2 h	≥6.7(120)	≥7.8(140)	≥7.8(140)
	<10.1(180)	<11.1(200)	<11.1(200)
空腹血糖受损(IFG)			
空腹	≥5.6(100)	≥5.6(100)	≥6.1(110)
	<6.1(110)	<6.1(110)	<7.0(126)
负荷后 2 h(如行检测)	<6.7(120)	<7.8(140)	<7.8(140)
正常			
空腹	<5.6(100)	<5.6(100)	<6.1(110)
负荷后 2 h	<6.7(120)	<7.8(140)	<7.8(140)

二、尿糖测定

正常人尿中糖极其微量,尿糖定性为(一),24h 尿中排出的葡萄糖少于 0.5 g。当血糖水平超过 9.92 mmol/L(180 mg/dL)时,肾小管不能完全把滤过的葡萄糖回吸收,因而可在尿中测出糖。尿中可测出糖的最低血糖浓度(9.92 mmol/L)称为肾糖阈。尿糖测定是一个很简便的过筛指标,但不能作为糖尿病的诊断依据。因为随着肾小球和肾小管情况的不同,肾糖阈会有变化。例如,在肾小球滤过率降低的情况下,肾糖阈可升高,某些糖尿病肾病、肾小球硬化的患者,血糖为 11.02~16.53 mmol/L(200~300 mg/dL)时尿糖还为阴性;另外影响肾小管回吸收的疾病,例如,长期肾盂肾炎、先天性肾小管疾病、损坏的肾小管均使肾糖阈降低。血糖仅为 5.51 mmol/L(100 mg/dL)时,就可出现尿糖。妊娠时肾糖阈也降低,虽然血糖正常,尿糖可呈阳性。所以,一般情况下糖尿病患者血糖越高,尿糖也越多,可以从尿糖反映一定时间内葡萄糖从尿中流失的情况,但评价尿糖时一定要考虑肾糖阈的因素。尿糖测定主要用于筛查疾病和疗效观察而不作为诊断指标。

三、胰岛素测定

胰岛素测定是诊断糖尿病和区分糖尿病类的最可靠方法,也是反映胰岛素细胞储存和分泌功能的重要指标。对临床已初步诊断的患者,只有通过胰岛素测定才能进一步明确诊断,以指导临床治疗和用药。在做口服葡萄糖耐量试验(OGTT)时,可同时抽 5 次静脉血测定血浆胰岛素水平。血浆胰岛素测定有空腹胰岛素水平测定和胰岛素释放试验两种。

正常人用放射免疫测定法测定其空腹胰岛素水平为 5～25 mu/L,口服 75 g 葡萄糖或进食二两馒头餐后,胰岛素各时项变化与 OGTT 中血糖变化相一致,高峰值出现在 30～60 min,胰岛素浓度比其空腹值增加 8～10 倍。糖尿病时,无论空腹胰岛素水平,还是胰岛素释放试验分泌曲线均较正常人有明显不同,一是胰岛素分泌减少,空腹胰岛素水平降低;二是胰岛素分泌迟缓,高峰后移。其中 IDDM 型(Ⅰ 型、胰岛素依赖型)糖尿病现与 NIDDM 型(Ⅱ 型、非胰岛素依赖型)糖尿病,在胰岛素分泌曲线和空腹胰岛素水平上也有明显的不同,而各自具有不同的特点。

IDDM 型糖尿病患者空腹血浆胰岛素水平明显低于正常,其基值一般在 5 mu/L 以下,服糖刺激后其胰岛素释放也不能随血糖升高而上升。常呈无高峰的低水平曲线,有些患者甚至不能测得。NIDDM 型糖尿病患者空腹胰岛素水平可正常,或稍低于正常,但往往主高峰出现的时间延迟,如在服糖后 2 h 或 3 h 出现,呈分泌延迟高峰后移。其中尤其是肥胖的糖尿病患者,血浆胰岛素释放曲线明显高于正常,但低于同体重的非糖尿病患者的释放曲线。IDDM 型糖尿病患者,其 β 细胞多表现为功能低下,属于胰岛素分泌绝对不足,所以必须用胰岛素治疗;NIDDM 型糖尿病患者,其胰岛素分泌属于相对不足而非绝对缺乏,所以,一般用饮食疗法和口服降糖药即能控制病情。

四、血浆 C 肽测定

用胰岛素治疗的糖尿病患者要了解胰岛 β 细胞的功能时应做血浆 C 肽测定。因为用放免法测定血浆胰岛素不能区分内源性胰岛素和外源性胰岛素。对于用胰岛素治疗的患者,若测其血浆胰岛素水平,应包括内源性胰岛素和外源性胰岛素,因而不能反映内源性胰岛素的真实水平。胰岛的 β 细胞内最初产生的胰岛素称为前胰岛素,前胰岛素由 C 肽和胰岛素连接而成,故前胰岛素的相对分子质量比胰岛素大,生物活性弱。胰岛素和 C 肽的结合是等相对分子质量的。前胰岛素经羧肽酶的催化,就产生了等分子比的胰岛素和 C 肽,因此 C 肽的水平也可反映胰岛素的分泌量。C 肽和抗胰岛素抗体不发生反应;C 肽抗体和胰岛素也不发生交叉反应,故 C 肽测定对糖尿病的诊断,尤其是对已用胰岛素治疗的患者有一定价值。参考值为 0.27～1.3 nmol/L。

C 肽测定的临床意义同胰岛素。C 肽还可对糖尿病治疗措施的选择有参考价值。例如,非胰岛素依赖型糖尿病患者是由于胰岛素受体不足、亲和力降低或存在胰岛素抗体等原因,则应用胰岛素并无效果,因为这种患者的 C 肽不降低(反映胰岛素分泌并不缺少);若为内源性胰岛素分泌不足所引起的糖尿病,则血浆 C 肽含量降低,应用胰岛素治疗有效。C 肽测定亦可反映残存的胰岛 β 细胞功能,尤其对已应用胰岛素治疗的患者。

五、酮体的测定

酮体由三部分组成,即丙酮、乙酰乙酸、β-羟基丁酸。目前常用的是硝普酸钠法,这种测定法比较经济。硝普盐与乙酰乙酸(占酮体组成 30%)在碱性条件下相互作用形成了一种紫色物质,提示尿酮体测定试验为阳性。尿酮体测定对于糖尿病酮症酸中毒患者极为重要,在患有其他疾病及在妊娠期间也宜做常规检查尿酮体。

第五节　糖尿病防治的病理生理学基础

糖尿病预防强调三级预防,糖尿病的一级预防是预防糖尿病的发生,如合理饮食、适量运动、戒烟限酒、心理平衡;在重点人群中开展糖尿病筛查,一旦发现有糖耐量受损(IGT)或空腹血糖受损(IFG),应及早实行干预,以降低糖尿病的发病率。糖尿病的二级预防,即对已诊断的糖尿病患者预防糖尿病并发症,主要是预防慢性并发症。防治糖尿病并发症的关键是尽早和尽可能地控制好患者的血糖、血压,纠正血脂紊乱和肥胖、戒烟等导致并发症的危险因素。对2型糖尿病患者定期进行糖尿病并发症及相关疾病的筛查,了解患者有无糖尿病并发症及有关的疾病或代谢紊乱,如高血压、血脂紊乱或心脑血管疾病等,以加强相关的治疗措施,全面达到治疗的目标。糖尿病的三级预防就是减少糖尿病的致残率和死亡率,改善糖尿病患者的生活质量。DCCT试验和UKPDS试验均已证实,严格地控制好血糖可以降低糖尿病患者的病死率和残废率。通过有效的治疗,慢性并发症的发展在早期是可能终止或逆转的。

一、饮食治疗和体力活动

世界上已有不少国家尝试了以生活方式干预在高危人群预防糖尿病,证明生活方式干预在全世界范围的有效性和可行性,而且显示中等强度的干预既有效果又能为广大人群接受并常年坚持。一般要求:主食每天减少 $100\sim150$ g;运动每周增加 150 min;体重减少 $5\%\sim7\%$。

二、药物治疗

什么人群需要进行药物干预? 什么时候开始进行药物干预? 应用何种药物干预? 干预要进行多久抑或终生? 这些都需要综合考虑,目前,仅将药物干预作为生活方式干预的辅助方法。全世界有几个药物干预预防糖尿病的临床试验,如二甲双胍、阿卡波糖和胰岛素增敏剂等,这些研究都证明药物干预预防糖尿病是有效的。

三、糖尿病管理和教育

糖尿病是一种复杂的慢性终身性疾病,因此,对糖尿病的治疗是一项长期并随病程的进展不断调整的管理过程。糖尿病的管理除了包括根据糖尿病的自然病程和病情及时调整糖尿病的治疗方案外,还包括对糖尿病患者的教育,帮助患者掌握糖尿病自我管理的技巧,对糖尿病并发症的监测和治疗及对糖尿病患者相关数据的系统管理。糖尿病的管理应该是连续和全面的。对糖尿病的管理不仅需要利用医院资源,还需要尽量利用社会资源。糖尿病管理和教育的最有效形式是有计划、有程序地对糖尿病患者进行管理和教育。负责糖尿病管理的人员要根据当地现有条件,书面制订符合当前糖尿病管理标准的糖尿病管理流程和常规(管理手册),并力争予以落实和实施。糖尿病教育应被视为糖尿病管理中必不可少的组成部分,而不是对治疗的补充。

能力检测

1. 糖尿病的主要危害是什么？

2. 糖尿病的病因有哪些？

3. 哪些人容易得糖尿病？

4. 哪些人应警惕并检查是否患有糖尿病？

5. 糖尿病分哪几型？各有什么特点？

6. 为什么糖尿病患者喝的多、尿的多、吃的多，身体反而会消瘦？

8. 为什么说治疗糖尿病不能单纯依赖药物治疗？

9. 病例摘要：

某患者，29岁，多饮、多食、多尿，消瘦，易感染，血糖升高多年，近期出现肾衰竭，失明。

分析题：

（1）请作出诊断并给出诊断依据？

（2）试述胰岛、血管、肾脏、视网膜病变情况。

（黄　春）

第九章
高 血 压

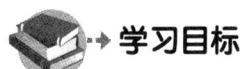

学习目标

掌握:高血压的判定标准;原发性高血压和继发性高血压的概念;肾性高血压的发病机制。

熟悉:高血压脑病的发生机制;高血压引起左心室肥厚的机制;高血压造成肾脏损伤的机制。

了解:高血压的分类;高血压性脑出血、高血压性脑梗死的发生机制;继发性高血压的病因;嗜铬细胞瘤、原发性醛固酮增多症和库欣综合征血压升高的机制。

病例引导

　　患者,男,63岁,间断性头晕15年,活动后胸闷气短、呼吸困难两个月。患者15年前,因经常头晕不适,检查发现血压160/100 mmHg,此后感头晕时测血压170/105 mmHg左右,间断服用降压药物。近两个月出现活动后胸闷、心悸气短,休息可以缓解,无发作性头痛和呕吐。自觉体力日渐下降,夜间时有憋醒,不能平卧,遂来我院。继往无糖尿病、冠心病史,吸烟20年,每天1包,少量饮酒,其父58岁死于高血压并发脑出血。

　　查体:体温36.5 ℃,脉搏72次/分,呼吸18次/分,血压170/105 mmHg,神清合作,口唇无发绀,两肺叩清,左肺可闻及细湿啰音,心尖呈抬举性搏动,心界向左下扩大,心前区可闻及2/6级收缩期吹风样杂音。化验:尿蛋白(＋＋),尿比重1.016。血浆尿素氮7.0 mmol/L,肌酐113 μmol/L,总胆固醇6.1 mmol/L。

　　问:1. 分析该患者胸闷、气短的原因。

　　2. 简述高血压性心脏病的发生机制。

病例引导

患者,男,21岁,学生。因发作性剧烈头痛1年,加重1天急诊入院。

患者整个头部剧烈疼痛1年,伴面色苍白,大汗淋漓,心慌,有时伴恶心、呕吐、视物模糊、复视。每次发作时间4～5 min,约1个月发作一次,近半年来发作次数渐频,以偏头痛治疗无好转,于入院当日头痛发作剧烈,持续达1.5 h,当时测血压200/120 mmHg,经用甘露醇、止痛剂对症治疗无好转急入我院,入院途中头痛缓解。入院后CT显示:左侧肾上腺肿瘤,8 cm×7 cm大小,密度不均,内见囊性低密度区,边界清楚,推压邻近脏器,左肾受压。实验室检查:血糖4.9 mmol/L,血、尿儿茶酚胺及其代谢产物测定,显著升高。

问:叙述嗜铬细胞瘤引起血压升高的机制。

高血压(hypertension)是最常见的心血管疾病之一,随着人民生活水平的逐步提高、人口老龄化程度的日益加重,高血压的发病率迅速升高。高血压是指血压调控障碍,使体循环动脉血压持续升高为主要表现的疾病,根据2004年2月世界卫生组织/国际高血压联盟(WHO/ISH)的规定,高血压的判定标准如下:18岁以上成人,在未服用抗高血压药物情况下,收缩压≥18.7 kPa(140 mmHg)和(或)舒张压≥12.0 kPa(90 mmHg)。

第一节 高血压的分类

一、按血压水平分类

轻度高血压(1级):收缩压140～159 mmHg;舒张压90～99 mmHg。
中度高血压(2级):收缩压160～179 mmHg;舒张压100～109 mmHg。
重度高血压(3级):收缩压≥180 mmHg;舒张压≥110 mmHg。

二、按病因分类

高血压按发病原因可分为原发性高血压和继发性高血压两类。其原因及发病机制尚未明了。以血压升高为主要表现的一种独立疾病,称为原发性高血压(primary hypertension)。原发性高血压或高血压病是我国常见的心血管疾病,占所有高血压的90%～95%,其起病隐匿,病程漫长,常因不易坚持治疗而发展至晚期。少部分高血压只是某种已知疾病的临床表现,是其他疾病(如慢性肾小球肾炎、肾动脉狭窄、肾上腺和垂体腺瘤等)的一种症状,称为症状性高血压(symptomatic hypertension)或继发性高血压(secondary hypertension),其血压升高有明确的病因,占所有高血压发病的5%～10%。

三、按靶器官损害程度分类

靶器官的损害与血压水平有关,但靶器官损害程度与血压水平并不总是平行的。

WHO 分期标准如下。

Ⅰ期　靶器官无器质性损害。

Ⅱ期　靶器官受损害,至少符合下列三项中的一项。

(1) 左心室肥厚、扩大。

(2) 蛋白尿或血肌酐轻度增高。

(3) 视网膜动脉狭窄。

Ⅲ期　靶器官功能障碍,符合下列四项中的一项。

(1) 左心衰竭。

(2) 肾功能衰竭。

(3) 颅内出血。

(4) 视网膜渗出、出血。

第二节　原发性高血压

原发性高血压多属于缓进型高血压,多见于中、老年人,其特点是起病隐匿,进展缓慢,病程长达数十年,患者可有眩晕、头部胀痛、记忆力下降、失眠等表现,但部分患者可以没有任何明显症状。患者除了高血压本身有关的症状外,长期患病还可成为多种心血管疾病的重要危险因素,并影响重要脏器如心、脑、肾的功能,最终可导致这些器官的功能衰竭。少数患者为急进型高血压,患者往往年龄较轻,起病急骤,发展迅速,血压明显升高,舒张压多在 17.3 kPa(130 mmHg)以上,由于病情严重,若不及时采取治疗措施,可在一年内死于心、脑、肾等器官功能的严重损害。

一、原发性高血压的原因

原发性高血压的病因尚未完全阐明,目前认为是在一定的遗传背景下因多种后天环境因素的作用,使血压调节机制失调所致,其发病可能与下列因素有关。

(一) 遗传因素

高血压病具有明显的遗传倾向和家族聚集性,不同种族的高血压患病率亦不同,约 60% 高血压病患者有高血压家族史。国内调查发现:父母一方有高血压的,子女高血压病患病率达 28.3%;父母均有高血压,子女高血压病的患病率达 46%;而父母无高血压,子女高血压病的发病概率只有 3.1%。由此可见,高血压病与遗传密切相关。动物实验也筛选出遗传性高血压大鼠株——自发性高血压大鼠(SHR)。高血压的遗传可能存在主要基因显性遗传和多基因关联遗传两种方式。在遗传表型上,不仅血压升高发生率体现遗传性,而且在血压高度、并发症发生及其他有关因素方面如肥胖,也有遗传性。因而高血压病被认为是一种多基因疾病,一些基因的突变、缺失、重排和表达水平的差异,即多个“微效基因”的联合缺陷可能是导致高血压的基础。那些已知或可能参与高血压发病过程的基因称为高血压病的候选基因,推测可能有 50 余种。

（二）环境因素

1. 体重超重和肥胖 流行病学调查发现,体重和体重指数（BMI）与血压水平呈正相关。由于体力活动的减少与肥胖,随着 BMI 的增加,血压进行性增高,因此 BMI 是原发性高血压的一个独立危险因素。我国的一项研究表明,在控制其他危险因素后,BMI 每增加一个单位（kg/m²）,5 年内发生高血压的危险性增加 9％。

2. 高盐摄入 高盐饮食是发生高血压病的明确危险因素。有研究表明,如果每人每天摄入食盐增加 2 g,那么收缩压和舒张压就会分别增高 2.0 mmHg 和 1.2 mmHg。食盐引起血压升高,可能与以下因素有关：①血液中钠含量增高导致细胞外液增加,使心输出量增加；②钠能增加动脉对加压物质的敏感性,使阻力血管收缩,外周阻力增加；③高食盐摄入可以使扩血管物质前列腺素等合成和分泌减少,从而使血管收缩。目前认为钾与钙的摄入量不足,也与高血压的发病有关。

3. 精神压力与应激 长期从事精神高度集中的工作、生活节奏紧张、从事脑力劳动、精神压力过大的人群高血压发病率较高。由于精神因素刺激,使大脑皮层内分泌中枢应激,通过兴奋交感神经系统,使小动脉收缩,外周阻力增加；静脉收缩,使回心血量增加；心脏收缩力增强,心率加快,使心输出量增加。以上因素均可使血压升高。

4. 吸烟 烟草中所含的尼古丁能刺激肾上腺释放大量的儿茶酚胺,使心跳加快,血管收缩,血压升高。随时间延长,小动脉壁的平滑肌变性,血管内膜逐渐增厚,形成小动脉硬化。调查发现,吸烟者中高血压的发病率比不吸烟者高 2.5 倍。长期吸烟的高血压病患者,治疗效果较差。

5. 饮酒 大量流行病学研究发现酗酒能够增加人群中高血压发病的危险性,饮酒过量与高血压的患病率存在着明显的正相关,且饮酒量的多少与血压水平呈剂量反应关系。我国高血压抽样调查结果表明：饮酒组高血压患病率比不饮酒组高 39.9％,控制饮酒量后,血压水平能明显下降。

二、原发性高血压的发病机制

血压的调节主要决定于心排血量及体循环的外周血管阻力。平均动脉血压（BP）＝心输出量（CO）×总外周阻力（PR）。心输出量受心脏舒缩功能、心率、血容量和回心血量等因素的影响,总外周阻力则与以下因素有关：①阻力小动脉结构改变,如继发性血管壁增厚,使外周阻力持续增高；②血管壁顺应性（尤其是主动脉）降低,使收缩压升高,舒张压降低；③血管的舒、缩状态,如交感神经 α 受体激动、血管紧张素、内皮素-1 等物质使血管收缩,阻力升高,一氧化氮、前列环素、缓激肽、心钠素等物质的作用使血管扩张,阻力降低；④血液黏稠度增加也使阻力增加。上述各种因素的作用在全身和局部神经、体液因子的调节下,维持人体血压的动态平衡。

血压的急性调节主要是通过位于颈动脉窦和主动脉弓的压力感受器及交感神经活动实现的,血压升高时感受器传入冲动增加,使交感神经活动下降而迷走神经张力上升,从而下调血压。而血压的慢性调节则主要是通过肾脏对体液容量的调节和肾素-血管紧张素-醛固酮系统来完成的。若上述调节机制失去平衡,导致全身小动脉阻力增加和（或）血循环容量增加,导致高血压。原发性高血压的发病机制并未完全清楚,目前认为原发性高血压是由彼此相互影响的多种因素共同作用的结果。其发病机理主要有以下几种。

(一)精神、心理因素

动物实验证明,条件反射可形成狗的精神源性高血压。人在长期承受压力、精神紧张、焦虑或长期环境噪声下也可引起高血压。精神、心理因素学说认为:高血压病的发生与精神应激和高级神经活动过度紧张有关。人长期从事与精神紧张有关的职业或处于过度精神应激的环境中,出现大脑皮层兴奋、抑制平衡失调以致不能正常行使调节和控制皮层下中枢活动的功能,使血管舒缩中枢传出缩血管的冲动占优势,从而使小动脉收缩,外周阻力上升,同时缩血管作用使肾缺血,从而刺激肾素的释放,这些均促进高血压的形成和高血压状态的维持。在高血压病早期,单纯消除精神应激,常可使血压恢复正常。如果自发性高血压大鼠(spontaneous hypertension rat,SHR)脱离应激环境,也可明显推迟高血压病的发生。

精神、心理因素虽与高血压病发生有关,但并非唯一因素,因为并非所有长期处于精神应激环境中的人都发生高血压病;反之,高血压病患者也不一定都有精神应激史。目前认为精神、心理因素在原发性高血压发生的始动机制中所起的作用较在维持机制中所起的作用显著。

(二)交感神经系统活性增强

神经系统在血压的调节中起重要作用。交感神经系统活动增强是高血压发病机制的重要环节。经多年研究后,人们认为:至少在部分高血压患者中,交感神经活动的增强是高血压的始动因素。高血压的初期,交感神经引起血压升高的机制如下:①作用于血管 α 受体,使小动脉收缩,增大外周阻力,使静脉收缩,增加回心血量;②通过兴奋心脏的 β 受体使心脏收缩加强,心率加快,从而提高心输出量,导致动脉血压升高;③直接或间接激活肾素-血管紧张素系统(renin-angiotensin system,RAS),进而收缩血管和通过血管紧张素 Ⅱ(angiotensin Ⅱ)促进醛固酮分泌,增加血容量。总之,交感神经活性增加在高血压的发病过程中发挥重要作用。

现证明交感神经节后纤维有两类:①缩血管纤维,递质为神经肽 Y(neuropeptide Y,NPY)及去甲肾上腺素;②扩血管纤维,递质为降钙素基因相关肽(calcitonin gene related peptide,CGRP)及 P 物质。这两种纤维功能失衡,即前者功能强于后者时,外周血管强烈收缩,导致高血压的发生。

(三)肾素-血管紧张素-醛固酮(RAAS)系统平衡失调

肾小球入球小动脉的球旁细胞可分泌肾素,肾素作用于肝合成的血管紧张素原而生成血管紧张素 Ⅰ,血管紧张素 Ⅰ 经过肺、肾等组织时,在血管紧张素转换酶(ACE)的作用下,转变为血管紧张素 Ⅱ(AngⅡ)。AngⅡ刺激肾上腺皮质球状带释放醛固酮。醛固酮作用于肾小管,增加钠离子的重吸收,促使水、钠潴留。在 RAAS 系统中,除此之外,AngⅡ还发挥以下作用参与高血压的形成。①引起血管收缩:AngⅡ有强烈的收缩血管作用,通过其效应受体使小动脉平滑肌收缩,引起细小动脉强烈收缩,外周血管阻力明显增加,导致血压升高,其升压作用为肾上腺素的 10～40 倍。②增加交感神经的兴奋性:目前认为,血管紧张素Ⅱ也可作用于中枢神经系统,控制交感神经兴奋。AngⅡ还可增强去甲肾上腺素分泌。

③增加肾上腺皮质激素醛固酮的分泌。以上作用均可使血压升高。

肾素-血管紧张素-醛固酮系统可以被心房肽(atrial natriuretic peptide,ANP)拮抗,ANP是一种心房特殊细胞分泌的激素。ANP能增加钠的排泄,降低水、钠潴留。

（四）胰岛素抵抗

胰岛素抵抗(insulin resistance,IR)是指机体组织的靶细胞对胰岛素作用的敏感性和（或）反应性降低的一种病理反应,其结果是引起继发性高胰岛素血症。近年来高胰岛素血症与高血压的关系引起人们的关注。观察发现高血压患者中约半数存在胰岛素抵抗现象,血压增高的严重程度与胰岛素抵抗的程度呈正相关,这说明原发性高血压病与胰岛素抵抗关系密切。

胰岛素抵抗及代偿性高胰岛素血症导致高血压的可能机制如下:①通过 Na^+-K^+ 交换和 Na^+-K^+-ATP 酶激活,细胞内钠增加,并可使醛固酮的作用加强,导致钠滞留;②兴奋交感神经系统,促进儿茶酚胺的生成和释放,血管收缩,外周阻力增加,使血压升高;③影响跨膜阳离子转运,降低 Ca^{2+}-ATP 酶活性,增加细胞内钙浓度,加强缩血管作用,使血管阻力升高;④激活肾脏 RAS 系统,促进肾小管对钠的重吸收增加,加重 Ang Ⅱ 对心血管系统的不利影响;⑤胰岛素是强效的生长因子,可直接及间接促进血管平滑肌细胞增殖,促进平滑肌细胞从血管中层向内膜迁移,刺激血管壁增生肥厚,使血管顺应性降低;⑥胰岛素抵抗能抑制扩血管物质前列腺素的合成,促进血管内皮细胞内皮素 mRNA 的表达,增加内皮素的合成和释放,并增强血管对内皮素的反应性,从而影响血管舒张功能,内皮素是迄今公认的体内最强的血管收缩剂,胰岛素对 ET-1 的缩血管作用具有增敏性,并使血管对其他升压物质反应增强;⑦在肥胖患者,能通过 TNF-α 刺激肝脏血管紧张素原和脂肪组织 Ang Ⅱ 的生成,激活脂肪组织的 RAS 系统,导致肥胖相关的高血压。

（五）高盐摄入与盐代谢障碍

流行病学和临床观察均显示食盐摄入量与高血压的发生密切相关,高钠摄入可使血压升高,而低钠饮食可降低血压。高盐摄入后引起血压升高的主要成分是盐中的钠离子。人体食盐的最低需要量为每天 2 g,一般情况为 3~4 g,摄入过多可引起体内水、钠潴留。水、钠潴留可使细胞外液及循环血量增加,导致心输出量增加;由于血管壁平滑肌内 Na^+、Ca^{2+} 浓度增高,使动脉壁平滑肌收缩性增强,外周阻力增加,均可引起血压升高。根据盐负荷后诱发高血压的状况,高血压人群可分为盐敏感性高血压和盐耐性高血压两类。摄入钠盐后平均动脉压显著上升者称为盐敏感性高血压。60%~70%高血压患者属于盐耐性高血压。

肾脏是机体调节钠盐代谢的最主要器官,高盐摄入能否引起高血压,关键在于肾脏能否将摄入过多的钠排出。许多机制可诱导肾脏潴留过量的钠盐,使体液容量增大,而个体肾脏对钠盐的代谢存在差异,由此可说明:过多的钠盐仅使一部分人产生升压反应,改变钠盐摄入并不能影响所有患者的血压水平。

（六）血管内皮细胞功能失调

血管内皮细胞不仅是一种屏障结构,而且可以通过分泌各种血管活性物质调节血管平滑肌张力。血管内皮细胞可产生舒张血管和收缩血管的物质,最主要的是 NO 和内皮素(ET)。NO 是一种内源性硝酸盐类血管扩张剂,由内皮细胞合成和分泌,弥散到血管平滑肌细胞,通过刺激鸟苷酸环化酶,增加 cGMP 含量而发挥扩张血管平滑肌的作用,引起血管扩张。ET 是迄今发现的最强的缩血管物质,是由 21 个氨基酸残基组成的多肽。ET 能广泛作用于各种哺乳动物的各类血管平滑肌,使其张力增加,血管收缩。生理情况下,血管内皮细胞分泌的 ET 和 NO 处于动态平衡中,NO 占优势。高血压时,由于血流动力及血流搏动过强明显损害血管内皮及其功能,内皮受损后血管舒张因子 NO 合成减少,而具有强力缩血管作用的内皮素(ET-1)和血栓素(TXA2)释放增加,且血管平滑肌细胞对舒张因子的反应减弱而对收缩因子反应增强,均导致血管舒张减弱和收缩增强,血管痉挛性收缩。

（七）血管重塑

高血压时血管壁的结构、力学特点和功能都发生了显著的病理改变。血管重塑(vascular remodeling)是指机体在血流动力学变化、血管损伤和血液理化性质改变等因素作用下,引起的血管壁结构和功能适应性改变。其主要表现如下:①血管内径的缩小,管腔狭窄;②阻力血管中层增厚,细胞外基质增多,管壁厚度与内径的比值增大,其后果是使血管硬度增加,血管壁的顺应性降低。这些血管的改变与高血压的发生、发展,乃至靶器官损害及预后密切相关。

第三节　继发性高血压

继发性高血压是指由于某些疾病引起的血压升高,可查出血压升高的具体原因,比较少见,占所有高血压发病的 5%～10%。继发性高血压只要治愈了原发疾病,高血压症状往往会随之缓解。通过以下临床特点可对继发性高血压进行初步筛查:①严重或顽固性高血压,应用降压药物治疗,效果往往不佳,甚至无效;②年轻时发病,有的在儿童时就发生高血压;③原来控制良好的高血压突然恶化;④突然发病,高血压进展较快;⑤以往有肾病或大动脉炎的病史,合并周围血管病的高血压。继发性高血压病程常较短,血压增高明显,病情进展快,或在慢性高血压的基础上突然加剧。不同的病因和不同的疾病严重程度,患者的临床表现各异。

一、继发性高血压的原因

（一）肾性高血压

其在继发性高血压中最为多见,包括急性肾小球肾炎、慢性肾小球肾炎、慢性肾盂肾炎(晚期影响到肾功能时)、肾动脉狭窄、肾结石、肾肿瘤等。

（二）妊娠高血压综合征

血压增高是妊娠高血压综合征的主要表现之一,多在妊娠晚期出现。妊娠高血压综合征可能与原发性高血压并存,鉴别比较困难。

（三）内分泌疾病

常见的皮质醇增多症、原发性醛固酮增多症和嗜铬细胞瘤、甲状腺功能亢进症等均伴有高血压发生,还有垂体前叶功能亢进及某些类型的肾上腺变态综合征也伴有高血压发生。

（四）血管疾病

血管疾病常见的有先天性主动脉狭窄、多发性大动脉炎等。

（五）颅脑病变

脑部创伤、脑肿瘤、脑干感染等，使颅内压增高，也可引起继发性高血压。

（六）药物诱发的高血压

许多患者长期服用药物可以引起高血压。如：肾上腺皮质激素类药物；女性口服避孕药；甘草类制剂；肾上腺素类药物、拟肾上腺素药（如盐酸麻黄素）；其他药物如可卡因、促红细胞生成素和环孢素等。

二、继发性高血压的发病机制

（一）肾性高血压

肾性高血压（renal hypertension），主要是由于肾脏实质性病变和肾动脉病变引起的血压升高。肾性高血压按发病原因分为肾实质性高血压和肾血管性高血压。

1. 肾实质性高血压　以急性或慢性肾小球肾炎、慢性肾盂肾炎最为常见，其次为先天性肾脏疾病，如多囊肾、马蹄肾、肾发育不全等。代谢性疾病所致的肾脏病变，如糖尿病性肾病、肾淀粉样变、痛风性肾病及肾结石、肾结核、肾外伤等也常引起血压升高。患者尿液检查时常可发现蛋白、白细胞或红细胞等异常。当肾髓质破坏或间质细胞产生减压物质减少时，肾素-血管紧张素系统与减压物质失去平衡，也可加重血压升高。

2. 肾血管性高血压　由于肾动脉的狭窄或闭塞，肾脏血流量不足，肾缺血可刺激肾脏球旁细胞分泌大量肾素，引起血管紧张素Ⅱ生成增多，使全身血管收缩，外周阻力增加，血压升高；另外，醛固酮分泌增多，水、钠潴留，导致血压升高。肾缺血时肾内的缓激肽、前列腺素生成减少，也引起血压升高。

肾性高血压可分为容量依赖型高血压和肾素依赖型高血压两种。

1. 容量依赖型高血压　肾实质损害后，大量肾单位丧失了排水、排钠能力，肾脏处理水、钠的能力减弱。当钠的摄入量超过机体的排泄能力时，就会出现水、钠潴留。水、钠潴留会使血容量增加，回心血量增加，进而增加心输出量，可使血压升高。

2. 肾素依赖型高血压　肾脏缺血缺氧，可分泌大量肾素，形成生物活性很强的血管紧张素Ⅱ，血管收缩，外周阻力增加，使血压升高。

（二）皮质醇增多症

皮质醇增多症（hypercortisolism）是由于肾上腺皮质长期分泌过量糖皮质激素所引起的一系列临床症候群。其中单纯由肾上腺皮质增生或肿瘤引起的综合征，称为库欣综合征；由垂体病变引起的称为库欣病，两者统称为皮质醇增多症。女性多见，患者常有向心性肥胖、满月脸、水牛背，四肢肌肉消瘦，腹部和大腿内侧出现紫纹，皮肤痤疮。约90%的患者有高血压，收缩压与舒张压均有中等以上升高，一般在 20.0/13.3 kPa（150/100 mmHg），本病引起高血压的原因可能与下列因素有关：①皮质醇加强了去甲肾上腺素对小动脉的收缩作用；②高浓度的皮质醇可引起体内水、钠潴留，增加循环血容量；③皮质醇可加强心肌收缩力,提高心输出量;④皮质醇可增强血浆肾素的活性,导致肾素-血管紧张素-醛固酮系统活性升高,引起血压升高;⑤糖皮质激素可能抑制前列腺素,后者有扩张血管的作用。

(三)原发性醛固酮增多症

原发性醛固酮增多症(primary aldosteronism,PA)是由于肾上腺皮质增生或肾上腺皮质球状带肿瘤分泌过多醛固酮,导致血容量和心输出量增加,从而引起以血压升高为主的临床综合征。醛固酮是由肾上腺皮质分泌的一种激素,对调节人体钠、钾和水的代谢有重要作用。当肾上腺皮质分泌过多的醛固酮时,就可出现一系列病理变化。这种疾病一般多发生在 30~50 岁,女性多于男性,发病率占高血压的 0.1%~0.5%。

其主要临床表现如下。①高血压:最主要和最早出现的症状,常持续渐进性升高,患者血压常达(150~240)/(90~130) mmHg。患者可出现头晕、头痛、耳鸣等症状,使用降压药疗效较差。②低血钾症候群:高血压伴低血钾为本病最突出的特点。常表现为患者出现阵发性肌无力及肌麻痹,有时累及呼吸肌,严重者可有呼吸及吞咽困难,并常有腱反射减退或消失。③失钾性肾病:由于钾离子排泄增多,肾小管浓缩功能障碍,水重吸收减退,患者常有多尿,尿量可达 3000 mL/d,尤以夜尿增多明显。失水而引起多尿、烦渴、多饮、尿比重偏低。

(四)嗜铬细胞瘤

本病是一种罕见的继发性高血压,患病率占高血压的 0.1%~1%。嗜铬细胞瘤(chromaffinoma)是发生于肾上腺髓质、交感神经节的嗜铬组织中的肿瘤。患者的血压升高是由于不同比例的肾上腺素及去甲肾上腺素阵发性或持续性分泌增多所引起,以肿瘤细胞释放大量儿茶酚胺,引起发作性高血压伴交感神经兴奋为主要临床表现。本病多见于 20~40 岁的青壮年,严重发作可引起心力衰竭、脑出血等心脑血管意外而危及生命。若能早期诊断,良性嗜铬细胞瘤手术可以治愈。

(五)甲状腺功能亢进症

甲状腺功能亢进症,简称甲亢,是因甲状腺分泌过多的甲状腺激素而引起的一种疾病。临床上患者主要表现为多食、易饿、消瘦、心慌、怕热、出汗等。以收缩期高血压为主,且有高动力循环状态的症状和体征。测定血浆 T3、T4 水平明显升高及 TSH 水平低下,可确定诊断。

甲亢时高血压发生的机制尚不清楚,一般认为,在过量甲状腺激素作用下,心脏处于高动力状态,心输出量增加,是引起收缩性高血压的重要原因。有人研究发现,甲状腺激素能提高肾上腺能受体对儿茶酚胺的敏感性,也可能参与了高血压的发生。甲亢时的高血压,很少表现为舒张压升高。

第四节　高血压对机体的影响

高血压对靶器官的损害程度及对机体的影响取决于如下因素:①血压升高的水平;

②高血压类型;③病程和年龄;④是否合并危险因素等各种情况,主要表现在心、脑、肾等重要器官的功能和结构的改变以及眼底血管的变化。

一、高血压对脑的影响

脑是最易受高血压影响的器官。高血压对脑的影响是通过对脑血管的功能和结构损害和血压直接作用引起的。高血压病的早期,仅有全身小动脉痉挛,血管尚无明显器质性改变。若血压持续增高多年,动脉壁因缺氧,动脉内膜通透性增高,血管壁逐渐发生硬化而失去弹性,管腔逐渐狭窄和闭塞。而脑内小动脉的肌层和外膜均不发达,管壁较薄弱,血管的自动调节功能较差,长期血压增高,精神紧张或降压药物使用不当,血压的剧烈波动,引起脑动脉痉挛等因素都可促进脑血管病的发生。

(一)高血压脑病

高血压脑病(hypertensive encephalopathy)是因脑血管在血压持续性升高时,发生自身调节失控而导致的一种可逆性脑血管综合征。其主要临床表现是剧烈头痛、呕吐、抽搐、意识模糊、视力障碍等。正常情况下,当血压升高时,脑血管即自动收缩;反之,血压下降时,脑血管又自动舒张。大脑通过脑血管的这种自身调节机制使脑血流量保持相对稳定状态。正常人脑血管的自身调节范围是 $8.00 \sim 16.00$ kPa($60 \sim 120$ mmHg)。高血压病患者,由于对高血压产生了慢性适应,其调节范围可变为 $14.7 \sim 24.0$ kPa($110 \sim 180$ mmHg)。血压波动在上述范围内,通过脑血管的自身调节,可使脑血流量维持稳定;但若血压突然升高且超过此调节上限时,脑血管的自身调节机制就会失效,不再继续收缩而发生被动扩张,结果脑血流量突然增加,毛细血管的压力急剧升高,液体外渗,引起水肿,甚至发生点状出血等病理变化,从而引起高血压脑病。

(二)高血压性脑出血

脑出血是高血压最严重且往往是致命性的并发症。高血压发生脑出血主要与脑血管血压增高和脑微动脉瘤破裂有关。脑小动脉和微动脉在高血压长期作用下,发生机械性扩张,造成动脉瘤,在此基础上,当血压突然升高(如体力活动、精神激动或用力排便等)时,即可引起这些小血管的破裂出血。引起脑出血的原因除细小动脉的病变外,还因出血灶常发生于基底节(尤以豆状核最多见)和内囊附近,这是因为供养该区的豆纹动脉从大脑中动脉呈直角分出,直接受到大脑中动脉压力较高的血流冲击,易使已有病变的豆纹动脉破裂出血。出血区域的脑组织完全被破坏,形成囊腔状,其内充满坏死的脑组织和凝血块。有时出血范围甚大,可破入侧脑室。发病前多无预兆,发病后常伴有剧烈头痛、呕吐和意识丧失等。临床上,患者常骤然发生昏迷、呼吸加深和脉搏加快,严重者可出现陈-施(Cheyne-Stokes)呼吸、瞳孔反射及角膜反射消失、大小便失禁等症状。出血灶扩展至内囊时,引起对侧肢体偏瘫及感觉消失。出血灶破入侧脑室时,患者发生昏迷,常导致死亡。

(三)脑梗死

所谓脑梗死(cerebral infarction)是指高血压患者颅内或颅外供血脑部的动脉一过性或持续性闭塞引起的脑组织缺血、缺氧和软化,从而造成神经功能障碍的一种脑血管病。高血压患者发生脑梗死的主要原因有如下两种。

1. 脑血栓(cerebral thrombosis)形成 由于长期的血压升高,使供血于脑部的动脉内膜损伤,胆固醇沉积于内膜下层,形成动脉粥样硬化。由于斑块的不断增大,可严重地阻塞血管腔。另外,在动脉粥样硬化斑块的基础上,血小板及纤维蛋白等有形成分的黏附、聚集,容易形成血栓。血栓逐渐扩大,最终也使动脉严重闭塞。发病前常有短暂性脑缺血发作,如头痛、眩晕、一侧肢体无力等。起病缓慢,常在休息或睡眠时发生,患者出现偏瘫、失语、半身感觉缺失、同侧偏盲等。

2. 脑栓塞(cerebral embolism) 由身体其他部位的栓子脱落进入脑循环,导致某一脑血管阻塞而形成局灶性脑梗死的现象称为脑栓塞。其中最常见的是心源性栓子(如心房纤颤、心肌梗死、心脏瓣膜病等的血栓脱落),栓子还可能来自动脉粥样硬化斑块的脱落等。血栓和动脉粥样硬化斑块的碎片脱落栓塞其远端动脉如大脑中动脉的分支等,所以常累及大脑或小脑的皮层。栓子所致的脑栓塞,常有栓子来源的疾病的征象,例如,心脏疾病,尤其是心房颤动、心脏瓣膜疾病等,多无前驱症状、发病急骤,在数分钟内发展至高峰。

二、高血压对心脏的影响

血压长期升高会损害心脏,导致心脏的结构和功能发生变化。高血压对心脏的影响表现在两方面:一是适应代偿性改变,如心肌肥大;二是代偿失调性改变和损害,如心力衰竭和心律失常等。

(一)心肌肥大

持续性血压升高可使左心室后负荷增加,左心室收缩阻力增大,久而久之出现左室肥厚,是心脏对长期压力负荷过度发生的一种慢性适应代偿性改变。在心脏处于代偿期时,肥大的心脏心腔不扩张,甚至略微缩小,称为向心性肥大(concentric hypertrophy)。心肌纤维并联性增生,心室肥厚。心肌肥大一定程度上使心肌收缩力增强。体格检查:心界向左、向下扩大;心尖搏动强而有力,呈抬举样;心尖区和(或)主动脉瓣区可听到Ⅱ~Ⅲ级收缩期吹风样杂音。左心室肥厚是高血压病心脏最特征性的改变。由于不断增大的心肌细胞与毛细血管供氧之间的不相适应,加上高血压性血管病变,以及并发动脉粥样硬化所致的血供不足,导致心肌收缩力降低,逐渐出现心腔扩张,称为离心性肥大(eccentric hypertrophy)。长期病变时心肌出现退行性变,心肌细胞萎缩而间质纤维化,心室壁可由厚变薄,左室腔扩大。长期的压力、容量负荷增加及血管紧张素Ⅱ和去甲肾上腺素的作用,使心肌蛋白合成加速,导致心室硬度增加,心室顺应性降低,加之心肌缺血、缺氧,使心脏收缩和舒张功能障碍,久之导致心力衰竭。

(二)心力衰竭

心力衰竭是高血压时常见的严重的并发症。发生心力衰竭的主要原因如下:①压力负荷过度、心肌耗氧量增多和冠脉供血减少(因小动脉硬化和冠状动脉粥样硬化使管腔狭窄和阻塞)导致心肌缺血、缺氧和能量代谢障碍;②心肌肥大引起心脏舒张充盈障碍。高血压所致的心力衰竭,多为慢性充血性心力衰竭,发病率随年龄的增加和血压升高的程度增大而升高。高血压引起的心力衰竭主要是左心衰竭,也可为全心衰竭。左心衰竭主要表现为心输出量降低,肺循环淤血,开始在体力劳累时发生气喘、心悸、咳嗽,以后呈阵发性的发作,临床上出现呼吸困难,活动能力减退,当病情进一步发展时可出现夜间阵发性呼吸困难、心源性哮喘、端坐呼吸等症状。

三、高血压对肾脏的影响

高血压对肾脏的损伤是一个比较漫长的过程。病理研究证明,高血压对肾脏的损害,主要从细小动脉开始,血压升高初期,肾小动脉出现收缩、痉挛,进而硬化、狭窄,使肾脏进行性缺血,一些肾单位发生纤维化及玻璃样变,而另一些正常的肾单位则代偿性肥大。随着病情的不断发展,肾单位破坏进行性增多,肾功能进行性损害,肾脏逐渐出现萎缩,继而发生肾功能不全,最终进展为尿毒症。因高血压而发生肾功能衰竭者约占高血压并发症的 5%。

原发性高血压尿白蛋白排泄率与血肌酐水平显著相关,认为微量白蛋白尿是原发性高血压早期肾脏结构和功能改变的标志,同时微量白蛋白尿也是肾功能恶化的一个危险因素。尿中白蛋白增加,提示肾小球滤过功能紊乱,尿蛋白排泄超过 300 mg/d 是高血压发展导致肾功能衰竭的危险因素。

四、高血压对视网膜的影响

高血压病患者全身细小动脉硬化,可以通过观察眼底视网膜动脉的变化,了解全身小动脉硬化的程度。采用眼底镜观察眼底的变化,对判断高血压的病期、类型和预后均有一定价值。通常把眼底病变分为 4 级:Ⅰ级为高血压的早期,主要表现为视网膜动脉痉挛、变细,但血压下降时仍能恢复正常;Ⅱ级为高血压持续时间过久,动脉壁变厚,管腔越来越狭窄,看起来像紫铜丝,进而像银丝一般,呈"银线反应",并经常压迫经过其下的视网膜静脉,形成压迹,构成典型的动脉硬化征象,随着血管病变的发展,视网膜和视神经出现血循环障碍的变化,因而Ⅲ级在Ⅱ级的基础上又增加了视网膜出血、渗出和水肿;Ⅳ级甚至发生视神经乳头水肿。上述渗出、出血和视神经乳头水肿多在舒张压明显升高(>16.7 kPa(>125 mmHg))或收缩压急剧增高的情况下出现,一旦出现这些改变则预示病情严重。

检查眼底血管的变化是评定高血压严重程度的重要参考指标,高血压性视网膜病变可反映高血压病的时间长短、严重程度及与全身重要器官的关系。眼底的病变程度分级,足以反映高血压的进展程度,对临床诊断、治疗及预后的判断,均有重要帮助。也就是说,眼底改变的级别越高,则高血压病的患病时间越长,病情越重,即眼底视网膜动脉的硬化程度同高血压病的患病时间成正比。尤其是视网膜出血、渗出和视神经乳头水肿,提示体内的重要脏器如脑、心、肾等均有不同程度的损害。从这一点说,眼底检查视网膜动脉损害程度,是高血压病诊断的有力依据。

第五节 高血压防治的病理生理基础

一、高血压的预防及非药物治疗措施

高血压的预防主要是改良生活方式,消除不利于心理和身体健康的行为和习惯,预防

其他心、脑血管疾病。改良生活方式的措施包括以下五点。

(一)合理膳食及限制盐的摄入

主要包括限制钠盐摄入、减少膳食脂肪,多吃蔬菜和水果,摄入足量的钾、镁、钙。限制钠盐摄入,首先要减少烹调用盐。钠盐摄入量与血压升高及高血压患病率密切相关,我国人群每日每人平均摄盐量相当于 7~20 g,远高于 WHO 建议的每人每日 5 g 以下的标准,初步应控制在 10 g 以下,待适应后再减少至 7 g,争取 3~5 年达到 5 g 的标准。

(二)控制体重,防止超重和肥胖

体重超重与高血压密切相关,几乎所有超重高血压患者均可通过减轻体重获益。减轻体重的方法:一是防止从膳食摄入过多的热量,二是增加体育锻炼。有高血压倾向的人,可将控制及减轻体重作为预防高血压的有效措施之一。而且该措施有助于控制糖尿病,改善胰岛素抵抗和高脂血症。

(三)减少饮酒及戒烟

酒精摄入量与血压水平及高血压患病率呈线性相关,高血压患者应戒酒或严格限制。男性酒精摄入量不超过 30 g/d,女性酒精摄入量不超过 10 g/d。过度饮酒增加中风危险,酒精可降低抗高血压药物的疗效。

(四)适量运动,增加体力活动

高血压患者通过合理的体育锻炼可以使血压有某种程度的下降,并减少某些并发症的发生。建议患者增加规则的有氧运动。如快步走或游泳 30~45 min,每周 3~4 次,轻度运动较剧烈运动更可有效降压,可使收缩压降低 4~6 mmHg。这对做静态工作缺乏体力活动的人尤其重要。

(五)保持健康心态

不良情绪可对血压产生较明显的影响,生活节奏过快、压力过大也是血压升高的常见诱因。因此,高血压患者应保持宽松、平和、乐观的健康心态,减少精神压力和抑郁,这对高血压患者十分重要。

二、高血压的药物治疗

目前对于高血压的治疗不能仅限于诊断高血压、控制血压水平,更重要的是改善诸多紊乱因素,以预防和逆转心、脑、肾的损害。防治高血压的目的主要是保护靶器官,这是降低高血压发生率和死亡率的关键。因而在积极治疗高血压的同时,应注意监测高血压患者靶器官损害和心、脑、肾疾病的发生及发展,积极应用非药物疗法和(或)药物疗法治疗高血压,可以有效地预防相关并发症的发生;已经出现靶器官损害的,有助于延缓甚至避免心、脑、肾病变的恶化,提高患者生活质量,降低病死率。同时应全面考虑患者的血压升高水平、并存的危险因素、临床情况以及靶器官损害,确定合理的治疗方案。事实证明,高血压患者经过降压治疗后,心、脑、肾并发症明显减少,而对已有的并发症进行治疗,又可明显延长患者的生命。高血压是一种终身性疾病,一旦确诊后应坚持终身治疗。

尽管引起高血压的原因很多,但其发病的基本环节是外周血管阻力升高和(或)心输出量与血容量的增加。因此,治疗高血压的基本原则是降低外周血管阻力和(或)心输出量与血容量。目前,世界卫生组织推荐的抗高血压药物有 6 大类,即利尿剂、β 受体阻断剂、钙拮抗剂、血管紧张素转换酶抑制剂(ACEI)、血管紧张素 II 受体拮抗剂(ARB)和 α_1 受体阻断剂。各种药物副作用明显不同,降压疗效没有显著差别。其治疗目的有以下三点。

1. 降低外周血管阻力　降低外周血管阻力是治疗高血压的基本措施,最常用的是交感神经阻断药、血管扩张剂及抗 RAS 的药物等。它们可以通过不同环节降低外周血管阻力,以达到降压的目的。

2. 减少血浆容量　应用利尿药减少血浆容量,对容量依赖性高血压有较好的降压效果。

3. 联合用药　为了提高降压效果和减少药物副作用,不但应把药物和非药物性降压措施结合起来,必要时还应把各种降压药物联合应用,避免药物的副作用,以便更有效地控制高血压。

能力检测

1. 简述原发性高血压和继发性高血压的概念。
2. 简述原发性高血压的发病机制。
3. 简述继发性高血压的原因。
4. 简述高血压对脑的影响。
5. 简述高血压引起左心室肥厚的机制。

（王志英）

第十章
发　热

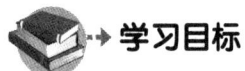

学习目标

掌握: 发热的概念、原因、发病机制。

熟悉: 发热的时相和热代谢特点。

了解: 发热时机体的代谢变化。

病例引导

　　患者,男,23岁,因"咳嗽、胸痛、呼吸急促伴发热4h入院"。患者两天前淋雨,当晚鼻塞、流清水样鼻涕,头痛、全身肌肉酸痛,体温38.3℃,无咳嗽、眩晕、呕吐症状,自服"对乙酰氨基酚",症状有所减轻。今晨出现咳嗽、胸痛、呼吸急促、寒战,自觉发热,遂送当地医院就诊。体温39.5℃;血压123/80 mmHg;听诊,左肺下叶大量湿性啰音;触诊,语颤增强;血常规,白细胞计数$17×10^9$/L;X线检查,左肺下叶有大片致密阴影。

　　问:该患者发热的原因是什么? 应该如何治疗?

病例引导

　　患儿,男,7岁,因"腹痛伴发热5h"入院。患儿于5h前无明显诱因出现腹部疼痛,呈持续绞痛,阵发性加重,伴发热,恶心、呕吐,呕吐物为胃内容物,腹泻1次,为黄色稀便,无胸闷、呼吸困难、咳嗽等。体温38.9℃,脉搏93次/分,呼吸20次/分,血压110/60 mmHg。神志清,腹部平坦,腹肌轻度紧张,全腹压痛,反跳痛,尤右下腹明显。白细胞计数$15.9×10^9$/L,中性粒细胞88%。

　　问:该患儿中性粒细胞增多有什么意义?

第一节　概　　述

一、正常体温及体温的调节

人和哺乳类动物都有相对稳定的体温,正常人体的体温稳定在 37 ℃左右,可随进食、情绪等因素而变化,但一昼夜上下波动幅度不超过 1 ℃。体温的相对稳定是在体温调节中枢的调控下实现的。体温调节的高级中枢主要位于视前区下丘脑前部(preoptic anterior hypothalamus,POAH),其调节方式目前仍以调定点(set point,SP)学说来解释。

SP 学说认为,体温调节类似于恒温器的反馈调节。体温调节中枢内有一个调定点(正常值 37 ℃左右,即人体正常体温)作为体温调节的基准,当体温与调定点不相符合时,反馈系统(温度感受器)将偏差信息传至体温调节中枢,后者及时发出指令,调控效应器的产热和散热状况,以纠正此温度偏差,调节结果是使体温维持在与调定点相适应的水平(图10-1)。

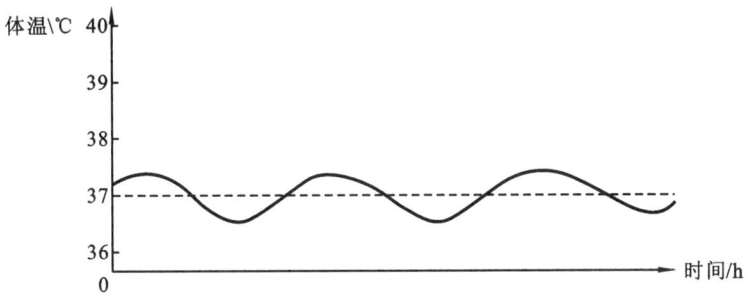

图 10-1　正常体温曲线与调定点关系模式图

注:虚线表示调定点,实线表示体温

二、发热的概念

体温是指人体深部温度,以心、肺为代表,因深部温度无法测量,临床上通常以口腔温度 36.7~37.3 ℃、直肠温度 36.9~37.9 ℃、腋下温度 36.0~37.3 ℃来表示成年人正常体温,当体温上升超过平均值 0.5 ℃时称为体温升高。体温升高不等同于发热(图10-2)。

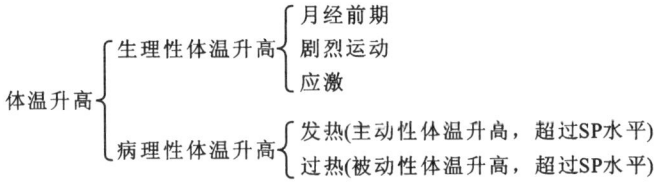

图 10-2　体温升高的分类

注:SP,体温调定点。

发热(fever)是指由于致热原的作用使体温调节中枢的调定点上移,从而引起中枢调节性体温升高。临床上常以腋下温度超过 37.3 ℃为发热的判定标准:37.3~38 ℃为低热,

38~39 ℃为中度发热,39~40 ℃为高热,40 ℃以上为超高热。发热时中枢调节体温功能仍正常,只不过是由于调定点上移,体温调节在高水平上进行而已。

某些病理情况如脑出血、脑外伤等所致体温调节中枢损伤,或先天性汗腺发育不良、环境高温等所致散热障碍,以及甲状腺功能亢进等所致机体产热功能增强等,这些情况导致的体温升高不伴有体温调定点的上移,属于非中枢调节性被动性体温升高,称为过热。此时体温调节中枢的体温调节功能不能实现,尤其在高温环境容易引起体温升高。另外,某些生理情况下也可出现体温升高,如剧烈运动、月经前期、情绪激动、进食等,称为生理性体温升高。生理性体温升高随该生理过程结束而自动恢复,无需干预。

第二节　发热的原因和发病机制

一、发热激活物

发热是先由发热激活物作用于机体,刺激机体产生和释放内生致热原(endogenous pyrogen,EP),再经一些后继环节引起体温升高。发热激活物包括感染性发热激活物和非感染性发热激活物。

（一）感染性发热激活物

1. 细菌及其毒素　革兰氏阴性菌如大肠杆菌、伤寒杆菌、脑膜炎球菌等及其内毒素(endotoxin,ET),以及革兰氏阳性菌如肺炎球菌、葡萄球菌、链球菌、白喉杆菌等及其产生的外毒素,均可作为发热激活物导致机体发热。此外,结核杆菌全菌体及细胞壁中所含的肽聚糖、多糖和蛋白质都具有致热作用。

2. 病毒　典型的有流感病毒、副流感病毒、SARS(severe acute respiratory syndrome)病毒、麻疹病毒等。其中被流感病毒和 SARS 病毒等感染后,主要的症状之一就是发热。

此外,真菌、螺旋体(包括钩端螺旋体、回归热螺旋体及梅毒螺旋体等)、疟原虫感染也是引起发热的原因之一。

（二）非感染性发热激活物

1. 抗原-抗体复合物　人类的一些自身免疫性疾病(如系统性红斑狼疮、类风湿等),因患者血液循环中持续存在的抗原-抗体复合物而引起顽固性发热。

2. 类固醇　体内某些类固醇产物对人体有明显的致热性,如睾酮的中间代谢产物本胆烷醇酮是其典型代表,将其肌内注入人的肌肉中可产生明显发热。

其他如尿酸结晶、硅酸盐结晶等也有致热作用,心肌梗死时的无菌性炎症刺激机体可引起发热,此外,某些疫苗成分也有致热作用。

二、内生致热原

内生致热原(EP)是产 EP 细胞在发热激活物的作用下产生和释放的内源性致热物质。

（一）EP 的种类

现已发现有多种 EP,被公认的 EP 有白细胞介素-1(interleukin-1,IL-1)、肿瘤坏死因子(tumor necrosis factor,TNF)、干扰素(interferon,IFN)、白细胞介素-6(interleukin-6,IL-6)等。

(二)EP 的产生和释放

所有能够产生和释放 EP 的细胞都称为产 EP 细胞,单核细胞是产生 EP 的主要细胞,此外,组织巨噬细胞,包括肝星状细胞、肺泡巨噬细胞、腹腔巨噬细胞和脾巨噬细胞及内皮细胞、淋巴细胞和某些肿瘤细胞也能够产生 EP。这些细胞与发热激活物(如 LPS)结合后,即被激活,从而启动 EP 的合成过程,EP 在细胞内合成后即可释放入血。

三、发热的体温调节机制

(一)发热中枢调节介质

大量研究证明:EP 不是引起中枢调定点上升的最终物质,EP 可能是首先作用于体温调节中枢,引起发热中枢介质的释放,继而引起调定点的上移。发热中枢介质可分两类:正调节介质和负调节介质。正调节介质与体温变化呈正相关,其在脑组织的含量升高,将导致体温升高。正调节介质包括前列腺素 E、Na^+/Ca^{2+} 值、环-磷酸腺苷、促肾上腺皮质激素释放素及一氧化氮。中枢内负调节介质的释放,对调定点的上移和体温的上升起限制作用。现已证实的负调节介质主要包括精氨酸加压素(AVP)、黑素细胞刺激素(α-MSH)及膜联蛋白 A1 等。

(二)发热的体温调节机制

1. 调定点上移　发热时,来自体内和体外的发热激活物作用于产 EP 细胞,引起 EP 的产生和释放,EP 再经血液循环到达颅内,引起中枢发热介质的释放,使调定点上移。

2. 体温有限上升　由于体温低于新调定点水平,体温调节中枢对产热和散热进行调整,从而把体温升高到与新调定点相适应的水平。在体温上升的同时,负调节介质开始释放,从而限制调定点的上移和体温的上升。正、负调节介质相互作用的结果决定体温上升的水平。因此,发热时体温很少超过 41 ℃。这是机体的自我保护功能和自稳调节的体现。

3. 发热的有限时程　发热持续一定时间后,随着激活物被控制或消失,EP 及增多的介质被清除或降解,调定点恢复到正常水平,体温也相应被调控下降至正常。

第三节　发热的时相和热代谢特点

发热过程大致分为三个时相(图 10-3)。

一、体温上升期

在发热的开始阶段,体温调节中枢的调定点上移,此时,原来的正常体温低于调定点的新水平,中枢调节产热与散热过程。一方面,中枢发出指令经交感神经引起皮肤血管收缩和血流减少,皮肤散热减少;同时中枢发出指令到达产热器官,引起寒战和物质代谢加强,产热随之增加。此期,由于皮肤血管血流减少,立毛肌收缩,患者出现皮肤苍白和起鸡皮疙

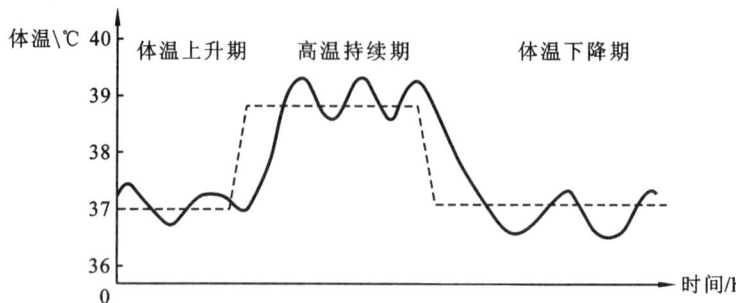

图 10-3 正常体温曲线与调定点关系模式图

注:虚线表示调定点,实线表示体温。

瘩等症状;皮肤温度的下降,兴奋皮肤冷感觉感受器,患者自觉发冷,称为恶寒;由于骨骼肌不自主的节律性收缩,可引起寒战症状。此期热代谢特点如下:机体一方面减少散热,另一方面增加产热,使产热大于散热,热量蓄积,体温升高。

二、高温持续期

当体温升高达到调定点的新水平时,体温就在此高水平上波动,故称高温持续期,也称高峰期。此期,患者寒战停止,发冷与鸡皮疙瘩均消失。因散热反应增强,皮肤血管由收缩转为舒张,血流量增加,故皮肤温度升高,患者有酷热的感觉,同时皮肤由苍白转为发红。由于皮肤温度升高,水分蒸发相应增多,可有口干、唇燥等感觉。此期的热代谢特点如下:机体的高产热和高散热维持动态平衡,体温在较高温度维持稳定。

三、体温下降期

高温持续期后,由于激活物、EP及发热介质等刺激物的消除,体温调节中枢的调定点返回到正常水平。此时由于体温高于已回降的调定点,中枢进行散热调节,通过抑制交感神经使皮肤血管扩张,加强散热;同时又增加汗腺分泌,通过大量出汗蒸发散热。

此期的热代谢特点如下:体温负调节占优势,机体散热大于产热,体温下降,降至与正常的调定点水平相适应。

第四节 发热时机体的功能和代谢变化

一、物质代谢的变化

发热时物质代谢加快,通常体温每升高 1 ℃,基础代谢率约升高 13%,如果持续发热,营养物质没有得到相应补充,患者会因自身物质的消耗而消瘦,体重下降。

(一)糖代谢

发热时因产热的需要,能量消耗明显增高,糖的分解代谢明显增强,糖原储备减少,尤其寒战期糖的消耗更大,肌肉收缩引起耗氧增加而摄氧不足,能量产生大部分来源于无氧酵解,组织内生成大量乳酸。

（二）脂肪代谢

发热患者由于能量消耗,糖原储备不足,加上发热患者食欲较差,营养摄入不足,机体则动员脂肪储备,脂肪分解代谢明显增强。

（三）蛋白质代谢

正常成人每日需摄入 $30\sim45$ g 蛋白质才能维持总氮平衡。发热时患者体内蛋白质分解代谢加强,此时若蛋白质未能得到及时补充,将产生负氮平衡。

（四）水、盐及维生素代谢

体温上升期,尿量明显减少,Na^+ 和 Cl^- 的排泄减少。在体温下降期,患者因尿量恢复和大量出汗,Na^+ 和 Cl^- 排出增多。高温持续期的皮肤和呼吸道水分蒸发明显增加及体温下降期的大量出汗可导致水分大量丢失,严重者可引起脱水。

发热尤其是长期发热的患者,因糖、脂肪和蛋白质分解代谢加强,各种维生素的消耗也增多,同时由于食欲下降,维生素摄入往往不足,容易引起各类维生素,尤其是 B 族维生素和维生素 C 的缺乏,应注意及时补充。

二、生理功能的变化

（一）中枢神经系统功能改变

发热使神经系统兴奋性增高,特别是高热时,患者可出现烦躁、谵妄、幻觉,有些患者出现头痛,也有高热患者中枢神经系统可处于功能抑制状态而出现淡漠、嗜睡等。小儿在高热中,尤其是体温上升很快时,容易出现抽搐,常见于出生后 6 个月至 6 岁的儿童,称为热惊厥,可能与小儿中枢神经系统尚未发育成熟有关。

（二）循环系统功能改变

发热时以心率加快为突出表现,体温每升高 1 ℃,心率约增加 18 次/分,儿童可增加更快。心率过快和心肌收缩加强会增加心脏负荷,对心肌劳损或心脏潜在病灶的患者易诱发心力衰竭。因此,发热患者应安静休息,尽量减少体力活动,避免情绪激动,以免心率过快。

发热时血压变化不明显,体温上升期心率加快和外周血管收缩,可使血压轻度升高;高温持续期和体温下降期因外周血管舒张,血压可轻度下降。少数患者可因体温骤降、大量出汗,引起低血容量性休克,需要积极预防和及时抢救。

（三）呼吸系统功能改变

发热时高体温可刺激呼吸中枢兴奋并提高呼吸中枢对 CO_2 的敏感性,另外,代谢增强使 CO_2 生成增多,这些因素共同导致呼吸加快、加深,从而有利于机体摄入 O_2,排出 CO_2 及散发热量。

（四）消化系统功能改变

发热时,消化液分泌减少,胃肠蠕动减弱,患者有食欲减退、消化不良、口干、恶心、呕吐、食欲减退、腹胀便秘、口腔溃疡等临床征象。此时,机体代谢快而进食少,且对脂肪、蛋白质消化吸收差,容易造成体质虚弱,故发热期间应给予多糖、多维生素、营养丰富且容易消化的清淡饮食。

(五) 免疫系统功能改变

发热作为许多疾病早期机体对组织损伤(尤其是感染所致组织损伤)的一种防御性反应,对生物机体康复有着积极意义。一定程度的发热能使免疫系统整体功能增强,其原因有三点。

(1) 一定程度的体温升高可增强吞噬细胞的游走和吞噬活力,提高机体对致热原的清除能力,使肝脏氧化过程加速,提高其解毒能力。

(2) 来源于产 EP 细胞的大量 EP(如 IL-1、IL-6、TNF、IFN 等)本身就是免疫调控因子,除导致发热外,还分别具有抑制或杀灭肿瘤细胞的作用,促进 T、B 淋巴细胞增殖及分化,诱导细胞毒淋巴细胞生成,增强自然杀伤细胞活力,提高吞噬细胞杀菌活性等作用。

(3) 实验证明,有些致病微生物对热比较敏感,一定程度的高温可将其灭活或可抑制其增殖。发热时免疫功能总体是增强的,但持续发热或过高温度的发热可造成免疫系统功能紊乱。

第五节 发热防治的病理生理学基础

一、治疗原发病

病因明确者治疗原发病,病因不明者需积极寻找病因。

二、解热原则

(1) 对于体温低于 40 ℃的发热,又不伴有其他严重疾病者,可不急于解热。

发热是疾病的信号,体温曲线的变化可以反映病情和转归。对某些有潜在病灶的病例,除了发热以外,其他临床征象不明显,若过早予以解热,便会掩盖病情,延误原发病的诊断和治疗。因此,对于一般发热的病例,主要应针对物质代谢的加强和大汗脱水等情况,予以补充足够的营养物质、维生素和水,并观察体温变化。

(2) 对于以下能够加重病情或机体不能耐受的发热病例,应及早解热。

① 过高热病例(体温高于 40 ℃),尤其体温达到 41 ℃以上者,无论有无明确的原发病,都应尽早解热。

② 小儿高热,容易诱发惊厥,更应及早解热,预防高热为佳。

③ 对心功能不全及心肌损害等心脏病患者,因发热时心跳加速,血液循环加快,心脏负担增加,容易诱发心力衰竭,应及早解热。

④ 妊娠期的妇女应及早解热,妊娠早期的妇女如果发热,有致畸胎的危险。妊娠中期、晚期,循环血量增多,心脏负担加重,发热会进一步增加心脏负担,有诱发心力衰竭的可能性。

解热只是对症治疗,要同时进行病因治疗,否则退热不能持久。

能力检测

1. 什么叫发热？发热的判断标准是什么？
2. 试述发热与过热的异同点。
3. 发热的激活物有哪些？
4. 体温调节的机制是什么？
5. 试述发热三个时相机体热代谢的特点。

（张俊会）

第十一章
心功能不全

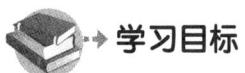 **学习目标**

掌握:心功能不全的概念、发生机制;心功能不全时机体的功能和代谢变化及机制。

熟悉:心功能不全的原因、诱因、代偿方式及意义。

了解:心功能不全的分类和防治原则。

病例引导

患者,女,37岁,农民。10年前曾先后出现右膝关节、肩及左臂关节疼痛伴红肿,经治疗(用药不详)痊愈。近3个月来出现活动后心悸、胸闷,伴有咳嗽及痰中带血。1个月前出现双下肢水肿,心悸、气促较前加重,夜间平卧后即感气喘、胸闷难受,坐起后感觉好转。近十天来因感冒,上述症状进一步加重入院。

体格检查:体温38℃,脉搏123次/分,呼吸25次/分,血压120/80 mmHg(16/10.7 kPa)。发育正常,营养中等,神志清楚,查体合作,半坐位。双侧扁桃体Ⅰ°肿大。颈静脉怒张。两肺可闻及中小水泡音。心界扩大,心尖区可闻及Ⅲ级收缩期吹风样杂音及舒张期隆隆样杂音,肺动脉瓣区第二心音亢进,腹部膨隆,肝大,在锁骨中线肋下5 cm,有压痛,质地中等硬度,脾于肋下3 cm。双下肢水肿。

问:1. 请诊断并列出主要依据。

2. 该病的诱因及机制是什么?

3. 该患者心率加快的原因是什么?有何利弊?

4. 该患者夜间平卧感气喘、胸闷,坐起来后会好转,这是为什么?

5. 该患者出现颈静脉怒张和肝、脾大,说明什么?

病例引导

患者,女,39岁。幼时有"风湿性心脏病二尖瓣狭窄"治疗史,具体治疗不详。5年前发现心房纤颤,近年来逐渐加重,1年前在上坡或登楼梯时感到头晕、心悸、气促,休息后好转。最近症状进一步恶化,2周来有时夜晚入睡后感到胸闷而惊醒,并坐起喘气和咳嗽,3天前因感冒引起气促加重。

体格检查:体温37 ℃,脉搏56次/分,呼吸28次/分。半坐位。重病容,口唇和指端发绀,颈静脉怒张。两肺底可闻及湿性啰音。心尖抬举性搏动,心率115次/分,心音强弱不等,节律不齐,心尖部可闻及收缩期吹风样及舒张期隆隆样杂音。肝于肋缘下6 cm,有压痛。双下肢水肿,腹水(十)。

问:1. 该患者发生心功能不全的原因和机制是什么?

2. 心功能不全的类型有哪些? 该患者属于哪一类?

3. 该患者因二尖瓣狭窄会出现哪种类型的心肌肥大? 有何意义?

4. 该患者出现口唇和指端发绀,为什么?

5. 该患者的治疗原则是什么?

血液在心血管内周而复始的循环流动,不断给全身组织、细胞提供氧气等营养物质,同时带走各种代谢废物,从而维持机体的新陈代谢,使生命得以延续。血液循环的动力来自心脏协调、有节律地收缩和舒张。心脏的这种活动形式犹如泵,故心脏功能又称心泵功能。

心脏是循环系统的泵器官,在生理条件下,心脏的泵血量能够适应机体不同水平的代谢需求,表现为心输出量可随机体代谢率的升高而增加。在各种致病因素作用下,心脏的收缩和(或)舒张功能发生障碍,使心输出量绝对或相对减少,即心泵功能减弱,以致不能满足机体代谢需求的病理过程或综合征称为心功能不全(cardiac insufficiency)。心功能不全包括代偿阶段和失代偿阶段。在代偿阶段,患者无明显的症状和体征;而在失代偿阶段,患者有心输出量减少和肺循环或体循环淤血的症状和体征,此阶段也称为心力衰竭(heart failure)。心功能不全和心力衰竭两者在发病学上的本质是相同的,只是在程度上有所区别,在临床实践中两者往往通用。

第一节 心功能不全的病因、诱因及分类

一、心功能不全的病因

心功能不全的病因很多,可以概括为两大类。

(一)原发性心肌舒缩功能障碍

1. 心肌损害 心肌细胞发生变性、坏死及组织纤维化等形态及结构的改变,结构是功能的基础,进而导致心肌舒缩性能降低。心肌损害常见于心肌梗死、心肌炎、心肌纤维化和

心肌病等病变。

2. 心肌代谢障碍 心肌能量代谢障碍,导致心脏舒缩能力降低,久之亦合并有结构异常,常见于冠状动脉粥样硬化、严重的维生素 B_1 缺乏、严重贫血等。

（二）心脏负荷过重

1. 容量负荷过重 容量负荷过重又称前负荷过重。左心室容量负荷过重主要见于二尖瓣或主动脉瓣关闭不全;右心室容量负荷过重主要见于室间隔缺损、三尖瓣或肺动脉瓣关闭不全;严重贫血、甲状腺功能亢进及动-静脉瘘等高动力循环状态时,左、右心室容量负荷都增加。

2. 压力负荷过重 压力负荷过重又称后负荷过重。左心室压力负荷过重主要见于高血压、主动脉瓣狭窄等;右心室压力负荷过重主要见于肺动脉高压、肺动脉瓣狭窄;血黏度明显增加时,左、右心室压力负荷都有所增加。

心脏长期负荷过重,心肌发生适应性重塑,以克服增高的负荷,维持相对正常的心输出量,但这种长期的适应性代偿会导致心肌结构改变,心肌舒缩功能降低。

二、心功能不全的诱因

据统计,临床上 90% 以上心功能不全的发生都有明确的诱因。凡是能增加心脏负担,使心肌耗氧量增加和(或)供血、供氧减少的因素都可能成为心功能不全的诱因。常见的诱因如下。

（一）感染

各种感染是心功能不全最常见的诱因,如心内膜感染、泌尿道感染,尤其是呼吸道感染。感染诱发心功能不全的机制如下:①感染时机体出现的发热,可引起交感神经兴奋、代谢率升高而增加心肌耗氧量;②发热时心率加快可使心脏舒张期缩短,心室充盈减少导致心肌供血、供氧减少;③致病微生物及其毒素等产物可以直接损伤心肌;④呼吸道感染可引起呼吸道病变,如支气管痉挛、水肿等,使肺循环阻力增大,右心室负荷加重。

（二）电解质代谢和酸碱平衡紊乱

1. 高钾血症和低钾血症 钾代谢紊乱易引起心肌兴奋性、传导性、自律性和收缩性的改变,导致心律失常而诱发心功能不全。

2. 酸中毒 主要是通过干扰心肌钙离子转运和抑制钙与肌钙蛋白的结合而使兴奋-收缩耦联障碍,进而导致心肌的收缩功能降低。

（三）心律失常

心律失常尤其是快速型心律失常,如室上性心动过速、心房颤动、心房扑动等可诱发和加重心功能不全。因为心率增快可使心肌耗氧量增加,又可使舒张期缩短,一方面减少冠状动脉的供血,另一方面引起心室充盈不足,心输出量降低。此外,快速型心律失常引起的房室收缩不协调,也可因心输出量下降而诱发心功能不全。缓慢型心律失常如高度房室传导阻滞,当每搏心输出量的增加不能弥补心率减少造成的心输出量下降时可诱发心功能不全的发生。

（四）妊娠与分娩

妊娠与分娩可诱发心功能不全,尤其是心力储备降低的妇女。其主要原因有如下三点。①妊娠期血容量增加,至临产期可比妊娠前增加 20% 以上,且血浆容量增加超过红细胞数量的增加。因此易出现稀释性贫血及心脏负荷加重。②妊娠特别是分娩时疼痛、精神紧张,使交感-肾上腺髓质系统兴奋,心率加快,一方面可引起心肌耗氧量增加,另一方面可造成冠状动脉供血不足而引起心肌缺氧。③外周小血管收缩,循环阻力升高,心脏压力负荷增大。

除上述常见的心功能不全的诱因外,过量或过快的输液、劳累、紧张、精神压力过大、环境和气候变化、洋地黄中毒、外伤与手术等均可加重心脏负荷,诱发心功能不全。

三、心力衰竭的分类

根据心力衰竭的发生部位、发生速度、病变程度和舒缩特性,心力衰竭有多种分类方法。

（一）按心力衰竭的发生部位分类

1. 左心衰竭　由于左心室泵血功能下降,使左心房压力增高,肺静脉回流到左心受阻导致肺循环淤血、肺水肿,常见于冠心病、高血压病、主动脉(瓣)狭窄及关闭不全等。

2. 右心衰竭　由于右心室负荷过重,不能将体循环回流的血液充分排至肺循环,导致体循环淤血、静脉压升高,下肢甚至全身性水肿,常见于慢性阻塞性肺疾病、肺动脉狭窄、肺动脉高压及某些先天性心脏病(如法洛四联症和房室间隔缺损)。

3. 全心衰竭　左、右心室同时或先后发生衰竭,称为全心衰竭,可见于病变同时侵犯左、右心室,如心肌炎、心肌病等,亦可以由一侧心力衰竭波及另一侧演变而来。例如,左心衰竭导致肺循环阻力增加,久之发生右心衰竭;右心衰竭使经肺循环到左心的血量减少,使心输出量减少,冠状动脉血流减少而导致左心衰竭。

（二）按心肌收缩与舒张功能障碍分类

1. 收缩性心力衰竭　因心肌收缩功能障碍而致泵血量减少而引起的心力衰竭,临床标志是左室射血分数减少,常见于冠心病和心肌病等。

2. 舒张性心力衰竭　在心室收缩功能正常的情况下,由于心室顺应性降低,使心室充盈减少。近年来,舒张性心力衰竭日益受到关注,常见于高血压伴左心室肥厚、肥厚型心肌病、主动脉瓣狭窄、缩窄性心包炎等。

（三）按心输出量的高低分类

1. 低输出量性心力衰竭　患者的心输出量低于正常群体的平均水平,常见于冠心病、高血压病、心脏瓣膜性疾病及心肌炎等引起的心力衰竭。

2. 高输出量性心力衰竭　主要见于严重贫血、妊娠、甲状腺功能亢进症、动-静脉瘘及维生素 B_1 缺乏症等。上述疾病时因血容量扩大或循环速度加快,静脉回流增加,心脏过度充盈,代偿阶段其心输出量明显高于正常,处于高动力循环状态。由于心脏容量负荷长期过重,供氧相对不足,能量消耗过多,一旦发展至心力衰竭,心输出量较心力衰竭前(代偿阶段)有所下降,不能满足上述病因造成的机体高水平代谢的需求,但患者的心排出量仍高于或不低于正常群体的平均水平,故称为高输出量性心力衰竭。

(四)按心力衰竭的发生速度分类

1. 急性心力衰竭 起病急,发展迅速,心输出量在短时间内大幅度下降,机体来不及动员代偿机制,常见于急性心肌梗死、严重的心肌炎。

2. 慢性心力衰竭 起病缓慢,机体有充分时间动员代偿机制。在代偿阶段患者心力衰竭症状不明显,在疾病后期机体代偿能力丧失,心输出量不能满足机体代谢需要,心力衰竭的症状逐渐显露,心力衰竭进入失代偿期,常见于高血压病、心瓣膜病和肺动脉高压等。

第二节 心功能不全时机体的代偿反应

心脏泵血功能受损时,体内出现一系列的代偿活动,通过多种途径激活神经-体液调节机制,通过心内、心外代偿途径来防止心输出量的过度减少,以满足机体的代谢需要。急性心力衰竭时机体来不及代偿,患者短时间就发生严重心力衰竭。相反,心瓣膜病患者发生心力衰竭前往往可经历数年甚至数十年的代偿期,患者没有明显的心力衰竭的症状和体征。

在神经-体液机制的调控下,机体对心功能降低的代偿反应可以分为心脏自身的代偿反应和心外机体的代偿反应两部分。

一、心脏自身的代偿反应

心脏自身的代偿反应包括心率加快、心脏扩张、心肌收缩力增强和心室重塑。其中,心率加快、心脏扩张和心肌收缩力增强属于功能性调整,可以在短时间内被动员起来;而心室重塑是心脏长期负荷过重时通过改变心室的结构、代谢和功能而发生的慢性代偿反应。

(一)心率加快

心率加快是一种快速代偿反应,贯穿于心功能不全发生和发展的全过程。

1. 心率加快的机制 ①由于心输出量减少,对主动脉弓和颈动脉窦压力感受器的刺激减弱,经窦神经传到中枢的抑制性冲动减少,交感神经兴奋,引起心率加快;②心脏泵血减少使心腔内剩余血量增加,心室舒张末期容积和压力升高,可刺激右心房和腔静脉容量感受器,经迷走神经传入纤维至中枢,使迷走神经抑制,交感神经兴奋;③如果合并缺氧,可以刺激主动脉体和颈动脉体化学感受器,使呼吸加深、加快,通过肺牵张反射引起心率加快。

2. 心率加快的意义 心输出量是每搏输出量与心率的乘积,在一定的范围内,心率加快可提高心输出量,并可提高舒张压,有利于冠状动脉的血液灌流,对维持动脉血压,保证重要器官的血流供应有积极意义。心率加快的代偿作用也有一定的局限性,其原因如下:①心率加快,心肌耗氧量增加;②心率过快(成人心率大于180次/分),由于心脏舒张期明显缩短,冠状动脉灌流量减少,使心肌缺血、缺氧加重,并且心室充盈时间明显缩短,充盈量减少,使每搏输出量减少,心输出量降低。因此,一定范围内心率加快对心力衰竭具有代偿意义,而心率过快不但失去代偿作用,反而会促进心力衰竭的发生。

（二）心脏扩张

1. Frank-Starling 定律 肌节长度在 1.7～2.2 μm 的范围内，心肌收缩能力随心脏前负荷（心肌纤维初长度）的增加而增加。当肌节长度达到 2.2 μm 时，粗、细肌丝处于最佳重叠状态，形成有效横桥的数目最多，产生的收缩力最大，这个肌节长度称为最适长度。当肌节长度超过 2.2 μm 时，有效横桥的数目减少，心肌收缩力下降，每搏输出量减少。当肌节长度达到 3.6 μm 时，粗、细肌丝不能重叠而丧失收缩能力。

2. 心脏紧张源性扩张 正常情况下，左心室舒张末期压在 0～6 mmHg 的范围内，肌节长度为 1.7～1.9 μm，尚未达到最适初长度，因此，随着左心室舒张末期充盈量增加，肌节长度增长，心肌收缩力和心输出量会逐渐增大。在心力衰竭时，由于每搏输出量降低，心室残余血量增多，使心室舒张末期容积增加，导致心肌纤维初长度增大（肌节长度不超过 2.2 μm），此时，心肌收缩力增强，代偿性增加每搏输出量，这种伴有心肌收缩力增强的心腔扩大称为心脏紧张源性扩张。

3. 心脏肌源性扩张 当前负荷过大，舒张末期容积或压力过高时，心室扩张使肌节长度过长（肌节长度超过 2.2 μm），心肌收缩力反而下降，每搏输出量减少。这种心肌过度拉长并伴有心肌收缩力减弱的心腔扩大称为肌源性扩张，其已失去增加心肌收缩力的代偿意义。此外，过度的心室扩张还会增加心肌耗氧量，加重心肌损伤。因此，在一定限度内的心室扩张可增加心肌收缩力，对心力衰竭具有代偿意义。心室过度扩张反而失去代偿作用并且加重心力衰竭。

（三）心室重塑

心室重塑是心室在长期容量负荷和压力负荷增加时，通过改变心室的结构、代谢和功能而发生的慢性代偿适应性反应。近年来的研究资料表明，心脏的结构性适应不仅有量的增加，即心肌肥大，而且还伴随着质的变化，即心肌细胞表型的改变。

1. 心肌肥大 心肌肥大是指心肌细胞体积增大、重量增加，是心脏长期负荷过度逐渐形成的一种慢性代偿机制。但是，当心肌肥大达到临界值（成人心脏重量超过 500 g 或左室重量超过 200 g）时，心肌细胞亦可有数量的增多。心肌肥大后，心肌的总收缩力增加，可以在相当长的时间内处于功能稳定状态，使心输出量维持在适应机体需要的水平，而不发生心力衰竭。心肌肥大分为向心性肥大和离心性肥大。

（1）向心性肥大：由于长期压力负荷过度，收缩期心室壁张力持续增加，肌节呈并联性增生，心肌纤维增粗。其特征是心室壁显著增厚而心腔容积正常甚至减小，心室壁厚度与心腔半径之比增大，常见于高血压性心脏病及主动脉瓣狭窄。

（2）离心性肥大：由于长期容量负荷过度，舒张期心室壁张力持续增加，肌节呈串联性增生，心肌纤维增长。其特征是心腔容积显著增大与心室壁轻度增厚并存，心室壁厚度与心腔半径之比基本保持正常，常见于二尖瓣或主动脉瓣关闭不全。

心肌肥大可以在两方面发挥代偿作用：一是可以增加心肌的收缩力，有助于维持心输出量；二是降低心室壁张力而减少心肌的耗氧量，有助于减轻心脏负担。因此，心肌肥大有积极的代偿作用。但心肌肥大的代偿作用也是有一定限度的，过度肥大心肌可发生不同程度的缺血、缺氧、能量代谢障碍和心肌舒缩能力减弱等，使心功能由代偿转为失代偿。

2. 心肌细胞表型改变 由于所合成的蛋白质的种类变化所致的心肌细胞"质"的改

变。在引起心肌肥大的机械信号和化学信号刺激下,可使在成年心肌细胞处于静止状态的胎儿期基因被激活,如心房钠尿肽基因、β-肌球蛋白重链基因等,合成胎儿型蛋白质增加;或是某些功能基因表达受到抑制,发生同工型蛋白之间的转换,从而引起细胞表型改变。转型的心肌细胞可以通过分泌细胞因子和局部激素的变化,进一步促进细胞生长、增殖、凋亡及表型改变,从而使细胞器(包括细胞膜、线粒体、肌浆网、肌原纤维及细胞骨架)发生了在蛋白质分子水平上的变化。

二、心外机体的代偿反应

心功能减退时,除心脏本身发生功能和结构的代偿外,机体还会启动心外的多种代偿机制,以适应心输出量的降低。

(一)增加血容量

增加血容量是慢性心功能不全时的主要代偿方式之一。一方面,血容量增加可以使静脉回流增加,进而增加心输出量,对心功能不全具有代偿意义;另一方面,血容量增加也加重心脏的容量负荷和心肌的耗氧,使心输出量下降而加重心力衰竭。

1. 交感-肾上腺髓质系统兴奋　心功能不全时,心输出量减少,引起交感-肾上腺髓质系统兴奋,通过以下机制引起血容量增加。①肾小球滤过分数增加。交感神经兴奋,使肾出球小动脉收缩大于入球小动脉收缩,肾小球滤过率相对增加,肾小球滤过分数随之增加。由于肾小球滤过压相对增大,血中非胶体成分滤出增多,因此,通过肾小球流到肾小管周围的毛细血管的血液胶体渗透压增大,流体静压下降,近曲小管对水、钠重吸收增加。②肾素-血管紧张素-醛固酮系统激活,促进远端小管和集合管对水、钠的重吸收。③抗利尿激素(ADH)释放增多。随着钠的重吸收增加,ADH 的分泌和释放也增加,加上肝脏对 ADH 的灭活减少,使血浆 ADH 水平增高,促进远端小管和集合管对水的重吸收。

2. 肾血流量减少　心功能不全时,心输出量和有效循环血量减少进而使肾血流量减少。交感-肾上腺髓质系统兴奋,肾动脉收缩,肾血流量进一步减少。肾血流量减少引起血容量增加的机制如下:①肾血流量减少,肾小球滤过率降低,肾脏对水、钠排出减少,从而使机体血容量增加;②肾血流量减少,肾缺血使 PGE_2 合成酶活性降低,PGE_2 合成、分泌减少,促进水、钠潴留。

一定范围内的血容量增加可提高心输出量,维持动脉血压和组织灌流量,但长期过度的血容量增加可加重心脏负荷,增加心肌耗氧量,使心输出量下降而加重心力衰竭。

(二)全身血流重新分布

心功能不全时,交感-肾上腺髓质系统兴奋,儿茶酚胺增多,由于各器官对其反应性不同,使各器官血管收缩程度不同,引起全身血流重新分布。皮肤、肾与内脏器官的血流量减少,其中以肾血流量减少最为显著,而心、脑血流量不变或略增加。这样既能防止血压下降,又能保证重要器官的血液灌流。但是,若外周器官长期供血不足,亦可导致相关脏器功能减退。另外,外周血管长期收缩,也会导致心脏后负荷增大而使心输出量减少。

(三)红细胞增多

心功能不全时,体循环淤血和血流速度减慢可引起循环性缺氧,肺淤血和肺水肿又可引起乏氧性缺氧。缺氧刺激肾间质细胞分泌促红细胞生成素增加,后者促进骨髓造血功能,使红细胞和血红蛋白生成增多,以提高血液携氧的能力,改善机体缺氧。但红细胞过多又可使血液黏度增大,加重心脏后负荷,也可诱发血栓形成,使心输出量减少。

(四)组织利用氧的能力增加

心功能不全时,低灌注导致周围组织的供氧减少,组织细胞可发生一系列代谢、功能与形态、结构的改变。例如,慢性缺氧时细胞线粒体数量增多,表面积增大,细胞色素氧化酶活性增强等,这些变化可改善细胞的内呼吸功能;细胞内磷酸果糖激酶活性增强可以使细胞从糖酵解中获得能量的补充;肌肉中的肌红蛋白含量增多,可改善肌肉组织对氧的储存和利用。通过组织细胞自身代谢、功能与形态、结构的调整,使细胞利用氧的能力增强,以克服供氧不足带来的不利影响。

三、神经-体液调节在代偿中的作用

心脏本身的代偿反应和心外的代偿反应往往需要通过激活神经-内分泌系统来实现。在心功能不全的最初阶段,这些适应性变化对于维持心脏泵血功能、血流动力学稳态及重要器官的血流灌注起着十分重要的作用。但是,随着时间的推移,神经-体液调节机制失衡的有害作用也逐渐显露出来,血管紧张素Ⅱ等长期、慢性激活又能加重心肌损伤,促使心脏泵血功能降低及心功能不全的进展。在神经-体液调节机制中,最为重要的是交感-肾上腺髓质系统和肾素-血管紧张素-醛固酮系统的激活。

(一)交感-肾上腺髓质系统激活

心功能不全时,心输出量减少使交感神经兴奋,血浆儿茶酚胺浓度明显升高。交感神经兴奋的代偿作用如下:①使心肌收缩性增强、心率加快,心排出量增加,调节心脏本身的泵血功能;②通过对外周血管舒缩功能的调节,使血液在机体内重新分布,腹腔内脏等阻力血管收缩有助于维持动脉血压,保证心脏和脑重要器官的血流灌注。但长期过度地激活交感神经也会对心脏泵血功能产生许多不利影响:①外周血管收缩加重心脏后负荷;②内脏器官供血不足会引起其代谢、功能和形态、结构的改变;③心率加快,心肌耗氧量增加。同时,舒张期缩短,冠状动脉血流量减少。此时,交感神经激活的负面效应将成为使心力衰竭恶化的重要因素。

(二)肾素-血管紧张素-醛固酮系统激活

心输出量减少可激活肾素-血管紧张素-醛固酮系统。对心功能不全的代偿作用如下:①血管紧张素Ⅱ协同交感神经兴奋通过其强大的缩血管作用,有利于维持血压,调节血液的重新分布,保证心、脑的血液供应;②醛固酮增加可促进远端小管和集合管上皮细胞对水、钠的重吸收,增加血容量及前负荷,有利于恢复心输出量。肾素-血管紧张素-醛固酮系统激活过度或过久也会产生负面影响:①过度血管收缩和水、钠潴留会增加心脏前、后负荷,使病情加重;②血管紧张素Ⅱ还可直接促进心肌和非心肌细胞肥大或增殖,是导致心室重塑的主要因素。因此,心功能不全晚期肾素-血管紧张素-醛固酮系统再度激活是病情恶化的重要因素。

第三节　心功能不全的发病机制

心功能不全的发病机制较复杂,迄今尚未完全阐明。目前认为,心功能不全的本质是心脏泵功能降低,其发生的基本机制是各种原因引起的心肌收缩性减弱、心肌舒张功能异常或心脏各部舒缩活动不协调,导致心输出量下降,不能满足机体的需要。

一、正常心肌舒缩的分子基础

心肌组织由许多心肌细胞相互联结而成。心肌细胞内有成束的肌原纤维,沿心肌细胞纵轴平行。肌原纤维由多个肌节连接而成,心肌收缩与舒张的实质是肌节的缩短与伸长。

(一)收缩蛋白

肌节是心肌舒缩的基本单位,主要由粗、细肌丝组成。粗肌丝(相当于肌节的暗带区)的主要成分是肌球蛋白,由杆状的尾部、能弯曲的颈部和粗大的头部三部分构成。头部具有 ATP 酶活性,可分解 ATP,提供肌丝滑动所需要的能量。头部也含有与肌动蛋白之间形成横桥的位点,在粗、细肌丝之间的滑行中起重要作用。细肌丝(相当于肌节的明带区)的主要成分是肌动蛋白,肌动蛋白呈球形,互相串联成双螺旋的细长纤维。肌动蛋白上有特殊的位点,可与肌球蛋白形成可逆结合。肌动蛋白和肌球蛋白是心肌舒缩活动的物质基础,称为收缩蛋白。

(二)调节蛋白

调节蛋白主要由细肌丝上的向肌球蛋白和肌钙蛋白组成。向肌球蛋白呈杆状,含有两条多肽链,头尾串联并形成螺旋状细长纤维嵌在肌动蛋白双螺旋的沟槽内。肌钙蛋白由向肌球蛋白亚单位(TnT)、钙结合亚单位(TnC)和抑制亚单位(TnI)构成一个复合体。调节蛋白本身没有收缩作用,主要通过肌钙蛋白与 Ca^{2+} 的可逆性结合改变向肌球蛋白的位置,从而调节粗、细肌丝的结合与分离。

(三)心肌的兴奋-收缩耦联

当心肌细胞兴奋时,细胞外 Ca^{2+} 顺浓度差进入细胞,进一步激活肌浆网内储存的 Ca^{2+} 释放,使细胞质内 Ca^{2+} 浓度迅速升高到 10^{-5} mol/L。细胞质内 Ca^{2+} 和肌钙蛋白结合,改变向肌球蛋白的位置,从而暴露肌动蛋白上肌球蛋白的作用点,使肌球蛋白头部与肌动蛋白结合形成横桥。激活肌球蛋白头部的 Ca^{2+}-Mg^{2+}-ATP 酶,水解 ATP 释放能量,引发心肌收缩,完成由化学能向机械能的转化,形成一次兴奋-收缩耦联。在此过程中,Ca^{2+} 作为心肌兴奋-收缩耦联活动中的重要调节物质,ATP 则为粗、细肌丝的滑动提供能量。

(四)心肌的舒张

当心肌细胞复极化时,大部分 Ca^{2+} 由肌浆网摄取并储存,小部分由细胞膜钙泵转运至细胞外,使细胞质 Ca^{2+} 浓度迅速降低到 10^{-7} mol/L,Ca^{2+} 与肌钙蛋白解离,肌动蛋白的作用位点又被掩盖,横桥解除,心肌舒张。

二、心功能不全的发生机制

(一)心肌收缩功能降低

心肌收缩能力降低是造成心脏泵血功能减退的主要原因,可以由心肌收缩相关蛋白改变、心肌能量代谢障碍和心肌兴奋-收缩耦联障碍分别或共同引起(图 11-1)。

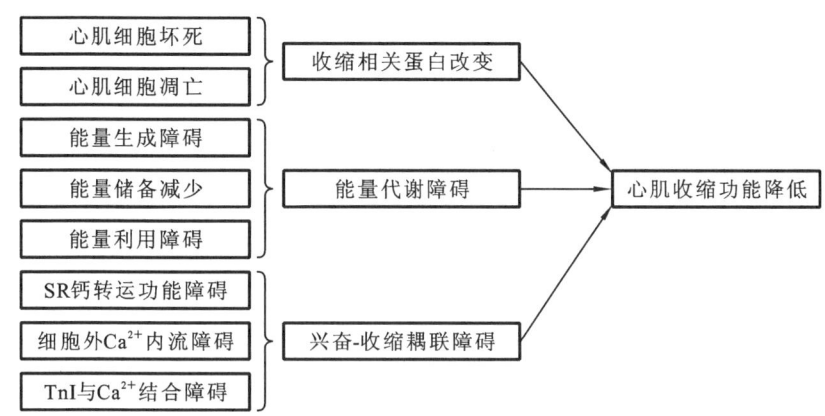

图 11-1 心肌收缩功能降低的机制

注:SR,肌浆网;TnI,肌钙蛋白抑制亚单位。

1. 心肌收缩相关蛋白改变 心肌细胞死亡后与心肌收缩有关的蛋白质即被分解破坏,心肌收缩力也随之下降。心肌细胞死亡可分为坏死与凋亡两种形式。

(1)心肌细胞坏死:引起心肌细胞坏死的常见原因有严重的缺血、缺氧、致病微生物(细菌和病毒)感染、中毒(锑、阿霉素)等,心肌细胞发生坏死,与收缩功能相关的蛋白质也被破坏,心肌收缩性严重受损。在临床上,引起心肌细胞坏死最常见的原因是急性心肌梗死。一般而言,当梗死面积达到左心室面积的 23% 时便可发生急性心力衰竭;若超过左心室面积的 40%,可导致心源性休克。

(2)心肌细胞凋亡:心力衰竭时细胞凋亡的机制可能涉及细胞应激-生长-凋亡失衡,也可能是促凋亡-抑凋亡失衡的结果。细胞凋亡引起心肌细胞数量减少,使心脏泵血功能降低而导致心力衰竭。在多种心力衰竭的动物模型及心力衰竭患者(如急性心肌梗死、扩张型心肌病)的心脏中都证实有细胞凋亡的现象存在,而且凋亡是造成老年心脏心肌细胞数减少的主要原因。干预心肌细胞凋亡已成为治疗心力衰竭的重要目标之一。

2. 心肌能量代谢障碍 心肌细胞利用脂肪酸、葡萄糖等物质,经线粒体有氧氧化产生能量,并以 ATP 和磷酸肌酸的形式储存,其中只有 ATP 能被直接利用。心肌收缩是一个主动耗能过程,任何影响心肌的能量产生、储存和利用的因素,都可导致心肌收缩性减弱。

(1)能量生成障碍:心肌在供血、供氧正常的情况下,可利用多种能源物质氧化产生ATP。心肌细胞能量生成障碍主要见于以下三点。①心肌缺血。冠心病、休克、严重贫血等可引起心肌供血减少,心肌肥大时,毛细血管的数量增加不足,肥大心肌缺血、缺氧,导致心肌收缩性减弱。冠心病引起的心肌缺血是造成心肌能量生成不足的最常见原因。②线粒体含量相对不足。过度肥大的心肌内线粒体含量相对不足,而且肥大心肌的线粒体氧化磷酸化水平降低。③维生素 B_1 缺乏引起丙酮酸氧化脱羧障碍,也使心肌细胞有氧氧化障碍,导致 ATP 生成不足。

(2) 能量储备减少:心肌能量以 ATP 和磷酸肌酸的形式储存,肌酸相对分子质量小且在心肌内的浓度比 ADP 大 100 倍,在磷酸肌酸激酶催化下,肌酸与 ATP 之间发生高能磷酸键转移而生成磷酸肌酸,迅速将线粒体中产生的高能磷酸键以储存形式转移至细胞质。心肌肥大初期,细胞内磷酸肌酸与 ATP 含量可在正常范围,随着心肌肥大的发展,产能减少而耗能增加,尤其是磷酸肌酸激酶同工型发生转换,导致磷酸肌酸激酶活性降低,使储能形式的磷酸肌酸含量减少。患有甲状腺功能亢进症的患者,由于代谢率增加,产生的能量多以热能的形式散发,储存的能量减少,另外,患者代谢旺盛使机体耗氧量增加,容易导致心肌收缩性减弱。

(3) 能量利用障碍:由于能量利用障碍而发生心力衰竭的最常见的原因是长期心脏负荷过重而引起心肌过度肥大。目前认为,过度肥大的心肌其肌球蛋白头部 ATP 酶的肽链结构发生变异,由原来高活性的 V_1 型 ATP 酶(由 α、α 两条肽链组成)逐步转变为低活性的 V_3 型 ATP 酶(由 β、β 两条肽链组成)。因此,即使心肌 ATP 含量是正常的,该酶不能正常水解 ATP 将化学能转化为机械能,供肌丝滑动,最终导致心肌收缩性减弱。

3. 心肌兴奋-收缩耦联障碍　心肌的兴奋是电活动,而收缩是机械活动,Ca^{2+} 在把兴奋的电信号转化为收缩的机械活动中发挥了极为重要的中介作用。任何影响心肌对 Ca^{2+} 转运和分布的因素都影响钙稳态,导致心肌兴奋-收缩耦联障碍。

(1) 肌浆网钙转运功能障碍:通过摄取、储存和释放三个环节,肌浆网维持细胞质 Ca^{2+} 的动态变化,从而调节心肌收缩性。心力衰竭时,肌浆网 Ca^{2+} 摄取和释放能力明显降低,导致心肌兴奋-收缩耦联障碍。其机制如下:①心肌缺血、缺氧时,ATP 供应不足,肌浆网 Ca^{2+}-ATP 酶含量或活性降低,使肌浆网摄取和储存 Ca^{2+} 的量减少,因此,除极化时释放的 Ca^{2+} 减少,导致心肌兴奋-收缩耦联障碍,使心肌收缩性减弱;②心肌收缩的 Ca^{2+} 主要来自肌浆网释放的 Ca^{2+},过度肥大或衰竭的心肌细胞中,肌浆网钙释放蛋白 Ry-受体的含量或活性降低,Ca^{2+} 释放量减少;酸中毒,Ca^{2+} 与钙储蛋白结合较紧密,不易解离,使肌浆网释放钙量下降。

(2) 细胞外 Ca^{2+} 内流障碍:心肌收缩时细胞质中的 Ca^{2+} 除大部分来自肌浆网外,尚有少量从细胞外经 L 形钙通道内流。Ca^{2+} 内流在心肌收缩活动中起重要作用,它不但可直接升高细胞内 Ca^{2+} 浓度,更主要的是触发肌浆网释放 Ca^{2+}。长期心脏负荷过重、心肌缺血或缺氧时,都会出现细胞外 Ca^{2+} 内流障碍,其机制如下:①心肌内去甲肾上腺素合成减少及消耗增多,导致去甲肾上腺素含量下降;②过度肥大的心肌细胞上 β 肾上腺素能受体密度相对减少;③心肌细胞 β 肾上腺素能受体对去甲肾上腺素的敏感性降低,这些机制都使 β 肾上腺素能受休兴奋引起的 L 形钙通道磷酸化降低,细胞膜 L 形钙通道开放减少,导致 Ca^{2+} 内流受阻;④细胞外液的 K^+ 与 Ca^{2+} 在心肌细胞膜上有竞争作用,因此,在高钾血症时 K^+ 可阻止 Ca^{2+} 的内流,导致细胞内 Ca^{2+} 浓度降低。

(3) 肌钙蛋白与 Ca^{2+} 结合障碍:心肌兴奋-收缩耦联的关键点是 Ca^{2+} 与肌钙蛋白结合。它不但要求细胞质的 Ca^{2+} 浓度迅速上升到足以启动收缩的阈值(10^{-5} mol/L),同时还要求肌钙蛋白活性正常,能迅速与 Ca^{2+} 结合,否则可导致兴奋-收缩耦联中断。引起肌钙蛋白与 Ca^{2+} 结合障碍的主要原因是心肌细胞酸中毒,其机制如下:①由于 H^+ 与肌钙蛋白的亲和

力比 Ca^{2+} 大,H^+ 占据了肌钙蛋白上的 Ca^{2+} 结合位点,此时即使细胞质 Ca^{2+} 浓度已上升到"收缩阈值"也无法与肌钙蛋白结合,导致心肌兴奋-收缩耦联障碍;②酸中毒还可使肌浆网中钙结合蛋白与 Ca^{2+} 亲和力增大,使肌浆网在心肌收缩时不能释放足量的 Ca^{2+};③酸中毒引起高钾血症,K^+ 与 Ca^{2+} 竞争,抑制 Ca^{2+} 内流。

(二)心肌舒张功能障碍

心脏舒张是保证心室有足够的血液充盈的基本因素,心室舒张功能障碍,心输出量随之减少。任何使心室充盈量减少、弹性回缩力降低和心室僵硬度增加的疾病都可以引起心室舒张功能降低。心肌舒张功能障碍的机制如图 11-2 所示。心肌舒张功能障碍可能由下列因素引起。

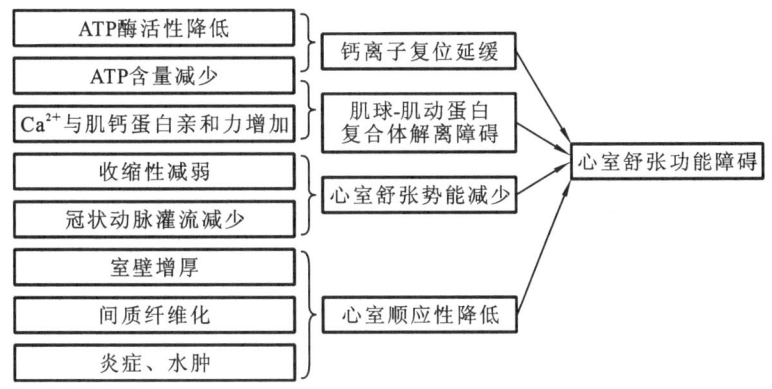

图 11-2　心肌舒张功能障碍的机制

1. 钙离子复位延缓　心肌收缩完毕后,产生正常舒张的首要因素是细胞质中 Ca^{2+} 浓度要迅速降至"舒张阈值",即从 10^{-5} mol/L 降至 10^{-7} mol/L,这样 Ca^{2+} 才能与肌钙蛋白解离,肌钙蛋白恢复原来的构型。钙离子复位延缓常见原因是心肌缺血、缺氧,由于 ATP供应不足、肌浆网 Ca^{2+}-ATP 酶活性降低,摄取 Ca^{2+} 减少;另一方面,细胞膜将细胞质内 Ca^{2+} 外排也减少,因此,使心肌收缩后细胞质内 Ca^{2+} 浓度不能迅速降低,导致 Ca^{2+} 与肌钙蛋白解离障碍,从而影响心肌舒张。

2. 肌球-肌动蛋白复合体解离障碍　正常的心肌舒张,不仅 Ca^{2+} 从肌钙蛋白上解离,还需要肌球蛋白横桥与肌动蛋白作用点迅速解离,这是一个需要 ATP 的主动过程。心肌缺血、缺氧,肌球-肌动蛋白复合体解离障碍的机制:①Ca^{2+} 与肌钙蛋白亲和力增加,使肌球-肌动蛋白复合体解离困难;②由于 ATP 缺乏,使肌球-肌动蛋白复合体解离这一耗能过程得不到充足的 ATP 供应,从而影响心室的舒张和充盈。

3. 心室舒张势能减少　心室舒张的势能来自心室的收缩,心室收缩越好这种势能就越大,对于心室的舒张也就越有利。因此,凡是削弱收缩功能的因素也可通过减少舒张势能影响心室的舒张。此外,心室舒张期冠状动脉的充盈、灌流也是促进心室舒张的一个重要因素。当冠状动脉因粥样硬化发生狭窄、冠状动脉内血栓形成、心室壁张力过大或者心室内压过高(高血压、心肌病)时,均可造成冠状动脉灌流不足,影响心室舒张。

4. 心室顺应性降低　心室顺应性是指心室在单位压力变化下所引起的容积改变。引起心室顺应性下降常见的原因有心肌肥大、心肌炎、水肿、纤维化及间质增生等引起的室壁成分改变。心室顺应性降低引起心力衰竭的机制如下：①由于心室顺应性下降，心室的扩张充盈受到限制，导致心搏出量减少；②由于左室舒张末期容积扩大时，左室舒张末期的压力进一步增大，肺静脉压随之上升，从而出现肺淤血、肺水肿等左心衰竭的临床表现；③冠状动脉灌流量减少，心肌缺血、缺氧进一步加重。因此，心室顺应性下降可诱发或加重心力衰竭。

此外，心肌细胞骨架的改变、室壁应力（后负荷）过大、心率过快、心室显著扩张及心室的相互作用也会影响心室舒张功能。

（三）心脏各部分舒缩活动不协调

为保持心功能的稳定，心脏各部、左-右心之间、房-室之间、心室本身各区域的舒缩活动处于高度协调的工作状态。也就是说，心输出量的维持除受心肌舒缩功能的影响外，还需要心房和心室、左心和右心舒缩活动的协调一致。一旦心脏舒缩活动的协调性被破坏，将会引起心脏泵血功能紊乱而导致心输出量下降。破坏心脏舒缩活动协调性最常见的原因是各种类型的心律失常。引起心力衰竭的病因如心肌炎、甲状腺功能亢进症、严重贫血、高血压性心脏病、肺心病等，特别是心肌梗死患者，心肌各部分的供血是不均一的，梗死区、边缘缺血区和非病变区的心肌在兴奋性、自律性、传导性、收缩性方面都存在差异，因此易发生心律失常，使心脏各部舒缩活动的协调性遭到破坏。心肌梗死的急性期后，坏死心肌被纤维组织取代，该处室壁变薄，收缩时可向外膨出，影响心脏泵血。有学者估计，房室活动不协调时，心输出量可下降40%。两侧心室不同步舒缩时，心输出量也有明显下降。心力衰竭的发病机制总结如图11-3所示。

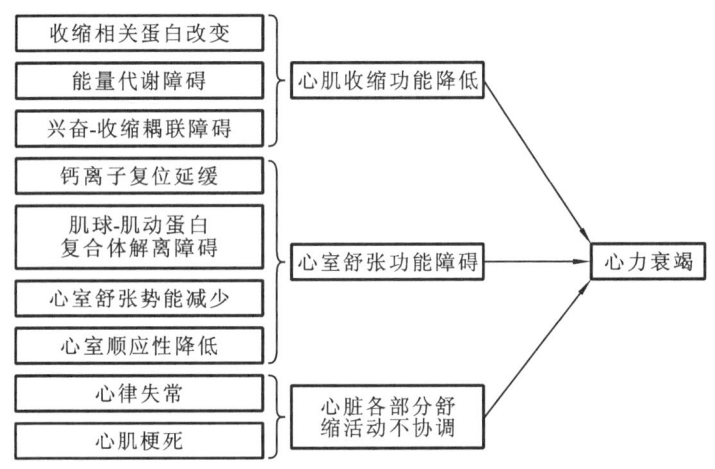

图 11-3　心力衰竭的发生机制

第四节　心功能不全时机体的功能和代谢变化

由于心功能不全发生的速度、程度和部位不一致，患者在临床上可出现多种表现，主要以心输出量不足、肺循环或体循环静脉淤血为特征，继而引起一系列的功能、代谢变化。

一、心脏功能变化

(一)评价心泵功能指标变化

心功能不全的本质是心脏泵功能降低,心输出量减少,引起血流动力学改变,评价心泵功能的指标会发生明显改变。

1. 心输出量减少及心脏指数降低　心输出量和心脏指数(cardiac index,CI)都是评价心脏泵血功能的重要指标,心脏指数是以体表面积计算的心输出量。严重心功能不全时,多数患者心输出量低于 3.5 L/min,心脏指数低于 2.2 L/(min·m²)。

2. 射血分数降低　射血分数是每搏输出量占心室舒张末容积的百分比,是评价心室射血效率的指标,能较好地反映心肌收缩力的变化。心功能不全时,由于心室舒张末容积增大,因此射血分数降低。

3. 心室舒张末期压力(或容积)增高

(1)左室舒张末期压力(LVEDP)增高:见于左室收缩功能减弱或容量负荷过重。临床上通常用肺毛细血管楔压(pulmonary capillary wedge pressure,PCWP)表示,以判断是否发生心功能不全。PCWP 正常值为 0.8～1.60 kPa(6～12 mmHg)。左心衰竭时,由于 LVEDP 和左房压增高,PCWP 也相应增高。

(2)右室舒张末期压力(RVEDP)增高:见于右室收缩功能减弱或容量负荷过重。临床上以中心静脉压(central venous pressure,CVP)反映 RVEDP 和右房压。CVP 正常值为 0.40～1.18 kPa(4～12 cmH₂O),若 CVP≥1.18 kPa(12 cmH₂O),提示右心容量负荷过度或右室射血功能降低。

(二)心输出量减少

心功能降低必然导致心输出量减少,引起外周血液灌注不足的症状与体征,严重时可发生心源性休克。

1. 皮肤苍白或发绀　由于输出量不足,加上交感神经兴奋,皮肤血管收缩,因而皮肤的血液灌流量减少,患者皮肤苍白,皮温降低,出冷汗等。严重时,患者破端皮肤呈现斑片状或网状青紫。这是由于血流速度下降,循环时间延长,组织摄氧过多,使静脉血氧含量下降,血中还原血红蛋白浓度超过 5 g/dL 时即可发生发绀。

2. 疲乏无力、失眠、嗜睡　心力衰竭时身体各部肌肉的供血减少,能量代谢水平降低,不能为肌肉的活动提供充足的能量;心力衰竭失代偿后,脑血流量开始下降。中枢神经系统对缺氧十分敏感,脑血流量下降,供氧不足,必然导致中枢神经系统功能紊乱。患者出现头晕失眠、烦躁不安、眩晕等症状,严重者发生昏迷。

3. 尿量减少　心力衰竭时由于心输出量下降,加上交感神经兴奋使肾动脉收缩,肾血液灌流量减少,肾小球滤过率下降,肾小管重吸收功能增强,尿量减少。尿量的变化在一定程度上可以反映心功能状态,心功能改善时,尿量增加。

4. 心源性休克　轻度心力衰竭时,由于机体的代偿作用,心输出血量虽有所下降,但动脉血压仍可保持相对正常。急性、严重心力衰竭(如急性心肌梗死、心肌炎、克山病等)时由于心输出量急剧减少,动脉血压也随之下降,组织血液灌流量显著减少,机体陷入休克状态。

二、体循环淤血

右心衰竭及全心衰竭时,水、钠潴留及右心压力增高,上、下腔静脉回流受阻,导致体循环淤血。主要表现有颈静脉怒张、肝颈静脉回流征阳性;肝淤血、肿大及肝功能损害;胃肠道淤血及动脉血液灌流不足,可出现消化系统功能障碍;毛细血管血压增高和水、钠潴留引起心性水肿,尤其以身体的低垂部位显著。

三、肺循环淤血

左心衰竭时,左心收缩功能减弱,射血减少,左室舒张末期压力增高,肺静脉回流受阻导致肺循环淤血。当肺淤血严重时,可出现肺水肿。肺淤血、肺水肿的共同表现是呼吸困难,具有一定的限制体力活动的保护意义。

根据肺淤血和肺水肿的严重程度,呼吸困难可有不同的表现形式。

1. 劳力性呼吸困难 轻度心功能不全患者仅在体力活动时出现呼吸困难,休息后症状消失,这种现象称为劳力性呼吸困难,为左心衰竭的最早表现。其机制如下:①体力活动时心率加快,舒张期缩短,左心室充盈减少,肺循环淤血加重;②体力活动时,回心血量增多,肺淤血加重;③体力活动时机体需氧量增加,但衰竭的左心室不能相应地提高心输出量,使机体缺氧进一步加重,呼吸中枢兴奋,呼吸加深、加快,出现呼吸困难。

2. 端坐呼吸 患者在静息时已出现呼吸困难,平卧时加重,故需被迫采取端坐位或半卧位以减轻呼吸困难的程度,称为端坐呼吸。端坐位可以减轻呼吸困难,其发生机制如下:①端坐位时下肢血液回流减少,肺淤血减轻;②膈肌下移,胸腔容积增大,肺活量增加,通气改善;③端坐位可减少下肢水肿液的吸收,使血容量降低,减轻肺淤血。

3. 夜间阵发性呼吸困难 夜间阵发性呼吸困难是左心衰竭患者夜间突然发作的呼吸困难,表现为患者夜间入睡后因突感气闷而被惊醒,被迫坐起咳嗽和喘气后有所缓解。若患者在气促咳嗽的同时伴有哮鸣音,则称为心源性哮喘。夜间阵发性呼吸困难是左心衰竭造成严重肺淤血的典型表现。其发生机制如下:①患者入睡后由端坐位改为平卧位,下半身静脉回流增多,水肿液吸收入血液循环也增多,加重肺淤血;②平卧位胸腔容积减小,不利于通气,入睡后迷走神经紧张性增高,使小支气管收缩,气道阻力增大;③熟睡后中枢对传入刺激的敏感性降低,只有当肺淤血程度较为严重、动脉血氧分压降低到一定程度时,方能刺激呼吸中枢,使患者感到呼吸困难而惊醒。

肺水肿是急性左心衰竭常见而严重的表现。肺水肿的发生机制主要由于肺毛细血管内压升高和毛细血管壁通透性增大,血浆渗出到肺间质和肺泡内而引起。患者可出现发绀、气促、端坐呼吸、咳嗽、咯粉红色(或无色)泡沫样痰等症状和体征。

左心衰竭引起长期肺淤血。肺循环阻力增加,使右心室后负荷增加,久之可引起右心衰竭。当病情发展到全心衰竭时,由于部分血液淤积在体循环,肺动脉血液供应减少,肺淤血反而减轻,呼吸困难有所缓解。

第五节　心功能不全防治的病理生理学基础

一、防治原发病及消除诱因

治疗原发病是治疗心功能不全的根本,必须采取积极有效的措施防治心功能不全的原发病,如原发性高血压、冠心病、风湿病等。此外,消除诱因是一个不可忽视的治疗环节。例如,控制感染、避免过度紧张和劳累、合理补液、纠正电解质和酸碱平衡紊乱等。

二、改善心脏舒缩功能

对于收缩功能不全性心力衰竭且心腔扩大明显、心率过快的患者,可选择性应用洋地黄类药物(地高辛),以增强心肌的收缩性。

目前,治疗舒张功能不全性心力衰竭的临床试验较少,许多患者使用与收缩性心力衰竭相似的药物,主要是用于治疗其伴随疾病,如心房颤动、高血压、糖尿病和冠心病等。然而,这些药物对心力衰竭的有效性和作用机制,长期应用的安全性等还需进一步验证。

三、减轻心脏的前、后负荷

选用适合的血管扩张剂,如 ACE 拮抗剂、动脉血管扩张剂等降低外周阻力,不仅可降低心脏后负荷,减少心肌耗氧量,而且可因射血时间延长及射血速度加快,在每搏功不变的条件下使心输出量增加。

前负荷过高可引起或加重心功能不全,对有液体潴留的心功能不全患者,应适当限制钠盐的摄入。利尿剂通过抑制肾小管对钠或氯的重吸收而排出多余的液体,降低血容量,不仅可通过降低前负荷而减轻水肿及淤血症状,也可使患者的泵血功能改善。目前,利尿剂、ACE 抑制剂和 β 受体阻滞剂是心力衰竭的常规治疗,列为 I 类推荐药物。对不能耐受ACE 抑制剂的心力衰竭患者,可考虑选用静脉血管扩张剂(如硝酸甘油),减少回心血量,减轻心脏的前负荷。

四、综合性治疗

内源性神经-体液系统的功能紊乱是引起心室重塑和心力衰竭的重要因素之一。因此,应用血管紧张素转换酶抑制剂、血管紧张素 II 受体阻滞剂等,可以阻断神经-体液系统的过度激活和心肌重塑。

此外,对于有严重血流动力学障碍的瓣膜狭窄或反流的患者,可考虑做瓣膜置换或修补术。对严重的心力衰竭患者可考虑采用人工心脏或心脏移植。

能力检测

1. 简述心功能不全时心肌收缩性减弱的机制。
2. 试比较向心性和离心性心肌肥大的原因及主要病理变化。

3. 简述心功能不全时 Ca^{2+} 内流受阻导致心肌兴奋-收缩耦联障碍的机制。

4. 简述严重酸中毒引起心肌收缩力减弱的机制。

5. 简述心功能不全时心室舒张功能障碍的机制。

6. 简述心功能不全时心率加快的机制及意义。

7. 左心衰竭患者为什么会出现端坐呼吸?

8. 左心衰竭患者为什么会出现夜间阵发性呼吸困难?

9. 试述心肌兴奋-收缩耦联障碍的发生机制。

（胡　婷）

第十二章
呼吸功能不全

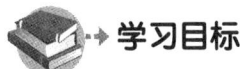 **学习目标**

掌握：Ⅰ型、Ⅱ型呼吸衰竭的概念及主要机制。

熟悉：呼吸衰竭时的主要功能代谢变化。

了解：成人呼吸窘迫综合征的发病机制。

病例引导

患者，男，54 岁，爱好吸烟，反复咳嗽、咳痰、气喘 10 余年，伴心悸、水肿 2 年。4 天前因洗澡受凉症状加重而住院。体格检查：体温 38.5 ℃，呼吸 26 次/分，脉搏 103 次/分，血压 94/60 mmHg，唇、指发绀，咽部充血，颈静脉怒张。桶状胸，肋间隙增宽，叩诊过清音，双肺广泛存在干、湿性啰音及散在哮鸣音。心浊音界叩不出，剑突下可见搏动，心率 103 次/分，律齐，未闻及病理性杂音，肺动脉瓣区第二心音亢进。腹平软，肝肋缘下 3.4 cm，剑突下 4.4 cm，质中等，肝颈静脉回流征阳性，脾未触及，双下肢轻度水肿。血气分析：PaO_2 50 mmHg，$PaCO_2$ 61 mmHg。

问：1. 该患者唇、指发绀说明什么问题？

2. 根据血气结果判断该患者出现的是哪种类型呼吸衰竭？

3. 针对此种类型呼吸衰竭，临床上如何吸氧？

病例引导

某矿工，男，38 岁，因气喘入院。矿井下工作 15 年，胸透检查，肺野内可见大量的类圆形或不规则形小阴影，其分布范围弥散于全肺，胸膜可有硅结节形成，但胸膜增厚不明显。体温 36.4 ℃，心率 103 次/分，呼吸 61 次/分。呼吸急促，发绀，两肺底有湿性啰音。肺活量 1100 mL。血气分析：PaO_2 58 mmHg，$PaCO_2$ 32.8 mmHg，pH＝7.49。

问：1. 该患者发生了哪型呼吸衰竭，机制如何？

2. 该患者为什么发生呼吸困难？

3. 该患者可能发生了哪种类型的酸碱平衡紊乱？

第一节 概 述

呼吸的主要功能是不断地给机体提供氧气和从机体排出多余的二氧化碳。完整的呼吸功能包括外呼吸、气体的运输及内呼吸三个过程。外呼吸是指外界的气体与血液的气体在肺部进行交换的过程；气体的运输过程是血液携带运输氧和二氧化碳的过程；内呼吸是指血液与组织细胞之间进行气体交换及细胞内生物氧化的过程。呼吸功能不全通常是外呼吸功能障碍的后果。

一、呼吸功能不全的概念

呼吸功能不全（respiratory insufficiency）：由于外呼吸功能严重障碍，以致在静息状态下动脉血氧分压（partial pressure of oxygen of arterial blood，PaO_2）低于正常范围，伴有或不伴有动脉血二氧化碳分压（partial pressure of carbon dioxide of arterial blood，$PaCO_2$）增高的病理过程。

呼吸衰竭（respiratory failure）：由于外呼吸功能的严重障碍以致 PaO_2 低于 8 kPa（60 mmHg），伴有或不伴有 $PaCO_2$ 高于 6.67 kPa（50 mmHg）的病理过程。

正常人在静息时的 PaO_2 随年龄和所处海拔高度而异。成年人在海平面的正常范围为：PaO_2＝（13.3－0.043×年龄）±0.66 kPa。$PaCO_2$ 的正常范围为 5.33±0.67 kPa。一般以 PaO_2 低于 8 kPa（60 mmHg），$PaCO_2$ 高于 6.67 kPa（50 mmHg）作为判断呼吸衰竭的标准。

因此，呼吸功能不全涵盖了外呼吸功能障碍的全过程，而呼吸衰竭是呼吸功能不全的严重阶段。临床上呼吸功能不全和呼吸衰竭往往通用。

二、呼吸功能不全的分类

呼吸衰竭必定有 PaO_2 降低。常见的分类方法如下：①根据 $PaCO_2$ 是否升高将呼吸衰竭分为低氧血症型（Ⅰ型）和高碳酸血症型（Ⅱ型）；②根据主要发病机制的不同，分为通气性和换气性；③根据原发病变部位不同，分为中枢性和外周性；④根据发病的急缓，分为急性和慢性。

第二节　呼吸功能不全的病因和发病机制

一、呼吸功能不全的病因

从呼吸中枢到外周气道和肺泡的病变,凡可严重阻碍呼吸运动和肺内气体交换者(图12-1),皆可引起呼吸衰竭。常见原因如表 12-1 所示。

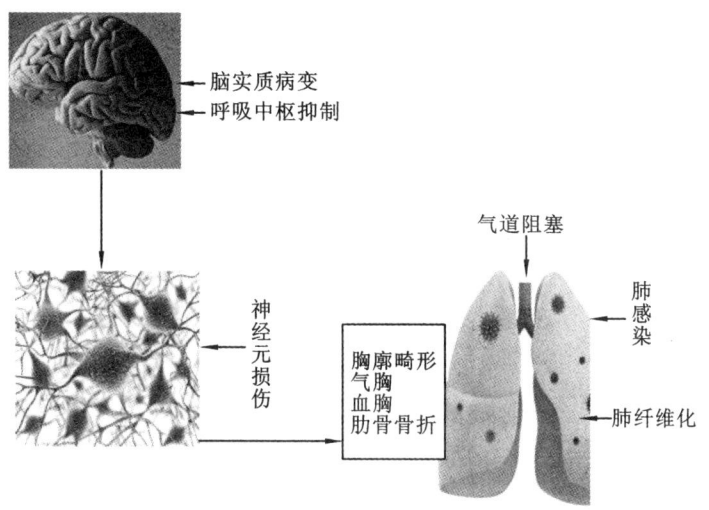

脑实质病变
呼吸中枢抑制

神经元损伤

胸廓畸形
气胸
血胸
肋骨骨折

气道阻塞

肺感染

肺纤维化

图 12-1　呼吸衰竭常见的病变

表 12-1　呼吸衰竭的常见原因

1. 神经-肌肉系统疾病

　　脑部疾病(如脑外伤、脑肿瘤、脑炎、脑水肿等)

　　镇静剂或麻醉剂的过量使用直接或间接抑制呼吸中枢,脊髓及外周神经损伤(脊髓颈段或高位胸段损伤、脊髓灰质炎、脊神经根炎及多发性外周神经炎等),肌肉疾病(营养不良症、重症肌无力、低钾血症和呼吸肌疲劳等)

2. 胸部和胸膜病变

　　外伤(如多发性肋骨骨折、胸部严重创伤等)、胸腔积液与气胸、胸膜粘连与纤维化等

3. 呼吸道阻塞性疾病

　　狭窄或阻塞(如喉头水肿、支气管异物、纵隔肿瘤压迫等)、下呼吸道病变(如慢性支气管炎、慢性阻塞性肺气肿、支气管哮喘等)

4. 肺部疾病

　　肺水肿、肺不张、肺部炎症、广泛纤维化等

5. 肺血管性疾病

　　肺栓塞、肺淤血等

另外,不同年龄组常见的导致呼吸衰竭的主要原因有所不同。如:新生儿以新生儿窒

息、急性呼吸窘迫综合征、颅脑损伤及新生儿肺炎等为主;婴幼儿主要由异物吸入、溺水、重症肺炎所致;成人多因慢性阻塞性肺疾病、肺水肿及胸腹手术后并发肺感染等导致。

二、呼吸功能不全的机制

外呼吸包括通气和换气两个基本环节。各种病因不外乎通过引起肺泡通气不足、弥散障碍、肺泡通气与血流比例失调、肺内短路增加等机制,使通气和(或)换气过程发生严重障碍而导致呼吸衰竭。不同的病因常通过相似的机制引起呼吸衰竭,因而使不同病因引起的呼吸衰竭具有共性;但由于病变的部位、性质及机体反应性不同,故其发病又往往存在特殊性。

(一)肺通气功能障碍

肺泡气与外界气体交换依赖于正常的通气功能。反映肺通气功能的最好指标是肺泡通气量(4 L/min)。肺通气的动力是由呼吸中枢调控呼吸肌所引起的呼吸运动。肺通气的阻力来自肺与胸廓的弹性回缩力和气道阻力增加。两者均可引起肺通气障碍,使肺泡通气量减少,最终导致呼吸衰竭。根据肺通气功能障碍发生机制的不同,分为限制性通气不足和阻塞性通气不足。

1. 限制性通气不足 吸气时肺泡扩张受限制所引起的肺泡通气不足称为限制性通气不足(restrictive hypoventilation)。通常吸气运动是吸气肌收缩产生的主动过程;呼气则是肺泡弹性回缩和肋骨与胸骨借助重力作用复位的被动过程。引起限制性通气不足的原因,可以是肺以外的组织器官病变,也可以是肺本身的病变,其原因如下。

(1)呼吸肌活动障碍:呼吸肌正常的舒缩活动有赖于呼吸中枢、神经冲动的传导及呼吸肌自身性能的完整。因此,中枢或外周神经的器质性病变与麻醉药或镇静药过量所致的呼吸中枢和神经阻滞及呼吸肌本身收缩力的减弱,均可因呼吸肌活动障碍而致限制性通气不足。

近年来,呼吸肌疲劳在呼吸衰竭发病中的作用引起了人们的关注。呼吸肌(特别是膈肌)疲劳是因长时间呼吸困难和呼吸运动增强而引起的呼吸肌收缩力和(或)收缩速度降低,常见于慢性阻塞性肺疾病。

(2)胸廓和肺的顺应性降低:呼吸肌收缩使胸廓与肺扩张时,需要克服组织的弹性阻力,肺的弹性回缩力使肺趋向萎陷。故弹性阻力的大小直接影响肺与胸廓在吸气时是否易于扩张。肺与胸廓扩张的难易程度通常以顺应性(compliance)表示,它是弹性阻力的倒数。

胸廓顺应性降低见于胸廓骨骼病变或某些胸膜病变时。严重的胸廓畸形、胸膜纤维化、过度肥胖、大量胸腔积液、张力性气胸等疾病可使胸廓的弹性阻力增加,顺应性降低,以限制胸部的扩张。

肺顺应性降低见于如下情况:①肺的弹性阻力增加,如肺纤维化、肺不张、肺水肿、肺实变或肺叶(肺段)的广泛切除;②肺泡表面活性物质的减少。

生理情况下,由肺泡Ⅱ型上皮细胞产生的表面活性物质覆盖于肺泡、肺泡管和呼吸性细支气管液层表面,它能降低肺泡表面张力。降低肺泡回缩力,提高肺顺应性,维持肺泡膨胀的稳定性。它与维持肺泡的干燥也有关。Ⅱ型肺泡上皮受损(如循环灌流量不足、氧中毒、脂肪栓塞等)或发育不全(婴儿呼吸窘迫综合征)以致表面活性物质的合成与分泌不足,或者表面活性物质被大量破坏或消耗(如急性胰腺炎、肺水肿、过度通气等)时,均可使肺泡表面活性物质减少,肺泡表面张力增加而降低肺顺应性,从而使肺泡不易扩张而发生限制性通气不足。

2. 阻塞性通气不足　由于气道狭窄或阻塞,使气道阻力增加而引起的肺泡通气不足称为阻塞性通气不足(obstructive hypoventilation)。成人气道阻力正常时为 $0.1\sim0.3$ kPa·s/L,呼气时略高于吸气。其中 80% 以上发生在直径大于 2 mm 的支气管与气管,直径小于 2 mm 的外周小气道的阻力仅占总阻力的 20% 以下。

影响气道阻力的因素有气道内径、长度和形态;气流速度和形式(层流、湍流);气体的密度和黏度,其中最主要的是气道内径。气道内外压力的改变,管壁痉挛、肿胀或纤维化,管腔被黏液、渗出物、异物或肿瘤等阻塞,肺组织弹性降低以致对气道管壁的牵引力减弱等均可使气道内径变窄或不规则而增加气流阻力,引起阻塞性通气不足。根据气道阻塞的部位不同,分为中央性气道阻塞和外周性气道阻塞两类。

(1)中央性气道阻塞:气管分叉以上的气道阻塞。若阻塞位于胸外,吸气时,气体流经病变部位(如声带麻痹、炎症等)时压力降低,结果使气道内压明显低于大气压而使气管受压,气道阻力增大,故患者表现为吸气性呼吸困难(图 12-2)。如果阻塞位于中央气道的胸内部分,吸气时由于胸内压降低使气道内压大于胸内压,使气道有所扩张,阻塞减轻,而用力呼气时由于胸内压升高而压迫气道,使气道狭窄加重,故患者表现为呼气性呼吸困难(expiratory dyspnea)(图 12-3)。

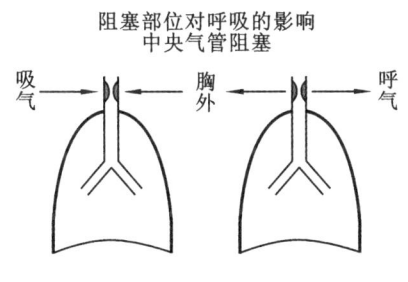

图 12-2　吸气性呼吸困难

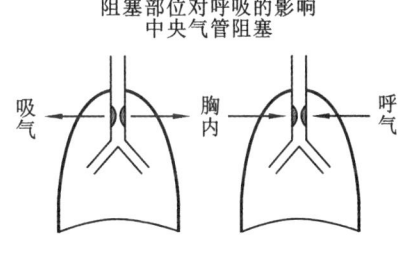

图 12-3　呼气性呼吸困难(一)

(2)外周性气道阻塞:内径小于 2 mm 的小支气管和细支气管阻塞。由于小支气管软骨为不规则的块状,细支气管无软骨支撑,管壁薄,又与管周围的肺泡结构紧密相连,因此,其内径可随呼吸运动而发生变化。吸气时随着肺泡的扩张,细支气管受周围弹性组织的牵拉,使口径变大而管道伸长;呼气时则相反,气道缩短变窄。慢性阻塞性肺疾病主要侵犯小气道,由于病变管壁增厚或痉挛、分泌物阻塞,加上肺泡壁的损坏还可降低对细支气管的牵引力。因此,呼气时小气道阻力大大增加,患者主要表现为呼气性呼吸困难。外周小气道阻塞时,除有肺泡通气不足外,还可有换气功能障碍。

外周性气道阻塞的患者用力呼气时可引起小气道闭合,导致严重的呼气性呼吸困难。其机制为:用力呼气时胸内压和气道内压均高于大气压,在呼出气道上,压力由小气道至中央气道逐渐下降,通常将气道内压与胸内压相等的气道部位称为等压点。等压点下游端(通向鼻腔的一端)的气道内压低于胸内压,气道可能被压缩,但正常人气道的等压点位于有软骨环支撑的大气道,即使气道外压力大于气道内压力,也不会使大气道闭合。而慢性支气管炎、肺气肿时,由于细支气管狭窄,气道阻力异常增加,气体流过狭窄的气道耗能增加,使气道内压迅速下降;或由于肺泡壁弹性回缩力减弱,使胸内压增高,从而使等压点上移(移向肺泡端)。当等压点移至无软骨支撑的膜性气道时,就可导致小气道的动力性压缩而闭合,出现呼气性呼吸困难(图 12-4)。

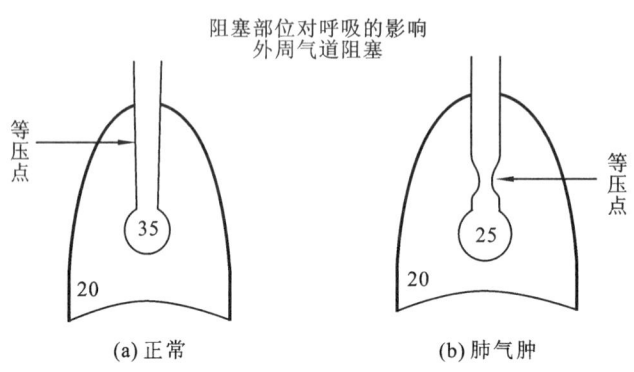

图 12-4　呼气性呼吸困难(二)

注:呼气性呼吸困难气道等压点上移,用力呼气引起气道闭合。

3. 肺泡通气不足时的血气变化　总肺泡通气不足会使肺泡气氧分压(PaO_2)和肺泡气二氧化碳分压($PaCO_2$)升高,因而流经肺泡毛细血管的血液不能被充分动脉化,导致 PaO_2 降低并伴有 $PaCO_2$ 升高,最终出现Ⅱ型呼吸衰竭。

(二)肺换气功能障碍

肺换气功能障碍包括气体弥散障碍、肺泡通气与血流比例失调及肺内解剖分流增加。

1. 气体弥散障碍　O_2 与 CO_2 通过肺泡膜的过程发生障碍,称为弥散障碍(diffusion impairment)。肺部气体的弥散与肺泡膜两侧气体分压差、肺泡膜的面积和厚度、血液与肺泡接触时间及气体的弥散能力等因素有关。气体的弥散能力又与气体的相对分子质量和溶解度有关。肺部病变导致弥散障碍的主要原因有以下几方面。

(1)肺泡膜面积减少:单位时间内气体弥散的量与弥散面积成正比。正常成人肺泡总面积约为 80 m^2,静息呼吸时参与换气的肺泡表面积仅为 35~40 m^2,运动时增加。由于储备量大,因此只有当肺泡膜面积极度减少时,才会引起换气功能障碍,肺泡膜面积减少可见于肺实变、肺不胀、肺叶切除等。

(2)肺泡膜厚度增加:肺泡膜由肺泡上皮及其表面液体层和表面活性物质、毛细血管基底膜、毛细血管内皮细胞、肺泡上皮与毛细血管之间的基质组成,其厚度仅为 1 μm,十分有利于气体的弥散。在肺水肿、间质性肺炎、肺纤维化、肺泡表面透明膜形成等病理情况下,由于水肿液、炎性渗出物及增生的纤维组织使肺泡膜厚度增加,弥散距离加大,导致弥散障碍。

正常静息时,血液流经肺泡毛细血管的时间为 0.7 s,而血液氧分压和肺泡气氧分压达到平衡的时间则只需 0.25 s。肺泡膜面积减少或增厚时,虽然弥散速度减慢,但在静息状态下气体交换仍可在正常的接触时间(0.75 s)内达到血气与肺泡气的平衡,而不至于发生血气的异常。只有在体力负荷增加等使心输出量增加和肺血流加快、血液和肺泡接触时间过短的情况下,才会出现明显的气体弥散障碍而发生低氧血症。

（3）弥散功能障碍时的血气变化：由于 CO_2 扩散速率比 O_2 大 20 倍，所以，单纯的弥散障碍引起的后果是低氧血症型呼吸衰竭，只有 PaO_2 降低，不伴有 $PaCO_2$ 升高。有时可因 PaO_2 降低而引起代偿性通气增强，CO_2 排出增多而使 $PaCO_2$ 反而降低。值得指出的是，单纯的气体弥散障碍极少发生，往往伴有通气血流比例失调。

2. 肺泡通气与血流比例失调 肺换气的效率，除了与影响肺部气体弥散的诸多因素有关外，还与肺泡通气量、肺血流量及两者之间的比例有关。正常成人平静呼吸时，平均肺泡通气量（V_A）约为 4 L/min，平均肺血流量（Q）约为 5 L/min，两者比率（V_A/Q）约为0.8。在某些肺部疾病时，肺泡通气与血流分布极不均匀，使各部分的 V_A 严重偏离正常范围，发生换气功能障碍，引起呼吸衰竭。这是肺部疾病引起呼吸衰竭的主要机制。肺泡通气血流比例失调，可以是 V_A/Q 下降，也可以是 V_A/Q 升高（图 12-5）。

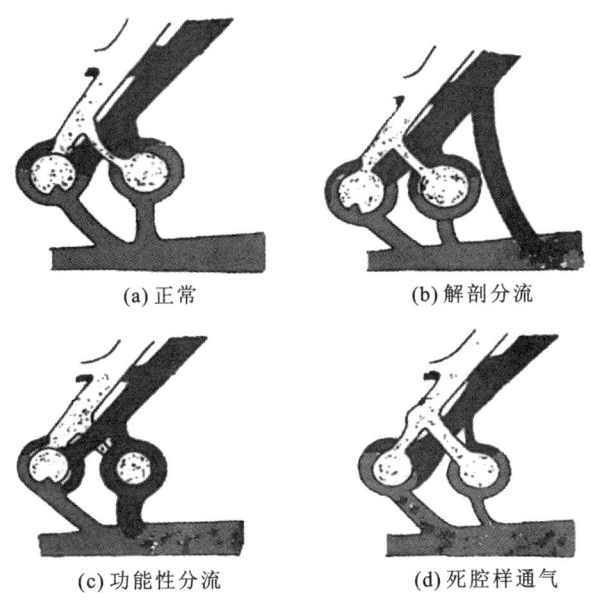

(a) 正常　　　　　(b) 解剖分流

(c) 功能性分流　　　　(d) 死腔样通气

图 12-5　肺泡通气与血流比例失调

（1）部分肺泡 V_A/Q 率降低：支气管哮喘、慢性支气管炎、阻塞性肺气肿等引起的气道阻塞或狭窄性病变及肺与胸廓顺应性降低在肺的各个部分所造成的影响，往往都不是均匀一致的，而是轻重不一的。因此，都可导致肺泡通气分布的严重不均。例如，肺泡通气明显降低而血流无相应减少甚至还可因炎症充血使血流量增多（如大叶性肺炎早期），即 V_A/Q 值降低，则流经这部分肺泡的静脉血未经充分氧合便掺入动脉血内。这种情况类似于肺动-静脉短路，称为功能性分流（functional shunt），又称静脉血混杂（venous admixture）。正常成人由于肺内通气分布不均形成的功能性分流仅占肺血流量的 3%。

（2）部分肺泡 V_A/Q 率增高：因部分肺泡血流不足所致。肺动脉压降低、肺微血管阻塞、肺动脉栓塞、肺动脉炎、肺血管收缩等均可使部分肺泡血流减少，V_A/Q 值显著大于正常，由于病变部位的肺泡内血流少而通气多，肺泡通气不能充分利用，故称为死腔样通气（dead space like ventilation）。正常人的生理死腔量约占潮气量的 30%，疾病时功能性死腔可显著增多。在死腔样通气的情况下，流经病变肺泡的血液气体交换效率显著下降，导

致 PaO_2 降低。

肺泡通气与血流比例失调所引起的血气变化特点为 PaO_2 降低,而 $PaCO_2$ 可正常、降低或升高。这取决于 PaO_2 降低时反射性地引起肺组织代偿通气的程度。如果代偿性通气很强,CO_2 排出过多,$PaCO_2$ 可低于正常;如果肺组织病变广泛,代偿不足,则会因气体交换严重障碍而致 PaO_2 下降合并 $PaCO_2$ 升高。

3. 肺内解剖分流增加 生理情况下肺内有一部分静脉血经支气管静脉和极少数的肺内动-静脉交通支直接流入肺静脉,称为短路(shunt)或右-左分流。此外,心内最小静脉的静脉血也直接流入左心。这些都属解剖分流,其血流量占心输出量的 $2\%\sim3\%$。因为静脉血未经动脉化即掺入动脉血中,故又称静脉血掺杂。严重创伤、休克时,可因肺微循环栓塞和肺小动脉收缩,使肺循环阻力升高,引起肺内动-静脉短路开放,解剖分流增加,导致 PaO_2 显著下降(图 12-5)。

肺严重病变(如肺不张和肺实变等)时,部分肺泡的通气完全停止,但仍有血液流经病变肺泡,而又未经氧合便掺入动脉血,类似于解剖分流。有学者把这种分流和解剖分流称为真性分流(anatomic shunt)。真性分流时,吸入纯 O_2 并不能显著提高 PaO_2,而功能性分流时,吸入纯 O_2 可显著提高 PaO_2,使低氧血症得到显著改善,用这种方法可鉴别功能性分流与真性分流。

在呼吸衰竭发病过程中,单纯的通气不足、单纯的弥散障碍、单纯的肺内血液分流增加或死腔样通气增加的情况较少,往往是多种机制同时或先后参与。急性呼吸窘迫综合征就是一个比较典型的例子。它是因肺泡-毛细血管膜广泛受损引起的急性呼吸衰竭,主要临床表现是进行性呼吸困难和渐进性低氧血症。急性呼吸窘迫综合征的发生是多种机制参与的结果(详见下文)。

第三节　急性呼吸窘迫综合征

急性呼吸窘迫综合征(acute respiratory distress syndrome,ARDS)是指各种原因引起的急性肺泡膜损伤,导致进行性呼吸窘迫和难治性低氧血症为临床特征的急性呼吸衰竭综合征。ARDS 是急性肺损伤发展到后期的典型表现。该病起病急骤,发展迅猛,预后极差,死亡率高达 50% 以上。

ARDS 临床特征为呼吸频速和窘迫,进行性低氧血症,X 线呈弥漫性肺泡浸润。1972年 Ashbauth 提出成人呼吸窘迫综合征(adult respiratory distress syndrome,ARDS)的命名。多年的临床经验表明,该综合征绝不仅限于成人,已有大量的儿童和青少年患病的报道,故已经将这种呼吸衰竭按其发病特点正式改称为急性呼吸窘迫综合征。

一、ARDS 的病因

临床上引起 ARDS 的原因很多,凡能引起肺泡-毛细血管膜损伤的因素,均可以成为 ARDS 的原因。①吸入烟雾、毒气及溺水;②服用过量海洛因或水杨酸盐;③细菌、病毒及真菌等所致肺部感染;④脂肪、羊水及血栓等引起肺栓塞;⑤肺挫伤、放射线损伤与氧中毒等。有些全身性病理过程可引起急性肺损伤,如败血症、休克、弥散性血管内凝血、过敏反应、创伤及烧伤等。烧伤面积超过 40％就可能导致 PaO_2 明显降低。还有些治疗措施也可能导致 ARDS,如血液透析、体外循环等。

根据病因的不同及病变特点,ARDS 曾有多个名称,如创伤后湿肺、败血症肺、休克肺等。

二、ARDS 的病理变化

各种原因所致急性肺泡-毛细血管膜损伤的病理变化均类似,可分为急性阶段病变与慢性阶段病变。

(一)急性阶段病变

广泛肺泡血管内皮和肺泡上皮损伤导致肺水肿,首先出现肺间质水肿,然后是肺泡水肿,肺重甚至可达正常值的三倍。肺泡腔内液体蛋白质含量高或为血性液体,并有血细胞、巨噬细胞、细胞碎片、无定形物质、纤维蛋白条和表面活性物质的残存物,偶见细胞碎片和蛋白质等物质在纤维蛋白网眼中形成透明膜。

(二)慢性阶段病变

发病数天后进入慢性阶段,病变以细胞增生为主,两周后可出现纤维化。Ⅱ 型肺泡上皮细胞增生取代了变性坏死的 Ⅰ 型肺泡上皮细胞,加上各种细胞的浸润使肺泡间隔增厚,肺泡腔与肺泡管内富含蛋白质的液体机化而形成纤维化。

三、ARDS 的发病机制

ARDS 的病变主要是肺泡-毛细血管膜损伤引起肺水肿和继发细胞增生和纤维化。因细胞增生反应和纤维化的机制及炎症修复过程基本相同,所以本节主要讨论急性肺损伤的机制。

几乎所有 ARDS 患者均有肺动脉高压,故有学者强调肺微血管内高压是肺水肿的主要原因。但 ARDS 患者肺动脉楔压往往并不高,说明其毛细血管压并不一定高。水肿液蛋白质含量丰富,动物实验证明,类似于 ARDS 的动物模型肺淋巴液流量增大,肺淋巴液中蛋白质浓度与血浆蛋白质浓度的比值大于 0.7,此时,静脉注入的高分子右旋糖酐(相对分子质量为 500000)可透入肺泡液,说明 ARDS 时的肺水肿主要是渗透性肺水肿,由十肺泡-毛细血管膜损伤使其通透性增高所致。

ARDS 中肺泡毛细血管膜通透性增高的机制目前并未完全阐明。有些病因能直接损伤肺泡-毛细血管使其通透性增高,如吸入毒气、烟熏、放射性损伤及细胞毒素作用等;多数继发性损伤引起肺泡 毛细血管膜损伤,使其通透性增高。

(一)中性粒细胞在 ARDS 发病中的作用

ARDS 患者外周血液中中性粒细胞数减少。肺活检可见其肺内有中性粒细胞聚集和浸润。支气管肺泡洗出液中性粒细胞可增加 20～100 倍。现在一般认为,中性粒细胞在肺中聚集,激活并释放氧自由基、蛋白酶和脂质代谢产物,从而导致肺微血管膜及肺泡上皮的损伤,是 ARDS 时形成肺水肿的主要发病机制。

中性粒细胞的黏附与激活在 ARDS 发病中具有重要作用,很可能是中性粒细胞激活时释放的氧自由基、蛋白酶、脂质代谢产物和肽类物质等造成肺泡-毛细血管膜的损伤。

1. 氧自由基的作用 氧自由基损伤肺微血管内皮及肺泡上皮细胞的作用可能有以下几个方面:①作用于细胞膜和细胞器膜,使其脂质过氧化,从而损害细胞膜的结构和功能;②作用于酶,使其失活;③作用于 α_1-蛋白酶抑制物,使之失活,从而增强溶酶体释放的蛋白酶对组织的破坏作用;④作用于血浆成分,可形成一种很强的趋化物,引起更多的中性粒细胞在肺内聚集与激活,产生更多的氧自由基,由此形成正反馈,加重肺的损伤。

2. 蛋白酶的作用 中性粒细胞中溶酶体含有多种中性蛋白酶和酸性蛋白酶。当中性粒细胞被激活或破坏时,释放出的这些酶可引起周围蛋白质的分解和组织结构的破坏,使肺泡-毛细血管膜的通透性增高。其中,研究较多的是中性粒细胞弹性蛋白酶。实验发现,ARDS 患者支气管肺泡洗出液中弹性蛋白酶活性很高,给动物注射内毒素或油酸复制ARDS 模型时,其血浆及肺泡洗出液中弹性蛋白酶含量也增多。给动物注射中性粒细胞弹性蛋白酶可引起肺血管内皮及肺泡上皮的通透性增高。组织培养中加入弹性蛋白酶导致内皮细胞分散等,说明中性粒细胞弹性蛋白酶与 ARDS 中的肺损伤有关。弹性蛋白酶可降解弹性蛋白、胶原蛋白、纤维连接蛋白(fibronectin,FN)等。纤维连接蛋白在内皮细胞之间和内皮细胞与基底膜之间起"锚连"作用。纤维连接蛋白受损,则血管通透性增高。

3. 脂类代谢产物的作用 内毒素等许多致病因素激活中性粒细胞、巨噬细胞、肥大细胞、内皮细胞等细胞膜上的磷脂酶 A_2,使膜磷脂裂解为花生四烯酸,后者通过环加氧酶途径生成前列腺素,通过脂加氧酶途径生成白三烯。一般认为,白三烯、TXA_2 和 $PGF_{2\alpha}$ 既可收缩肺小动脉引起肺动脉高压,也能增加肺微血管的通透性;而 PGI_2 和 PGE_1 则有扩张血管、降低血压和使血管通透性降低的作用。急性肺损伤的动物及患者肺泡洗出液及血液中TXA_2、$PGF_{2\alpha}$ 和 LTs 均增多。有实验证明 PGI_2 和 PGE_1 对急性肺损伤有一定的治疗作用。白细胞、巨噬细胞、肥大细胞和内皮细胞等激活后还可释放血小板活化因子(PAF)。PAF可促使血小板聚集和 TXA_2 合成,从而导致微血管通透性增加。

4. 蛋白质类物质的作用 巨噬细胞等激活后可释放蛋白质类物质,其中较重要的有肿瘤坏死因子(TNF)及白细胞介素-1(IL-1)。人及动物在内毒素血症时血浆中 TNF 和IL-1 增多。TNF 能使肺血管通透性增高,并促使中性粒细胞在肺中聚集;IL-1 刺激 T 淋巴细胞产生白细胞介素-2(IL-2),后者也可使肺血管通透性增高。

因此,一般认为,中性粒细胞、巨噬细胞在肺内聚集、激活释放出大量氧自由基和蛋白酶及脂类代谢产物和蛋白质类,从而引起肺泡-毛细血管膜的损伤和通透性增高,导致肺水肿,这是 ARDS 的主要发病机制。

(二)凝血系统在 ARDS 发病中的作用

ARDS 患者肺活检及死后尸解发现,肺小动脉血栓可发生于肺充血、水肿、出血及透明膜的形成之前。ARDS 患者合并有弥散性血管内凝血者,其低氧血症和肺顺应性降低比未合并 DIC 者重,中性粒细胞激活和肺组织损伤所释放的促凝物质,肺血管内皮损伤和血液停滞,可导致血小板聚集和血管内凝血形成微血栓。肺内广泛微血栓形成可能引起如下变化:①肺循环阻力增加,使肺动脉压升高,未堵塞的肺血管则血液量增大和毛细血管压升高,导致压力性肺水肿;②血栓损伤血管壁和血小板释放的血管活性物质以纤维蛋白降解产物,可使血管通透性增高致渗透性肺水肿;③血小板的消耗、纤维蛋白降解产物的抗凝作用和血管壁的损伤可引起肺内出血;④血小板释放的 5-HT 等介质使支气管收缩,影响肺通气。近年来特别强调的是纤维蛋白降解产物(FDP)的作用,发现严重创伤烧伤或感染患者中,已合并 ARDS 者血中 FDP 水平比未发生 ARDS 者高很多,而且 ARDS 病情与 FDP 浓度有一定平行关系。将纤维蛋白碎片 D(F_D)注入家兔血管,可引起进行性外周血液血小板减少、肺间质内白细胞浸润,肺血管通透性增高和肺功能不全;若注入血浆白蛋白、纤维蛋白及纤维蛋白碎片 E,则不出现以上病变。很可能血小板上有 F_D 特异的膜受体,后者与 F_D 结合可激活血小板,引起血小板聚集和释放反应。另外,F_D 也是趋化物,能促使中性粒细胞在肺内聚集、黏附和激活,由此加重肺的损害。

正常肺毛细血管内皮的通透性比肺泡上皮高 10 倍。ARDS 中肺毛细血管通透性的变化早于肺泡上皮,故先发生肺间质水肿,后出现肺泡水肿。肺泡上皮的损伤使 II 型上皮细胞生成的表面活性物质减少,可导致肺不张,形成功能性分流。

在全身性病理过程中如败血症、休克等,中性粒细胞黏附于血管内皮及血管内凝血引起的组织损伤,不仅发生于肺内,也可发生于肝、肾、肠、心、内分泌器官等处,故不能把 ARDS 看成仅仅是肺的损伤。但肺的血流量最大,毛细血管床面积也最大,故肺受累最重,使患者主要表现为急性呼吸衰竭。

四、ARDS 时呼吸功能变化

ARDS 所致外呼吸功能障碍以肺泡通气-血流比例失调为主,加上弥散功能障碍,表现为低氧血症型呼吸衰竭。极严重病例总的肺泡通气量减少时,可出现高碳酸血症型呼吸衰竭。

(一)肺泡通气-血流比例失调

由于 II 型肺泡上皮细胞受损致表面活性物质的生成减少,肺泡水肿使表面活性物质被稀释和破坏,和肺泡过度通气引起的表面活性物质消耗,导致肺泡表面张力升高,肺顺应性降低,致使肺不张,由此形成功能性分流和真性分流。中性粒细胞等释放出的白三烯等介质使支气管收缩,和水肿液堵塞小气道可造成肺通气障碍而形成功能性分流。ARDS 患者分流量可达肺血流量的 30%。肺血管内微血栓形成、血管活性物质引起不均匀的肺血管收缩,以及肺间质水肿对血管的压迫,不仅可增加肺血管阻力使肺动脉压升高,而且尚可增加死腔通气。因此,肺泡通气-血流比例失调是患者发生呼吸衰竭最主要的原因。

(二)弥散功能障碍

肺间质和肺泡水肿、透明膜的形成和慢性阶段细胞的增生及肺纤维化,均可增加弥散膜的厚度,导致弥散功能障碍。

(三)肺泡通气量减少

ARDS 时肺部病变的分布是不均的。肺顺应性降低引起的限制性通气障碍和小气道阻塞引起的阻塞性通气障碍,造成部分肺泡通气量减少,未受累或病变较轻的肺泡反而代偿性通气增强,排出过多的二氧化碳,故患者 $PaCO_2$ 反而降低。当肺泡-毛细血管膜损伤更广泛、更严重时,全肺总的肺泡通气量将减少,CO_2 将潴留而发生高碳酸血症,此时 PaO_2 将进一步下降。

肺通气障碍、PaO_2 降低对血管化学感受器的刺激、肺充血和肺水肿对 J 感觉器的刺激，导致患者呼吸窘迫。

第四节　呼吸功能不全时机体功能代谢变化及病理生理学机制

外呼吸功能障碍引起的直接效应是血液气体的变化，即 PaO_2 降低或同时伴有 $PaCO_2$ 增高或降低。呼吸衰竭时机体各系统机能变化的最重要原因就是低氧血症、高碳酸血症和酸碱平衡紊乱。低氧血症和高碳酸血症对机体的影响取决于其发生的急缓、程度、持续的时间以及机体原有的机能代谢状况等。在发病过程中，尤其是慢性呼吸衰竭患者，常出现一系列代偿适应，可改善组织的供氧，并调节酸碱平衡或改变组织器官的机能代谢以适应新的环境。严重时，呼吸系统以外的器官也可发生功能紊乱，甚至成为死亡的直接原因。

一、酸碱平衡及电解质平衡改变

Ⅰ型和Ⅱ型呼吸衰竭时均有低氧血症，因此，二者均可引起代谢性酸中毒；Ⅱ型呼吸衰竭时，低氧血症和高碳酸血症并存，因此，可发生代谢性酸中毒和呼吸性酸中毒；ARDS 患者由于代偿性呼吸加深、加快，可出现代谢性酸中毒和呼吸性碱中毒；若给呼吸衰竭患者使用人工呼吸机、过量利尿剂或 $NaHCO_3$ 等则可引起医源性代谢性碱中毒。一般而言，呼吸衰竭时常发生混合型酸碱平衡紊乱。

1. 呼吸性酸中毒　Ⅱ型呼吸衰竭时，大量 CO_2 潴留，可造成原发性血浆碳酸过多。发病急骤者，往往代偿不全而出现失代偿性呼吸性酸中毒，如发病较缓慢，则可出现代偿性呼吸性酸中毒。此时血液电解质主要有如下的变化。①血清钾浓度增高：急性呼吸性酸中毒时，主要是由于细胞内、外离子分布改变，细胞内钾外移而引起血清钾浓度增高；慢性呼吸性酸中毒时，则是由于肾小管上皮细胞泌氢和重吸收碳酸氢钠增多而排钾减少，故也可导致血清钾浓度增高。②血清 Cl^- 浓度降低，HCO_3^- 增多；当血液中 CO_2 潴留时，在碳酸酐酶及缓冲系统作用下，红细胞中生成 HCO_3^- 增多，因而进入血浆的 HCO_3^- 也增多，同时发生 Cl^- 转移，血浆中 Cl^- 进入红细胞增多，因此，血清 Cl^- 减少而 HCO_3^- 增加。另一方面，由于肾小管泌氢增加，$NaHCO_3$ 重吸收和再生增多，而较多 Cl^- 则以 NaCl 和 NH_4Cl 的形式随尿排出，也可引起血清 Cl^- 减少和 HCO_3^- 增多。

2. 代谢性酸中毒　呼吸衰竭时，由于严重缺氧、无氧代谢增强，乳酸等酸性产物增多，可引起代谢性酸中毒。若患者合并肾功能不全，则可因肾小管排酸保碱功能降低而加重代谢性酸中毒。代谢性酸中毒时，由于 HCO_3^- 降低可使肾排 Cl^- 减少，故当呼吸性酸中毒合并代谢性酸中毒时血 Cl^- 可正常。

3. 呼吸性碱中毒　Ⅰ型呼吸衰竭时，因缺氧可出现代偿性通气过度，CO_2 排出过多，使血浆 H_2CO_3 浓度原发性减少而导致呼吸性碱中毒。此时血钾浓度可降低，血氯浓度可正常。

4. 代谢性碱中毒 Ⅱ型呼吸衰竭时,如果使用人工呼吸机不当,通气过度使 CO_2 排出过多,而原来代偿性增多的 HCO_3^- 又不能及时排出,导致血浆 HCO_3^- 浓度增高,形成代谢性碱中毒。另外,在纠正酸中毒时,使用 $NaHCO_3$ 过量,也可造成代谢性碱中毒。

二、中枢神经系统的变化

中枢神经系统对缺氧最为敏感。当 PaO_2 降至 8 kPa(60 mmHg)时,可出现智力和视力轻度减退。若 PaO_2 迅速降至 5.33 kPa(40 mmHg),就会出现一系列神经-精神症状。患者早期,表现为兴奋、头痛、烦躁,随后出现精神错乱、表情淡漠、嗜睡、意识不清,甚至昏迷。PaO_2 降至 2.6 kPa(20 mmHg)时,几分钟内可造成神经细胞的不可逆性损害。慢性呼吸衰竭患者 PaO_2 降至 2.6 kPa(20 mmHg)时神志仍可清醒,而急性呼吸衰竭患者 PaO_2 降至 3.53 kPa(27 mmHg)时即可昏迷。

CO_2 潴留使 $PaCO_2$ 超过 10.7 kPa(80 mmHg)时,可引起头痛、头晕、烦躁不安、言语不清、扑翼样震颤、神经错乱、嗜睡、抽搐、呼吸抑制等,称为 CO_2 麻醉。目前,国内已普遍将呼吸衰竭时由于中枢神经功能障碍而出现一系列神经-精神症状的病理过程称为肺性脑病(pulmonary encephalopathy)。Ⅱ型呼吸衰竭患者肺性脑病的发病机制如下。

1. 缺氧和酸中毒对脑血管的作用 ①酸中毒、缺氧均可引起脑血管扩张,$PaCO_2$ 超过 1.33 kPa(10 mmHg)可使脑血流量增加约 50%。缺氧和酸中毒还可引起毛细血管壁通透性增高,导致或加重脑间质水肿;②缺氧使红细胞 ATP 生成减少,影响 Na^+-K^+ 泵功能,引起脑细胞内 Na^+ 水增多,而形成脑细胞水肿。脑间质、脑细胞水肿,使颅内压升高,严重时可导致脑疝形成,压迫脑血管又进一步加剧缺氧,引起神经细胞变性、坏死,加重中枢神经系统功能障碍,形成恶性循环。

2. 缺氧和酸中毒对脑细胞的作用 正常脑脊液的缓冲作用较血液弱,其 pH 值也较低(7.33～7.40),PCO_2 比动脉血高。因血液中的 HCO_3^- 及 H^+ 不易通过血脑屏障进入脑脊液,故脑脊液的酸碱调节时间较长。呼吸衰竭使脑脊液的 pH 值变化比血液更明显。当脑脊液的 pH 值低于 7.25 时,脑电波变慢,pH 值低于 6.8 时脑电活动完全停止。一方面,神经细胞内酸中毒可增加脑谷氨酸脱羧酶活性,使 γ-氨基丁酸增多,导致中枢抑制;另一方面,增强磷脂酶活性,使溶酶体酶释放,引起神经细胞和脑组织损伤。

3. 二氧化碳潴留的作用 体内的 CO_2 可直接扩张脑血管,使脑血流量增加,颅内压及脑脊液压增高,引起持续性头痛,主要起因于高碳酸血症。它常见于 $PaCO_2$>80 mmHg 时,早期症状为头痛、不安、焦虑等,晚期可见震颤、精神错乱、嗜睡、昏迷等 CO_2 麻醉表现。

三、呼吸系统的变化

呼吸衰竭时呼吸系统的功能变化,主要受引起呼吸衰竭的原发疾病和呼吸衰竭所致的低氧血症和高碳酸血症的影响。

引起呼吸衰竭的原发性疾病会引起呼吸功能的变化。如:阻塞性通气障碍时,可因阻塞部位不同而表现为吸气性呼吸困难或呼气性呼吸困难;呼吸中枢受到损伤时,可出现潮式呼吸、间歇呼吸、抽泣样呼吸、叹气样呼吸等病理性呼吸;肺顺应性降低的疾病,则因牵张感受器或肺-毛细血管旁感受器(juxtapulmonary-capillary receptor,J 感受器)兴奋而反射地引起呼吸浅快。

呼吸衰竭时的低氧血症和高碳酸血症可进一步影响呼吸功能。当 PaO_2 低于 8 kPa(60 mmHg)时,可通过刺激颈动脉体和主动脉体化学感受器,反射性地兴奋呼吸中枢,使呼吸加深、加快;当 PaO_2 低于 4 kPa(30 mmHg)时,可直接抑制和损害呼吸中枢。当 $PaCO_2$ 从 5.33 kPa(40 mmHg)升到 6.67 kPa(50 mmHg)时,通过对延髓感受器的作用使呼吸加深、加快,肺泡通气量增加。但是,当 $PaCO_2$＞10.7 kPa(80 mmHg)时,反而抑制呼吸中枢。此时,呼吸中枢的兴奋主要依靠缺氧对外周化学感受器的刺激来维持。因此,对这类患者只能吸入 25%～29% 的 O_2,否则会加剧呼吸中枢的抑制。

呼吸衰竭时低氧血症和高碳酸血症可进一步影响呼吸功能。PaO_2 降低作用于颈动脉体与主动脉体化学感受器(其中主要是颈动脉体化学感受器),反射性增加通气,当 PaO_2 低于 8.0 kPa(60 mmHg)时此反应才明显。二氧化碳潴留主要作用于中枢化学感受器,使呼吸中枢兴奋,从而引起呼吸加深、加快,增加肺泡通气量。但 PaO_2 低于 4.0 kPa(30 mmHg)时或 $PaCO_2$ 超过 10.7 kPa(80 mmHg)时,反而会抑制呼吸中枢。

在慢性Ⅱ型呼吸衰竭患者,随着低氧血症和高碳酸血症发展的逐渐严重,其呼吸调节也将发生变化。此类患者的中枢化学感受器常被抑制而对二氧化碳的敏感性降低,此时引起通气来自缺氧对外周化学感受器的刺激。因此,对此类患者进行氧疗时应特别注意,O_2 浓度不能过高,以免因缺氧得到纠正而解除了缺氧反射性兴奋呼吸中枢的作用,容易导致呼吸抑制,使病情进一步恶化。

四、循环系统的变化

一定程度的缺氧可反射性兴奋心血管运动中枢和交感神经,使心率加快、心肌收缩力增强,心输出量增加,脑血管扩张,皮肤及腹腔内脏血管收缩,发生血液重新分布,血压轻度升高。此外,缺氧时通气加强,胸腔负压增大,回心血量增加而影响循环功能。这种变化在急性呼吸衰竭时较为明显,且有代偿意义。严重低氧血症时,因循环中枢与心血管受损,可发生低血压、心收缩力降低、心律失常等后果。

肺泡气氧分压降低可使肺小动脉收缩,这是呼吸衰竭时引起肺动脉高压与右心衰竭的主要原因。

慢性阻塞性肺疾病患者常伴发心力衰竭,尤其是右心衰竭。这种由慢性肺部疾病或呼吸衰竭引起的以肺动脉高压为特征的右心衰竭称为肺源性心脏病。其主要发病机制与以下因素有关:①慢性阻塞性肺疾病时,小气道的阻塞导致通气障碍,肺感染、肺间质纤维化及肺气肿均能破坏肺的血气屏障结构,减少气体交换面积,导致换气功能障碍,使肺泡气氧分压降低(缺氧),二氧化碳分压进一步增高,引起肺小动脉痉挛;②缺氧还能导致肺血管构型的改变,使肺小动脉中膜肥厚,无肌性细动脉的肌化,从而导致肺循环阻力增加和肺动脉高压;③限制性肺疾病,如胸廓病变、脊柱弯曲、胸膜纤维化及胸廓成形术后等,不仅可引起限制性通气障碍,还可压迫较大的肺血管和造成肺血管的扭曲,导致肺循环阻力增加即肺动脉高压;④肺血管疾病,例如,反复的肺动脉栓塞和原发性肺血管疾病也可减少肺血管床面积而导致肺循环阻力增加和肺动脉高压。对增高的肺循环阻力,肺小动脉发生管壁平滑肌肌化增强,右心室也发生心肌细胞的适应性肥大,但右心室心肌细胞的适应能力是有限度的,当右心室负荷增高 $2\sim3.5$ 倍时,极易出现心腔扩张,促使右心衰竭。

五、肾功能的变化

呼吸衰竭时,由于缺 O_2 和 CO_2 潴留可通过交感神经兴奋,引起肾血管收缩,使肾血流量减少,肾小球滤过率下降,出现不同程度的肾功能受损。轻者尿中出现蛋白质、红细胞、白细胞及管型等,重者可发生急性肾功能衰竭。此时肾脏结构往往无明显变化,故常为功能性肾功能衰竭。只要外呼吸功能好转,肾功能可较快恢复正常。

六、胃肠道的变化

呼吸衰竭患者由于严重缺氧可使胃壁血管收缩,降低胃黏膜屏障作用。CO_2 潴留使胃酸分泌增多。有的还合并有弥散性血管内凝血、休克等,故患者可发生不同程度的消化功能障碍和结构损伤。轻者出现恶心、食欲减退、消化不良;重者出现胃黏膜糜烂、坏死、出血及溃疡等病变。

第五节　呼吸功能不全防治的病理生理基础

呼吸衰竭一般都基于呼吸系统疾病发展而来,其基本病理生理改变为低氧血症和伴有或不伴有高碳酸血症,因此除对原发病的治疗外,尚需对呼吸衰竭本身进行治疗。

一、一般原则

1. 防治原发病、去除诱因　针对引起呼吸衰竭的原发病进行积极防治是预防呼吸衰竭的根本措施。如对气道异物阻塞应尽快去除,对炎症应积极抗感染治疗,慢性阻塞性肺疾病患者应预防呼吸道感染等。

对于可能导致呼吸衰竭的疾病,需防止诱因的作用。如对于创伤、休克患者,要避免吸入高浓度氧,控制库存血输入或输液量等,以免诱发急性呼吸窘迫综合征。

2. 保持呼吸道通畅,提高肺通气　清除气道内容物或分泌物,解除支气管痉挛,抗感染治疗以减轻气道的肿胀与分泌,必要时给予呼吸中枢兴奋剂、进行气管插管或气管切开术以及使用机械辅助通气。对于 ARDS 患者,为防止呼气末期肺泡萎缩,主张早期应用呼气末正压通气。

3. 综合治疗　包括纠正电解质和酸碱平衡紊乱,防治心力衰竭、肺性脑病、肾功能衰竭等。

二、改善缺氧

改善缺氧即应用氧疗,是指提高吸入氧气浓度的治疗方法,其作用是直接提高 PaO_2 和 SaO_2,改善低氧血症所造成的组织缺氧。

呼吸衰竭患者必定存在低张性缺氧。根据呼吸衰竭血气变化的特点,应分别予以不同的氧疗方案。

Ⅰ型呼吸衰竭只有缺 O_2 而无 CO_2 潴留,可吸入较高浓度的 O_2(一般不超过 50%),尽快提高 PaO_2,使 $PaO_2 > 60$ mmHg,$SaO_2 > 85\%$。

Ⅱ型呼吸衰竭因有 CO_2 潴留,当 $PaCO_2 > 80$ mmHg 时会直接抑制呼吸中枢,所以此时呼吸的兴奋主要依靠低氧血症对外周化学感受器的刺激来维持通气。因此,应持续性给予低浓度、低流量的氧(鼻导管吸氧一般其浓度为 25%～29%、流量为 1～2 L/min),使 PaO_2 上升到 55 mmHg 即可,此时,SaO_2 已达到 80% 以上。因缺氧完全纠正反而会抑制呼吸,使 $PaCO_2$ 更高。

能力检测

1. 简述肺通气障碍的类型及其发生呼吸衰竭的机制。
2. 简述肺性脑病的主要临床表现及其发生机制。
3. 简述肺泡表面活性物质的生理意义。它与呼吸衰竭的发生关系如何?
4. 在什么情况下会引起肺泡扩张受限?
5. 何谓死腔通气和功能性分流?
6. 为什么呼吸衰竭患者易伴发右心衰竭?
7. 为什么Ⅱ型呼吸衰竭患者应吸入低浓度(25%～29%)、低流量(1～2 L/min)的氧?
8. 简述急性呼吸窘迫综合征的发生机制。

(侯菊花　杨德兴)

第十三章
肝功能不全

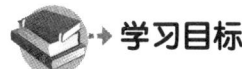 **学习目标**

掌握:肝功能不全、肝性脑病、肝肾综合征的概念及肝性脑病的发病机制。

熟悉:肝性脑病的病因、诱因、分类与分期。

了解:肝性脑病的防治原则及肝肾综合征的病因、类型和发病机制。

病·例·引·导

患者,男,52岁。3天前进食牛肉0.25 g,出现恶心、呕吐、神志恍惚、烦躁不安而急诊入院。患者有慢性肝病史十余年。既往嗜酒,无疟疾史、无血吸虫及疫水接触史。

查体:神志恍惚,步履失衡,烦躁不安,皮肤巩膜深度黄染,腹稍隆起,肝右肋下恰可触及,质硬,边钝,脾左肋下3横指,质硬,有腹水征,心肺无特殊发现,食道吞钡X线显示食道下静脉曲张。

实验室检查:胆红素34.2 μmol/L,血氨88 μmol/L。入院后第6天,患者再度神志恍惚,烦躁不安,尖叫,有扑翼样震颤,肌张力亢进。柏油样大便,继而昏迷。皮肤巩膜深度黄染,胆红素85 μmol/L,血氨140 μmol/L。经治疗后,血氨降至62 μmol/L,昏迷等症状无改善,静脉滴注左旋多巴近1周,患者神志转清醒。

问:1. 该患者出现哪些问题? 其依据何在?

2. 该患者出现恶心、呕吐、神志恍惚的诱因是什么?

病例引导

　　某患者家属向精神病科大夫咨询,述说她55岁的丈夫,近6个月来有些奇怪的行为,例如,好忘事、易激动并与人争吵,常在上班甚至开会时睡觉(打盹),晚上有时却睡不着,字体歪歪扭扭,让人难以辨认。患者5年前做肝脏活检确诊为肝硬化,余无其他病史,无颅脑外伤及家族性精神病史。

　　患者自述近来记忆力明显变差,晚上睡眠不好,白天总觉得昏昏欲睡。近几个月来经常便秘。习惯嗜肉食类含高蛋白质、低纤维素食物。

　　查体:除有轻度扑翼样震颤外无其他异常发现。与他既往字体比较,目前的字迹让人难以辨认。

　　医生建议其增加粗纤维饮食总量,减少蛋白质摄入,并给予缓泻药治疗便秘。10余天患者恢复。

　　问:1. 该患者出现了哪些精神症状?

　　2. 医生治疗后使该患者恢复的主要原因是什么?

第一节　概　　述

　　各种致病因素严重损害肝脏细胞,使其代谢、合成、分泌、解毒、免疫等功能严重障碍,机体可出现黄疸、出血、感染、腹腔积液、肾功能障碍及肝性脑病等临床综合征,称为肝功能不全(hepatic insufficiency)。而肝功能衰竭(hepatic failure)一般是指肝功能不全的晚期,其临床的主要表现为肝性脑病与肝肾综合征。本章将介绍肝功能不全、肝性脑病及肝肾综合征。

第二节　肝功能不全的病因和主要功能代谢变化

一、肝功能不全的病因

(一) 生物性因素

　　肝炎病毒,即甲型肝炎病毒(HAV)、乙型肝炎病毒(HBV)、丙型肝炎病毒(HCV)、丁型肝炎病毒(HDV)、戊型肝炎病毒(HEV)、己型肝炎病毒(HFV)和庚型肝炎病毒(HGV)都可以引起肝脏炎性病变,甚至演变为肝硬化、肝癌。其中HBV引起的乙型病毒性肝炎的发病率高,危害大。

　　某些细菌及阿米巴滋养体可引起肝脓肿,某些寄生虫如肝吸虫、血吸虫等也可累及肝脏,造成肝损害。

（二）化学性因素

一些有机或无机化学毒物,包括具有肝脏毒副作用的药物及其代谢产物等,大剂量可以引起急性肝损害,小剂量可以形成积蓄效应,引起慢性肝损害。

一般来说,大多数药物在肝内经生物转化而被解毒。但一些药物本身或其代谢产物对肝脏具有明显的毒性作用。摄入此类药物后,药物与肝细胞内细胞色素 P450 酶系及一些基团,如葡萄糖醛酸、硫酸酯甲基、巯基、甘氨酸、谷氨酸、芳香基等结合而被降解。如果此解毒功能失效,有毒产物也可与蛋白质等结合,引起脂质过氧化、蛋白质硫代氧化等,最终导致肝细胞坏死。应指出,临床上以正常剂量应用某一种药物时,一般不会引起肝损害,但两种或两种以上药物合用时,常可出现肝脏病变,甚至造成严重后果。

此外,长期酗酒者,酒精可直接或通过其代谢产物——乙醛损伤肝脏。此外,嗜酒所致的营养缺乏也起一定作用。慢性酒精中毒也可引起脂肪肝、酒精性肝炎,甚至肝硬化。随食物摄入的黄曲霉素、亚硝酸盐和毒蕈等,也可促进肝病的发生。

（三）遗传性因素

某些遗传性代谢缺陷及分子病可累及肝脏,造成肝炎、脂肪肝、肝硬化等。例如,由于肝脏不能合成铜蓝蛋白,使铜代谢发生障碍,过量的铜在肝内沉积,可引起肝豆状核变性,最终导致肝硬化。

（四）免疫性因素

肝细胞可自分泌和(或)旁分泌很多炎性细胞因子,从而损伤肝细胞。例如,肝细胞被肝炎病毒感染后,可引起机体的细胞免疫和体液免疫反应。这些免疫反应既可以杀灭肝炎病毒,也可以攻击被感染的肝细胞,造成肝细胞损伤。一般认为,T 细胞介导的细胞免疫反应是引起肝细胞损伤的主要原因。

（五）营养性因素

单纯营养缺乏不能导致肝病的发生,但可促进肝病的发生、发展。例如,饥饿时,肝糖原、谷胱甘肽等的减少,可降低肝脏解毒功能或增强毒物对肝损害。

二、肝功能不全的主要功能和代谢变化

（一）物质代谢障碍

1. 糖代谢障碍 肝脏通过糖原的合成与分解、糖酵解与糖异生和糖类的转化来维持血糖浓度的相对稳定。正常血糖含量为 $80\sim120$ mg/dL。一般而言,轻度肝损害往往很少出现糖代谢紊乱。当肝细胞发生广泛性损伤时,由于肝糖原合成障碍、糖异生能力下降及肝糖原储备减少,表现为空腹时血糖降低。当血糖低于 $60\sim70$ mg/dL 时,就会出现低血糖症,此时患者感到软弱、疲乏、头晕。当血糖急剧降低至 40 mg/dL 时,可发生低血糖性昏迷。其发生机制如下：①当肝功能衰竭时,因大量肝细胞坏死可导致肝内糖原储备锐减；②肝脏内残存的肝糖原在肝细胞内质网上的葡萄糖-6-磷酸酶受到破坏后难以分解为葡萄糖；③胰岛素在肝严重受损时灭活减弱,形成高胰岛素血症。严重肝功能衰竭患者常因低糖血症而出现肝性脑病。但部分肝功能衰竭患者可出现类似糖尿病患者的糖耐量降低,在患者摄入较多葡萄糖时,易导致高血糖,这可能是血浆中的胰高血糖素比胰岛素更多的缘故。

2. 脂类代谢障碍 肝内脂肪酸是在线粒体内进行分解的。通过 β-氧化反应,脂肪酸被氧化为乙酰辅酶 A,并产生大量能量;肝脏还能合成甘油三酯,参与磷脂和胆固醇的代谢等。因此,当肝功能受损时,肝内脂肪氧化障碍或脂肪合成增多,又不能有效地运出,中性脂肪在肝细胞内堆积导致脂肪肝。此外,当肝细胞受损时,血浆胆固醇的酯化作用减弱,血浆胆固醇酯浓度下降。

3. 低白蛋白血症 肝脏与蛋白质代谢的关系极为密切,它是人体蛋白质合成和分解的主要器官,也是血浆蛋白质(包括血浆白蛋白、凝血因子及多种酶类)的重要来源。因此在肝硬化时,由于有效肝细胞总数减少和肝细胞代谢的障碍,白蛋白合成可减少一半以上,以致出现低白蛋白血症,是肝性腹水发病的机制之一。此外,肝脏受损时,某些氨基酸在肝内的分解代谢障碍,导致其在血浆中的含量升高,出现血浆氨基酸失衡,如芳香族氨基酸明显升高。

4. 维生素代谢障碍 肝脏在维生素的吸收、储存和转化方面均起着重要作用。脂溶性维生素的吸收需要有胆汁酸盐的协助;维生素 A、D、E、K 等主要储存在肝脏;肝脏还参与多种维生素代谢过程。因此,肝功能不全时维生素代谢障碍较为常见,尤其是维生素 A、K、D 的吸收、储存及转化异常,造成体内缺乏,患者分别出现夜盲症、出血倾向及骨质疏松等变化。

（二）激素代谢障碍

肝脏能灭活体内多种激素,如雌激素、醛固酮、抗利尿激素、胰岛素、胰高血糖素等。肝功能障碍时灭活功能减弱,这些激素在体内增多。雌激素增多可引起女性卵巢功能紊乱,月经失调;男性则出现乳房发育、睾丸萎缩和不育,还可使皮肤小血管扩张而出现蜘蛛痣(皮肤小动脉及其分支呈蜘蛛网状扩张)、肝掌(手掌鱼际充血发红)。醛固酮增多可导致低血钾症和水、钠潴留,是造成腹腔积液的原因之一。此外,抗利尿激素增多可使水排出减少,造成水潴留,除引起水肿外,还使血液稀释而出现低钠血症。胰岛素持续增高,除可使血糖降低外,还使血浆支链氨基酸分解,造成血浆氨基酸平衡失调。

（三）胆汁代谢障碍

胆汁是由肝细胞不断生成和分泌的,肝功能不全时,可发生高胆红素血症和肝内胆汁淤积。

1. 高胆红素血症 胆红素是一种脂溶性的有毒物质,对脂溶性物质有很强的亲和力,容易透过细胞膜造成危害,尤其对富含脂类物质的神经组织影响很大,可严重干扰神经系统的功能。肝脏对胆红素具有强大的处理能力,不仅表现在其有很强的摄取和经胆汁排出的能力,还表现在其能将胆红素与葡萄糖醛酸或硫酸等结合的能力,从而降低胆红素的脂溶性。肝功能不全时,肝细胞对胆红素的摄取、结合及排泄功能障碍,其中排泄障碍更为突出,出现高胆红素血症,血中以酯性胆红素增多为主,患者常伴有皮肤、黏膜及内脏器官等黄染的现象,称为黄疸(jaundice)。

2. 肝内胆汁淤积 肝内胆汁淤积是指肝细胞对胆汁酸摄取、转运和排泄功能障碍,以致胆汁成分(胆盐和胆红素)在血液中潴留。血清胆盐含量增高,一般伴有黄疸,但也有少数患者不伴有黄疸。由于小肠内胆盐浓度下降,可引起脂肪和脂溶性维生素吸收不良,并促进肠源性内毒素的吸收,发生内毒素血症等变化。肝内胆汁淤积的发生可能与肝细胞对胆汁酸的摄取、胆汁在肝细胞内的转运、胆小管的通透性及胆小管内微胶粒的形成等有关。

（四）凝血功能障碍

肝细胞合成大部分凝血因子、重要的抗凝物质（如蛋白 C、抗凝血酶-3 等）、成纤溶酶原、抗纤溶酶等；此外，很多激活的凝血因子和纤溶酶原激活物等也由肝细胞清除。这些足可说明肝细胞在凝血与抗凝过程中的重要性。肝功能严重障碍时可诱发 DIC。

（五）生物转化功能障碍

人体内常存在一些对机体有一定生物学效应或毒性的物质（包括激素、神经递质等内源性物质和药物、毒物等外源性物质），需要及时清除以保证各种生理活动的正常进行，这些物质在排出体外之前，常要对其进行生物转化，使它们转变为无毒或毒性小的溶解度较高的水溶性物质，以便于从胆汁或尿中排出体外。肝脏是体内生物转化过程的主要场所。肝功能不全时，由于其生物转化功能障碍，可造成上述物质在体内蓄积，从而影响机体的正常生理功能。如：对胆红素的转化障碍会出现黄疸；若从肠道吸收的氨、胺类、γ-氨基丁酸等毒性代谢产物不能在肝脏进行生物转化而蓄积于体内，可引起中枢神经系统功能障碍，甚至发生肝性脑病；许多药物是在肝脏代谢的，因此肝病患者血中药物的半衰期会延长，易发生药物中毒。

（六）免疫功能障碍

肝脏具有重要的细胞和体液免疫功能，尤其作为消化系统的第二道防线，可防止肠道内细菌、内毒素等有害物质的入侵，从而维持机体的内环境稳定。当肝功能不全时，由于 Kupffer 细胞功能障碍及补体水平下降，故常伴有免疫功能低下，易发生肠道细菌移位、内毒素血症及感染等。

（七）低钾血症和低钠血症

肝功能衰竭时，患者常发生低钾血症和低钠血症。低钾血症的发生与醛固酮的作用增强有关，肝功能受损时，醛固酮灭活减弱；同时，因严重肝脏疾病常伴有腹腔积液，导致有效循环血量减少，引起醛固酮分泌增加，进而导致钾随尿排出增多而引起低钾血症。低钾血症及继发性代谢性碱中毒可诱发肝性脑病。肝功能障碍时，ADH 释放增加、灭活减弱，肾脏排水减少，导致稀释性低钠血症。

（八）器官功能障碍

肝功能不全时，除上述肝功能减退外，还常伴有全身各系统症状，其中中枢神经系统（肝性脑病，详见本章第三节）和泌尿系统（肝肾综合征，详见本章第四节）的并发症最严重。

第三节 肝 性 脑 病

一、肝性脑病概念、分期与分类

（一）概念

由于急性或慢性肝功能不全，使大量毒性代谢产物在血中堆积，经血液循环进入脑组织，引起严重的中枢功能障碍，临床上可出现以意识障碍为主的一系列神经-精神症状，最终出现肝性昏迷。这种继发于严重肝病的神经精神综合征称为肝性脑病（hepatic encephalopathy）。

（二）分期

肝性脑病按病情轻重分为四期。

一期（前驱期）：轻微的神经-精神症状，可表现出欣快、反应迟钝、睡眠规律改变，有轻度的扑翼样震颤。

二期（昏迷前期）：上述症状加重，表现出精神错乱、睡眠障碍、行为异常，经常出现扑翼样震颤。

三期（昏睡期）：有明显的精神错乱、昏睡等症状。

四期（昏迷期）：意识丧失，不能唤醒，即进入昏迷阶段。

上述分期没有截然的界限，而是病情由轻到重的逐渐演变过程。

（三）分类

1. 根据发病机理分类　肝性脑病可分为内源性肝性脑病和外源性肝性脑病，表 13-1 比较了两者的特点。

表 13-1　内源性、外源性肝性脑病比较

特征	内源性肝性脑病	外源性肝性脑病
常见病因	暴发性病毒性肝炎	有门-体分流的肝硬化
病情缓急	多为急性经过	慢性复发性
毒物是否经过肝脏	毒物入肝不能有效地被清除	未经肝脏处理经分流入体循环
诱因	无明显诱因	多数能找到明显诱因
预后	极差	较好

2. 根据发病速度分类

（1）急性肝性脑病　其特点是起病急骤，病情凶险，病程短，预后差，常见于重型病毒性肝炎、严重急性肝中毒所致的急性肝功能衰竭患者。此型相当于内源性肝性脑病。

（2）慢性肝性脑病　其特点是起病较缓慢，病情相对较轻，病程较长，近期预后较好，常见于各型肝硬化晚期，患者可有持续较久、较明显的精神症状，最终可发展为昏迷，常在诱因作用下，反复发作，此型相当于外源性肝性脑病。

此外，有学者根据患者血氨是否升高，将肝性脑病分为氮性（或氨性）和非氮性（或非氨性）肝性脑病。外源性肝性脑病一般为氮性肝性脑病，内源性肝性脑病，可以是氮性肝性脑病，也可以是非氮性肝性脑病。

二、肝性脑病的发病机制

肝性脑病时，脑组织并无明显的特异性形态学改变，目前多认为，肝性脑病的发生主要是毒性物质导致脑的代谢和功能障碍。肝功能严重障碍可致蛋白质、糖、脂肪的代谢障碍，产生某些毒性物质；来自肠道的某些有毒物质，不能被肝脏解毒或经侧支循环绕过肝脏而入血，并通过血脑屏障进入脑内，干扰了脑的代谢和功能，导致肝性脑病的发生。本病的发

病机制尚未完全清楚,迄今为止,有关肝性脑病的发病机制主要有氨中毒学说、假性神经递质学说、血浆氨基酸失衡学说和GABA(γ-氨基丁酸)学说。

（一）氨中毒学说

肝性脑病发作时,多数患者血液及脑脊液中氨水平升高至正常的2～3倍,经降血氨治疗后,其肝性脑病的症状明显得到缓解,这表明肝性脑病的发生与血氨水平升高密切相关。正常情况下,血氨浓度稳定,一般不超过59 μmol/L,这依赖于血氨的生成和清除之间的动态平衡,肝脏通过鸟氨酸循环将氨转化为尿素是维持此平衡的关键。因此,当肝脏功能严重受损时,鸟氨酸循环发生障碍,致使血氨水平升高。增高的血氨通过血脑屏障进入脑组织,主要干扰脑细胞的功能和代谢,从而引起脑功能障碍。

1. 血氨增多的原因

（1）氨清除不足:正常人体内生成的氨绝大部分在肝内经鸟氨酸循环合成尿素,并经肾排出体外。通常每合成1分子的尿素能清除2分子的氨,同时消耗3分子的ATP。肝功能严重障碍时,由于肝内酶系统受损,ATP供给不足,鸟氨酸循环发生障碍,尿素合成减少,使氨清除不足。此外,已建立门-体侧支循环或门-体静脉分流术后的肝硬化患者,由于来自肠道的氨部分未经肝清除而直接进入体循环,引起血氨升高。氨清除不足为肝性脑病患者血氨水平升高的主要原因之一。

（2）氨生成过多:①严重肝功能障碍时,门静脉血流受阻,肠道黏膜淤血、水肿,肠蠕动减弱或由于胆汁分泌减少,均可使食物消化、吸收功能障碍,导致肠道细菌活跃,释放的氨基酸氧化酶和尿素酶增多;并且,未经消化吸收的蛋白质成分在肠道潴留增多,经细菌分解,使产氨增多;②肝硬化晚期合并肾功能障碍,尿素排出减少,可使弥散入肠道的尿素增加;③如果合并上消化道出血,血液蛋白质在肠道内分解产氨;④肝性脑病患者常有躁动不安等神经-精神症状而致肌肉活动增强,使肌肉中腺苷酸分解代谢增强致产氨增多。

此外,肠道pH值的变化,影响肠道对氨的吸收。当肠道的pH值降低时,可减少从肠腔吸收氨。反之,当肠道的pH值升高时,肠道吸收氨增多,促使血氨浓度升高。因而,临床上常应用乳果糖在肠道内被细菌分解产生乳酸、醋酸,降低肠腔的pH值,减少氨的吸收,从而达到降低血氨的作用。

2. 氨对脑的毒性作用

（1）干扰脑细胞的能量代谢:正常时脑组织需要能量较多,其能量来源主要是葡萄糖的生物氧化。氨干扰脑细胞的能量代谢,主要是干扰葡萄糖生物氧化的正常进行。进入脑内的氨与α-酮戊二酸结合生成谷氨酸,谷氨酸再与氨结合生成谷氨酰胺。这一过程可引起以下后果:①大量消耗α-酮戊二酸,α-酮戊二酸是三羧酸循环的重要中间产物,故可使ATP生成减少;②消耗了大量还原型辅酶I(NADH),NADH是呼吸链中完成递氢过程的重要物质,其大量消耗可使ATP产生减少;③氨与谷氨酸结合生成谷氨酸胺时,消耗了大量的ATP;④氨还可抑制丙酮酸脱羧酶的活性,妨碍丙酮酸的氧化脱羧过程,使乙酰辅酶A生成减少,影响三羧酸循环的正常进行,也可使ATP产生减少。

氨干扰脑细胞的能量代谢,使ATP的产生减少和消耗过多,导致脑细胞完成各种功能所需的能量严重不足,从而不能维持中枢神经系统的活动而昏迷。

（2）使脑内神经递质发生改变:正常情况下,脑内兴奋性神经递质与抑制性神经递质保持平衡。脑内氨增多,使脑内兴奋性神经递质减少,而抑制性神经递质增多,干扰了递质间的平衡,造成中枢神经系统功能紊乱。①乙酰胆碱减少,高浓度氨抑制丙酮酸的氧化脱羧过程,导致脑细胞内的乙酰辅酶 A 减少,兴奋性神经递质乙酰胆碱的合成随之减少;②氨与谷氨酸结合,形成抑制性神经递质-谷氨酰胺增多,兴奋性神经递质-谷氨酸被消耗而减少;③谷氨酸经谷氨酸脱羧酶作用形成抑制性神经递质 γ-氨基丁酸增多。

(3) 氨对神经细胞膜的抑制作用:氨在细胞膜的钠泵中可与钾竞争进入细胞内,造成细胞内缺钾;氨可以干扰神经细胞膜上的 Na^+-K^+-ATP 酶的活性,这些可影响细胞内外 Na^+、K^+ 分布,干扰静息电位和动作电位的产生,进而影响神经的兴奋和传导过程。

(二)假性神经递质学说

1. 脑干网状结构与清醒状态的维持 在脑干网状结构中存在着具有唤醒功能的系统,称为脑干网状结构上行激动系统。在其唤醒功能中,作为神经突触间传递信息的神经递质具有十分重要的作用。正常时,脑干网状结构中的神经递质种类较多,其中主要的有去甲肾上腺素和多巴胺等。因此,去甲肾上腺素和多巴胺等递质,在维持脑干网状结构上行激动系统中的唤醒功能上具有重要作用。当这些真性神经递质被假性神经递质所取代,导致这一系统的功能活动减弱,大脑皮质将由兴奋状态转入抑制状态,产生昏睡甚至昏迷等情况。

2. 假性神经递质与肝性脑病 食物中蛋白质在消化道中经水解产生氨基酸,其中芳香族氨基酸(如苯丙氨酸和酪氨酸)在肠道细菌释放的脱羧酶的作用下,生成苯乙胺和酪胺,这些生物胺被吸收后,经门静脉入肝。肝功能正常时,苯乙胺和酪胺可经肝脏单胺氧化酶作用被分解清除。当肝功能严重障碍导致解毒功能低下或有门-体侧支循环时,这些物质在血中浓度增高,尤其是门脉高压时,由于胃肠道淤血,消化功能降低,使肠内蛋白质分解增强,将产生大量苯乙胺和酪胺入血。血中的苯乙胺和酪胺进入脑内,在脑细胞 β-羟化酶作用下生成苯乙醇胺和羟苯乙醇胺。这两种物质的化学结构与正常神经递质、去甲肾上腺素和多巴胺极为相似(图 13-1),因此,可被脑干网状结构中的肾上腺能神经元所摄取,但其释放后的生理效应远较去甲肾上腺素和多巴胺弱,不能完成真神经递质的作用,故称其为假性神经递质。因假性神经递质不能维持脑干网状结构上行激动系统的唤醒功能,从而导致昏迷。

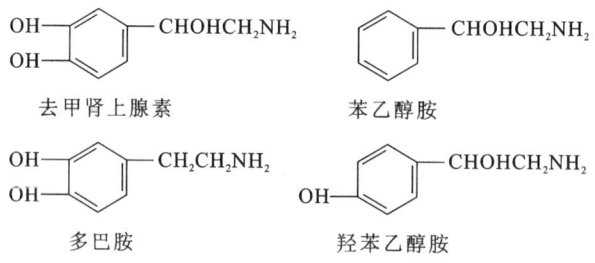

图 13-1 正常神经递质和假性神经递质

(三)血浆氨基酸失衡学说

1. 氨基酸失衡的原因 正常人血浆中支链氨基酸与芳香族氨基酸的含量呈一定比值关系,一般为 3～3.5,而肝性脑病患者血中氨基酸失衡,表现为芳香族氨基酸增多,支链氨基酸减少,导致其比值降低。

(1)芳香族氨基酸增多的原因:①芳香族氨基酸主要在肝脏内降解,肝功能严重障碍时,芳香族氨基酸的降解能力降低;②肝脏的糖异生作用障碍,使芳香族氨基酸转化为糖的能力降低。

(2)支链氨基酸的减少主要与血胰岛素增多有关。支链氨基酸的代谢主要在骨骼肌中进行,胰岛素可促进肌肉组织摄取和利用支链氨基酸。肝功能严重障碍时,血中胰岛素水平增高,支链氨基酸进入肌肉组织增多,因而使其在血中的含量减少。

2. 血氨基酸失衡与肝性脑病 支链氨基酸和芳香族氨基酸在生理情况下呈电中性,由同一载体转运入脑被脑细胞所摄取。当血中芳香族氨基酸增多时,必然使芳香族氨基酸进入脑内增多,其中主要是苯丙氨酸和酪氨酸。当脑内的苯丙氨酸和酪氨酸增多时,通过抑制酪氨酸羟化酶或通过抑制多巴脱羧酶,使正常神经递质去甲肾上腺素和多巴胺生成减少,同时在芳香族氨基酸脱羧酶的作用下,分别生成假性神经递质羟苯乙醇胺和苯乙醇胺。由此可见,血中氨基酸的失衡使脑内产生大量假性神经递质,并使正常的神经递质的产生受到抑制,最终导致昏迷。

(四)γ-氨基丁酸学说

γ-氨基丁酸(γ-amino butyric acid,GABA)是哺乳动物最主要的抑制性神经递质。正常情况下,脑内的GABA是突触前神经元利用谷氨酸经谷氨酸脱羧酶脱羧后的产物,储存于突触前神经元的细胞质囊泡内。中枢神经系统以外的GABA是肠道细菌的分解产物,在肝内代谢清除。肝功能严重障碍时肝细胞对来自肠道GABA的摄取和代谢降低,使血中GABA浓度增高,经通透性增强的血脑屏障进入中枢神经系统。当突触前神经元兴奋时,从储存囊泡释放到突触间隙,与突触后神经元GABA受体结合,使细胞膜对Cl^-通透性增高,由于细胞外的Cl^-浓度比细胞内高,因而使细胞外Cl^-大量内流,神经元处于超极化状态,发挥突触后的抑制作用。同时,GABA也具有突触前抑制作用。当GABA作用于突触前的轴突末梢时,也可使轴突膜对Cl^-的通透性增高,但由于轴突内的Cl^-浓度高于轴突外,造成Cl^-外流,导致神经元去极化,当神经冲动到达神经末梢时,神经递质减少,产生突触前抑制。因此,GABA既是突触后抑制递质,又是突触前抑制递质,当其脑内浓度增高后,可造成中枢神经系统功能抑制。

与其他学说相比,GABA学说是从大脑主要抑制性神经递质GABA和相应受体相互作用上探讨肝性脑病发病机制,而不仅限于神经活性物质及其代谢物的含量,因而逐渐受到人们的重视。然而,此学说是以动物实验为基础提出的,临床报道甚少,故有待进一步验证。

除上述因素在肝性脑病中起重要作用外,许多蛋白质和脂肪的代谢产物如硫醇、短链脂肪酸、酚等对肝性脑病的发生、发展也有一定作用。总之,目前还没有一种机制能圆满地解释临床上所有肝性脑病的发病机制,一般认为其可能是多种毒物共同作用的结果,其确切机制有待于进一步研究。

三、影响肝性脑病发生、发展的因素

1. 氮的负荷增加 氮的负荷增加是肝性脑病最常见的诱发因素。肝硬化患者常见的上消化道出血,过量蛋白质饮食、输血等外源性氮负荷过度,可由于促进血氨升高而诱发肝性脑病。由于继发性肾功能衰竭所导致的氮质血症、低钾性碱中毒或呼吸性酸中毒、便秘、感染等内源性氮负荷过重等,也常诱发肝性脑病。

2. 血脑屏障通透性增强 有些物质如 GABA 及某些毒物,正常时不能通过血脑屏障,因此,血脑屏障的通透性增高,在诱发肝性脑病中具有重要作用。

3. 脑敏感性增高 严重肝性脑病患者的体内各种神经毒性物质增多,在毒性物质的作用下,脑对药物或氨的敏感性增高,因而,当使用止痛、镇静、麻醉剂及氯化铵等药物时则可诱发肝性脑病。感染、缺氧、酸碱平衡及电解质紊乱等也可增加脑对毒性物质的敏感性而诱发肝性脑病。

总之,凡能增加毒性物质的来源、提高脑对毒性物质的敏感性及使血脑屏障通透性增高的因素均可成为肝性脑病的诱因,引起肝性脑病的发生。

知识链接

肝性脑病的常见诱因如下:①消化道出血,多由食管下段静脉丛曲张破裂所致,血液中的蛋白质经肠内细菌作用产生大量的氨,致使血氨升高,同时,出血还使血容量减少,导致肝、脑缺血,加重功能损害;②摄入过量蛋白质饮食,产氨增多;③某些药物使用不当、肝病使肝解毒功能降低,导致对镇静剂与麻醉剂分解破坏功能降低,易出现蓄积而抑制中枢神经系统。排钾利尿剂可引起低钾性碱中毒,pH 值升高,使血中游离氨增多;④感染,细菌及其毒素可加重肝损害,而感染引起的发热又可使分解代谢增强,氨生成增多;⑤腹腔穿刺放出腹腔积液过多、过快,可使蛋白质和电解质丧失过多,促进肝性脑病发生;⑥便秘,引起肠内容物滞留,氨和其他毒物的生成和吸收增多。

四、肝性脑病防治的病理生理学基础

（一）去除诱因

（1）减少氮负荷,严格控制蛋白质摄入量。在限制蛋白质的同时,以糖为主供给热量,并供给充足维生素。

（2）严禁摄入粗糙、质硬食物,防止上消化道大出血。

（3）防止便秘,以减少肠道有毒物质进入体内。

（4）注意预防。因利尿、放腹腔积液、低血钾等情况诱发肝性脑病。

（5）由于患者血脑屏障通透性增强、脑敏感性增高,因此,肝性脑病患者用药要慎重,特别是要慎用止痛、镇静、麻醉剂等药物,防止诱发肝性脑病。

（二）降低血氨

（1）口服乳果糖等使肠道 pH 值降低,减少肠道产氨和利于氨的排出。

（2）应用谷氨酸或精氨酸降血氨,促进鸟氨酸循环的作用。

（3）纠正水、电解质和酸碱平衡紊乱,特别是要注意纠正碱中毒。

（三）其他治疗措施

可口服或静脉注射以支链氨基酸为主的氨基酸混合液,纠正氨基酸的失衡。可给予左旋多巴,促进患者清醒。近年来开展了人工肝辅助装置与肝移植方面的研究,取得了一些进展,但仍存在不少问题,有待进一步解决。

总之,由于肝性脑病的发病机制复杂,应结合患者的具体情况,采取综合性治疗措施,才能取得较好的治疗效果。

第四节 肝肾综合征

肝肾综合征(hepatorenal syndrome,HRS)是指肝硬化失代偿期或急性重症肝炎时,继发于肝功能衰竭基础上的功能性肾功能衰竭,故又称肝性功能性肾功能衰竭。急性重症肝炎有时也可引起急性肾小管坏死,也属肝肾综合征。

一、肝肾综合征的病因和分类

各种类型的肝硬化、重症病毒性肝炎、暴发性肝衰竭、肝癌、妊娠性急性脂肪肝等均可导致肝肾综合征。根据肾损害和功能障碍的特点可分为功能性肝肾综合征(functional hepatorenal syndrome)和器质性肝肾综合征(parenchymal hepatorenal syndrome)。功能性肝肾综合征以严重的肾脏低灌流为特征,临床表现为少尿、氮质血症等。肾脏仍保留一些浓缩功能,一旦肾灌流量恢复,则肾功能迅速恢复。若功能性肝肾综合征得不到及时治疗或病情进一步发展,可发生器质性肝肾综合征。

二、肝肾综合征的发病机制

肝肾综合征的发病机制较为复杂,随着近年来对肝功能不全的研究进展,揭示了门静脉高压、腹腔积液形成、消化道出血、感染及血管活性物质的变化等在肝肾综合征的发病中起着重要的作用。

（一）有效循环血量减少

严重肝功能不全患者,常合并腹腔积液、消化道出血及感染,使有效循环血量下降,肾灌流量减少,肾小球毛细血管血压降低,导致肾小球有效滤过压降低而发生少尿。

（二）血管活性物质的作用

肝功能不全时,由于有效循环血量减少,使体循环平均动脉压降低,引起血管活性物质的变化,后者作用于肾血管使肾血流量发生重新分布,即皮质肾单位的血流量明显减少,而较大量的血流转入近髓肾单位,最终造成肾小球滤过率下降,肾小管对钠、水的重吸收增加。这可能是发生功能性肝肾综合征的重要原因。

1. 肾交感神经系统活动增强 肝功能不全时,由于有效循环血量减少,反射性使交感神经系统兴奋,由此继发肾交感神经系统活动增强。交感神经系统活动增强,肾小球滤过分数增加,导致近曲小管对钠、水的重吸收增多;而肾交感神经的活化,会造成肾血流量减少及肾血流量的重新分布,进一步加重钠、水潴留。

2. 肾素-血管紧张素-醛固酮系统活性增强 有效血容量下降、肾血流量减少及交感神经兴奋等均可激活肾素-血管紧张素-醛固酮系统,加上肝功能障碍对醛固酮的灭活减弱,而加重醛固酮在体内的蓄积。血管紧张素增高导致肾血管收缩,肾小球滤过率降低;高醛固酮血症则促进钠、水潴留。

3. 激肽释放酶-激肽系统活性降低 激肽原经激肽释放酶水解为缓激肽,缓激肽具有明显的阻断血管紧张素对肾血管的收缩作用。由于肝功能不全时激肽释放酶的生成减少,使肾内缓激肽及其他激肽类等肾内扩血管物质相对缺乏,而血管紧张素等缩血管物质的效应明显增强。

4. 前列腺素类与血栓素 A_2 平衡失调 肾脏是产生前列腺素类(prostaglandins,PGs)的主要器官,其代谢产物 PGE_2 和前列环素 I_2(prostacyclin I_2,PGI_2)具有强烈的扩血管作用,并可使血小板解聚。血栓素 A2(thromboxane A_2,TXA_2)主要在血小板内合成,具有强烈的缩血管作用及促使血小板聚集的作用。正常情况下,PGs 及 TXA_2 的产生和释放处于动态平衡,以维持血管张力和血小板的功能。当肝功能不全时,由于肾缺血使肾脏合成PGs 减少,而血小板易发生聚集反应,释放 TXA_2 使 TXA_2 增多,导致肾内缩血管因素占优势,肾血管收缩,从而加重肾缺血。

5. 假性神经递质蓄积 当肝功能不全时,可能有假性神经递质在外周神经系统蓄积,并取代外周神经末梢的正常神经递质——去甲肾上腺素,引起皮肤、肌肉等组织内的小动脉扩张,从而加重肾缺血,诱发肝肾综合征。

6. 内毒素血症 肝功能不全时,常因肝脏清除内毒素功能障碍而发生内毒素血症,内毒素血症在功能性和器质性肝肾综合征的发生、发展中起重要的作用。其作用机制可能与内毒素使交感神经兴奋,儿茶酚胺释放增加,肾动脉发生强烈收缩有关,从而导致肾缺血;内毒素损伤血管内皮细胞并促进血小板释放凝血因子,造成肾血管内凝血,引起肾功能障碍及肾小管坏死等。

能力检测

1. 血氨升高对脑有何毒性作用?
2. 假性神经递质是如何形成的?它们在引起肝性脑病的过程中有何作用?
3. 简述肝性脑病防治的病理生理学基础。
4. 请说明肝肾综合征的主要发病机制。

(郭民英)

第十四章
肾功能不全

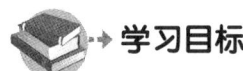 **学习目标**

掌握:肾功能不全的概念,急性肾功能不全少尿期机体的功能代谢变化;慢性肾功能不全的功能代谢变化;尿毒症的概念。

熟悉:急性肾功能不全的病因、分类及其发病机制;慢性肾功能不全的病因。

了解:慢性肾功能不全的发病机制及其防治原则;尿毒症的发病机制、功能及代谢变化和防治原则。

病例引导

患者,男,35 岁,因右大腿根部外伤出血不止,急诊入院。

入院时患者神志不清,面色苍白,无尿。心音微弱,肺及腹部无异常体征,右大腿根部有一 4.5×5.5 cm 的贯通创口,出血不止。患者少尿,血非蛋白氮(NPN)升高,酸中毒日趋严重。

体格检查:患者虚弱苍白,血压 120/80 mmHg,心率 128 次/分。

实验室检查:尿素 37.93 mmol/L,血肌酐 1242 μmol/L,尿酸 647 μmol/L,血钾 6.41 mmol/L,血钠 148 mmol/L,血钙 2.14 mmol/L,血磷 2.60 mmol/L,尿蛋白 (＋＋),尿比重 1.010。

问:1. 该患者属于哪种类型的肾功能不全?

2. 该患者出现氮质血症的可能原因是什么?

3. 该患者少尿期血钾为什么会升高?

病.例.引.导

患者,男,60 岁,因高血压 13 年,多尿、夜尿 2 年,近十天伴有恶心、呕吐、厌食,全身皮肤瘙痒入院。

患者血压一般在 23.94/13.3 kPa(180/100 mmHg)。自 2000 年起尿量约为 2500 mL/d,且夜间尿量多于白天,自感乏力,无水肿,2001 年 5 月以来常感头晕,骨痛,尿检查发现有蛋白尿及颗粒管型。近十天来,晨起有恶心、呕吐、厌食,全身皮肤瘙痒,失眠,记忆力减退,对外界反应淡漠渐至昏迷,曾鼻出血两次,每次约 20 mL。尿量减少,近两天每日尿量 150 mL 左右。既往有冠心病及心绞痛史。

体格检查:昏迷,贫血,重病容,体温 37 ℃,呼吸 30 次/分,心率 90 次/分,血压 21.28/11.97 kPa(160/90 mmHg)。牙龈红肿出血,口腔黏膜有溃疡灶,两肺听诊无异常呼吸音,心尖搏动向左下移,心界向左下扩大,心尖区及主动脉瓣区可闻及收缩期吹风样杂音。

实验室检查:红细胞 2×10^{12}/L,血红蛋白 60 g/L,血小板 128×10^9/L,尿素 35.73 mmol/L,血肌酐 1036 mmol/L,尿酸 524 mmol/L,血钾 6.41 mmol/L,血钠 148 mmol/L,血钙 2.14 mmol/L,血磷 2.60 mmol/L,尿蛋白(++),尿比重 1.010。

问:1. 该患者属于哪种类型的肾功能不全?

2. 该患者是否有贫血? 其原因是什么?

3. 该患者出现牙龈出血的主要原因是什么?

肾脏的主要功能是泌尿,通过泌尿活动,排泄代谢废物,调节水、电解质紊乱及酸碱平衡,此外,肾脏还能分泌多种生物活性物质如肾素、前列腺素、红细胞生成素及 1,25-二羟维生素 D_3 等。肾脏的功能对于维持机体内环境稳定及保证正常的生命活动具有重要意义。

当各种原因引起肾脏泌尿功能障碍,导致机体代谢产物的蓄积及水、电解质紊乱和酸碱失衡,并伴有肾脏内分泌功能失调的综合征,称为肾功能不全(renal insufficiency)。

肾功能不全和肾功能衰竭只是程度上的差别,而没有本质的区别。肾功能不全是指肾功能障碍由轻到重的全过程,肾功能不全的晚期阶段称为肾功能衰竭(renal failure),包括急性肾功能衰竭和慢性肾功能衰竭。急性或慢性肾功能衰竭发展到严重阶段,机体会出现严重的全身中毒的症状,即尿毒症。

第一节　急性肾功能衰竭

急性肾功能衰竭(acute renal failure,ARF)是由各种原因引起的肾脏泌尿功能急剧降低,并导致机体内环境严重紊乱的综合征。其临床症状主要表现为氮质血症、高钾血症和代谢性酸中毒等,且多数患者伴有少尿(低于 400 mL/d)或无尿(低于 100 mL/d),但亦可不出现少尿。

一、原因与分类

根据发病原因可将急性肾功能衰竭分为肾前性急性肾功能衰竭、肾性急性肾功能衰竭和肾后性急性肾功能衰竭三种类型(图 14-1)。

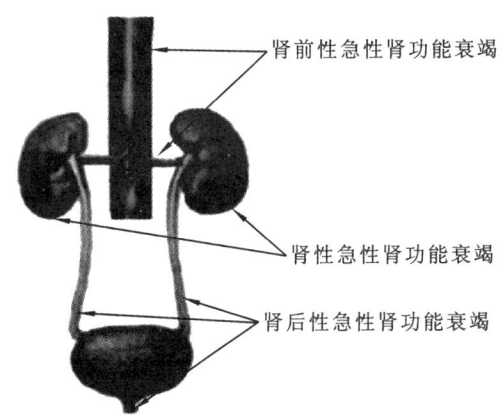

肾前性急性肾功能衰竭

肾性急性肾功能衰竭

肾后性急性肾功能衰竭

图 14-1 急性肾功能衰竭的分类

(一)肾前性急性肾功能衰竭

肾前性急性肾功能衰竭是由肾脏血液灌流量急剧减少所致,常见于休克、大量失血、严重创伤、急性心力衰竭等。此时,有效循环血量减少和血压降低除直接导致肾血流量减少外,还通过增强交感-肾上腺髓质系统和肾素-血管紧张素系统的活性,使肾脏小动脉强烈收缩,进一步加重肾脏缺血和有效滤过压降低,使肾小球滤过率(GFR)显著减少。肾前性急性肾功能衰竭多属功能性病变,此时肾实质没有器质性损害,若能及时恢复肾脏血流量,肾脏的泌尿功能可以恢复正常。但若肾缺血持续过久,就会引起肾脏的器质性损害,使肾前性急性功能性衰竭转为肾性急性肾功能衰竭。

(二)肾性急性肾功能衰竭

肾性急性肾功能衰竭是由肾实质的器质性病变所引起,是临床上常见的危重疾病,其主要原因如下。

1. 急性肾小管坏死 急性肾小管坏死是肾性急性肾功能衰竭最常见的原因,约占肾性急性肾功能衰竭的 80% 左右。①各种原因引起的肾持续性缺血,导致肾小管坏死,使功能性肾功能衰竭转变成器质性肾功能衰竭;②因重金属(如汞、砷、锑、铅)、抗生素(如二甲氧苯青霉素、新霉素、多黏菌素、庆大霉素、先锋霉素、磺胺类)、有机化合物(如四氯化碳、氯仿、甲醇、酚、甲苯等)、杀虫剂、毒蕈及某些血管和肾脏造影剂、蛇毒、肌红蛋白和内毒素等经肾脏排泄时直接损害肾小管,导致肾小管上皮细胞的变性、坏死。

2. 肾小球、肾间质与肾血管疾病 例如,急性肾小球肾炎、狼疮性肾炎、血管炎及血栓性微血管病变等引起的肾小球病变,急性肾盂肾炎、严重感染、败血症、药物过敏及恶性肿瘤浸润等引起的肾小管间质损害,血栓形成、动脉粥样硬化斑块脱落导致两侧肾动脉栓塞等,均可引起急性肾功能衰竭。

(三)肾后性急性肾功能衰竭

由各种原因引起的从肾盏到尿道口的尿路梗阻所致的急性肾功能衰竭,常见于双侧尿路结石、炎症、盆腔肿瘤、前列腺肥大和前列腺癌等,病变早期并无肾实质的器质性损害,若梗阻及时解除,可使肾脏泌尿功能迅速恢复(表 14-1)。

表 14-1 急性肾功能衰竭的分类和特点

比较项目	肾 前 性	肾 性	肾 后 性
受损部位	肾前血管	肾实质	从肾盏到尿道口
病因	有效循环血量减少,肾血流动力学改变	肾小球病变、肾小管损伤、肾间质性疾病及肾血管损伤	尿路阻塞及膀胱出口阻塞
病变性质	早期以功能性病变为主	多为器质性病变	早期以功能性病变为主
临床特点	尿量减少,尿钠浓度降低,其浓度低于 20 mmol/L,尿肌酐与血肌酐比率大于 40	可有尿量减少或无尿量减少,血尿或蛋白尿,尿中有各种管型	突发性尿量减少或与无尿交替出现,尿常规无明显异常

二、发病机制

急性肾功能衰竭的发病机制比较复杂,不同病因引起的急性肾功能衰竭,其发病机制不尽相同,但无论何种原因引起的急性肾功能衰竭,均有肾小球滤过率(GFR)降低所致的少尿或无尿,下面着重阐述肾缺血和肾毒物所致的急性肾功能衰竭的发生机制。

(一)肾小管损伤

肾脏出现严重的肾缺血和肾中毒时可引起肾小管上皮细胞损伤。肾小管损伤初期细胞的形态大致正常,但可发生不同程度的重吸收和分泌功能障碍,随着肾缺血和中毒的损伤加重,肾小管上皮细胞出现不可逆性损伤,其结果如下。①原尿回漏入间质:持续性肾缺血或肾毒物引起肾小管上皮细胞坏死,肾小管内原尿向肾间质回漏,一方面可引起尿量减少,另一方面造成肾间质水肿而压迫肾小管阻碍原尿通过,结果是肾小球囊内压增高,GFR减少。②肾小管阻塞:肾缺血、肾毒物引起肾小管上皮细胞坏死时脱落的上皮细胞及碎片,或异型输血、挤压综合征时引起的大量血红蛋白或肌红蛋白等形成管型阻塞肾小管(图14-2),造成肾小球囊内压增高,GFR 减少引起少尿或无尿。

(二)肾血流动力学改变

肾脏的血液供应十分丰富,正常成人安静时每分钟约有 1200 mL 血液流过两侧肾脏,其中 94% 左右的血液分布在肾皮质层,而肾髓质层血流很少。急性肾功能衰竭(ARF)时,肾血流量下降和肾内血流分布异常,导致 GFR 降低。肾血流动力学改变与下列血管活性物质有关。

1. 肾素-血管紧张素系统(RAS)活性增高 各种原因导致肾脏缺血,使近曲小管对钠的重吸收减少,原尿中钠浓度升高,刺激致密斑感受器分泌肾素增多,引起血管紧张素的分泌增加,导致肾血管平滑肌收缩,加重肾脏缺血,进一步导致肾小球滤过率降低。

2. 儿茶酚胺浓度增加 肾脏缺血导致交感神经兴奋,儿茶酚胺释放增多,肾皮质外

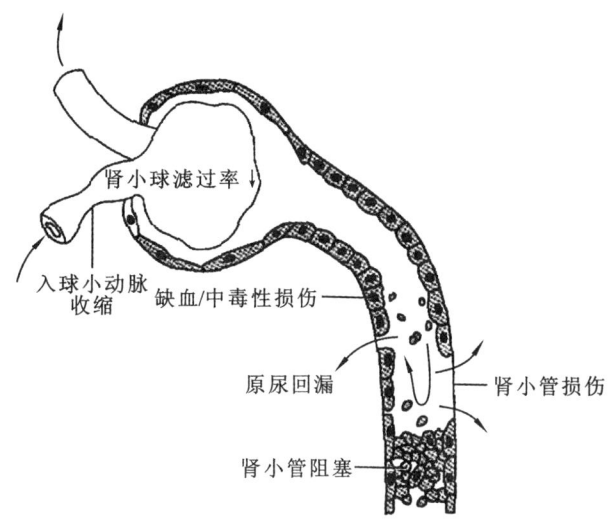

图 14-2 急性肾功能衰竭肾小管损伤示意图

2/3的入球小动脉对儿茶酚胺敏感,使肾小球动脉强烈收缩,导致皮质外层血流量减少,GFR 降低。

3. 扩血管物质生成减少 急性肾功能衰竭整个发病过程中的血流动力的改变与内源性的扩血管物质减少有关。

(1)前列腺素(PG)分泌减少:肾脏是产生前列腺素的主要器官。肾缺血或中毒时,肾髓质合成前列腺素减少,特别是扩血管的 PGE_2 合成减少,导致肾血管收缩,肾血流量减少,GFR 降低。

(2)心房钠尿肽(ANP)分泌减少:在正常人血液中存在有低浓度的心房钠尿肽,它是对抗肾素-血管紧张素系统的内源性拮抗剂。当机体的有效循环血量明显减少时,心房牵张感受器的兴奋性降低,致使 ANP 的分泌减少,其舒张血管的作用降低,肾脏血管收缩,肾脏缺血而引起 GFR 降低。另外,ANP 分泌减少,还可以导致水、钠潴留,引起少尿或无尿。

(3)NO 分泌减少:生理水平的 NO 在血流动力学调节和水、钠排泄方面具有重要作用。NO 使血管扩张。肾缺血时 NO 的释放减少,将引起血管收缩,加重肾脏缺血。

急性肾功能衰竭的发病机制是多种因素同时或先后作用的结果,一般而言,在急性肾功能衰竭的初期,肾血流动力学改变起主导作用;当病变进一步发展,出现肾小管上皮细胞坏死时,肾小管损伤及肾血流动力学改变对急性肾功能衰竭的发展起重要作用。

三、机体的主要功能代谢变化

急性肾功能衰竭根据始发阶段尿量的变化可分为少尿型急性肾功能衰竭和非少尿型急性肾功能衰竭,下面分别论述两种类型急性肾功能衰竭时机体的功能代谢变化。

(一)少尿型急性肾功能衰竭

少尿型急性肾功能衰竭按病程演变可分为少尿期、多尿期和恢复期三个阶段。

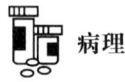

表 14-2　少尿型急性肾功能衰竭病程演变特点

演变阶段	尿的改变	发生机制	功能代谢紊乱
少尿期	少尿或无尿	GFR 显著降低	氮质血症、代谢性酸中毒、高钾血症、水中毒等
多尿期	尿量大于 3000 mL/d	GFR 增加,肾小管的重吸收功能降低	早期,仍存在氮质血症、高钾血症和酸中毒。多尿出现后,易发生脱水、低钾血症和低钠血症等
恢复期	尿量基本恢复正常	GFR 恢复正常	血中非蛋白氮含量下降,水、电解质代谢紊乱和酸碱平衡紊乱得以纠正

1. 少尿期　急性肾功能衰竭的早期表现,也是病程中最危险的阶段。少尿期可持续几天到几周,一般为 7～12 天。此期不仅有尿量和成分的改变,而且体内还有一系列的代谢紊乱。因此,少尿期持续愈久,则预后愈差。

(1)尿的变化:主要表现为少尿或无尿。若肾实质有损伤,则尿中可出现蛋白质、红细胞、白细胞、坏死的上皮细胞及其管型。

(2)高钾血症:引起高钾血症的原因如下。①尿量显著减少,肾排钾减少。②组织损伤、细胞分解代谢增强、缺氧、酸中毒等因素均可促使钾从细胞内向细胞外转移。③摄入富含钾的食物或大量输入库存血等。高钾血症可引起恶心、呕吐和胸闷等症状,特别是对心脏的毒性作用,可导致心律失常、心跳骤停等。因此,高钾血症是急性肾功能衰竭患者最严重的并发症,也是患者死亡的首要原因。

(3)水中毒:由于肾脏排尿严重减少,体内分解代谢加强,致使内生水增多、输液过多等原因,可引起体内水潴留从而导致稀释性低钠血症及细胞水肿。严重患者可并发肺水肿、脑水肿和心功能不全。因此,对急性肾功能衰竭患者,应严格控制补液速度和补液量。

(4)代谢性酸中毒:引起代谢性酸中毒的原因如下。①肾小球滤过率降低,固定酸排出减少。②感染和分解代谢增强,固定酸生成增多。③肾小管泌 H^+ 和泌 NH_3 功能障碍,回收 HCO_3^- 减少。酸中毒可引起心肌收缩力减弱,室性心律失常,心血管系统对儿茶酚胺的反应性降低。同时,酸中毒还可引起中枢神经系统的障碍,影响体内多种酶的活性,并促进高钾血症的发生。

(5)氮质血症:肾功能衰竭时因肾小球滤过率降低,可造成尿素、尿酸、肌酐、氨基酸和胍类等含氮的代谢产物在体内堆积,使血中非蛋白氮(NPN)的含量显著增加,称为氮质血症(azotemia)。其中以尿素氮(BUN)增多为主,临床上常用 BUN 作为氮质血症的指标。一般在少尿期开始后几天,血中非蛋白氮的含量就明显增多,严重时可出现尿毒症。因此,患者如能安全度过少尿期,而且体内已有肾小管上皮细胞再生时,即可进入多尿期。

2. 多尿期　当急性肾功能衰竭患者尿量逐渐增多至每日 400 mL 以上时,即进入多尿期,说明病情趋向好转。此期尿量可达每日 3000 mL 以上。多尿的产生机制如下:①肾小球滤过功能逐渐恢复正常;②肾间质水肿消退,肾小管内的管型被冲走,阻塞解除;③肾小管上皮虽已开始再生修复,但其功能尚不完善,故重吸收钠、水的功能仍然低下,原尿不能被充分浓缩;④少尿期中潴留在血中的尿素等代谢产物开始经肾小球大量滤出,从而增高原尿的渗透压,引起渗透性利尿。

多尿期早期患者尿量虽已增多,但肾功能尚未完全恢复,因此氮质血症、高钾血症和酸中毒等并不能很快改善。在多尿期,患者每天排出大量水和电解质,可发生脱水、低钾血症和低钠血症,应给予关注。

3. 恢复期 一般发病后约 1 个月进入恢复期。此期患者尿量逐渐恢复正常,内环境紊乱得到纠正,但肾小管浓缩功能完全恢复需要较长时间。少数患者由于肾小管上皮细胞损伤严重而修复不全,可能转为慢性肾功能衰竭。

(二)非少尿型急性肾功能衰竭

非少尿型急性肾功能衰竭患者也有 GFR 下降和肾小管的损伤,但病变相对较轻,以肾小管浓缩功能障碍较为明显。因此,虽有血浆非蛋白氮的增高,但尿量并不减少,尿比重＜1.020,尿钠含量也较低。由于其尿量较多,患者一般很少出现高钾血症。本病病情轻,预后较好,但易发生漏诊,若治疗不及时,可转化为少尿型急性肾功能衰竭。

四、防治的病理生理学基础

1. 原发病的治疗 对导致急性肾功能衰竭的原发病(如大出血、休克、感染、严重脱水等)应积极进行治疗,包括补充血容量、抗感染等。治疗用药时应慎用对肾脏有损伤的药物,以避免药物对肾脏的再次损伤。

2. 综合治疗 治疗措施包括以下五点。

(1)急性肾功能衰竭时,防止高钾血症发生,是防止患者死亡的关键,应进行紧急处理。

(2)控制氮质血症,可采取的措施如下:①积极抗感染,减轻蛋白质的分解;②静脉滴注必需氨基酸,促进蛋白质的合成,降低血尿素氮;③静脉补充热量,限制蛋白质的摄入;④透析疗法;⑤选用睾酮等雄激素以降低蛋白质的分解代谢。

(3)在少尿期开始阶段,应补充足够的能量,以减少体内分解代谢,预防代谢性酸中毒的发生。

(4)合理选用利尿剂。

(5)透析疗法包括血液透析(人工肾)和腹膜透析,透析可降低血浆中 K^+、H^+ 和非蛋白氮等物质的浓度。人工肾的透析效果最好,透析疗法已广泛应用于急性、慢性肾功能衰竭,取得了较好的疗效。

第二节　慢性肾功能衰竭

各种慢性肾脏疾病引起肾单位进行性、不可逆破坏,使残存的有功能的肾单位越来越少,导致机体内代谢废物潴留和水、电解质与酸碱平衡紊乱及内分泌功能障碍的综合征,称为慢性肾功能衰竭(chronic renal failure,CRF)。其发展缓慢,病程常迁延数月、数年或更长时间,最后发展为尿毒症而死亡。

一、病因

引起慢性肾功能衰竭的病因包括慢性肾小球肾炎、慢性肾盂肾炎、高血压性肾小动脉硬化症、肾结核、狼疮性肾炎及尿路结石、肿瘤、前列腺增生等。慢性肾小球肾炎最为常见,占 50%～60%。

二、发病过程

由于肾脏有强大的储备代偿功能,故慢性肾功能衰竭的发展过程缓慢而渐进,分为四个时期(表 14-3)。

表 14-3　慢性肾功能衰竭病程发展过程特点

发 展 阶 段	内生肌酐清除率	氮质血症	临 床 表 现
代偿期	高于正常值的 30%	无	内环境基本稳定,无临床症状
肾功能不全期	正常值的 25%~30%	轻或中度	多尿、夜尿、酸中毒、轻度贫血与乏力
肾功能衰竭期	正常值的 20%~25%	较重	夜尿多,严重代谢性酸中毒,严重贫血,低钙、高磷、高氯、低钠血症、尿毒症的部分中毒症状
尿毒症期	低于正常值的 20%	严重	全身性严重中毒症状,明显的水、电解质和酸碱平衡紊乱及继发性甲状旁腺功能亢进症

三、发病机制

目前对慢性肾功能衰竭的发病机制尚不十分清楚,Bricker 提出三种学说解释慢性肾功能衰竭的发病机制。

1. 健存肾单位学说　引起慢性肾功能损伤的原始病因最终都会造成病变肾单位的功能丧失,肾功能只能由健存肾单位来承担。随着病变的发展,健存的肾单位越来越少,当残存的肾单位不能维持正常的泌尿功能时,内环境发生紊乱导致慢性肾功能衰竭的发生乃至发展。

2. 矫枉失衡学说　此学说是对健存肾单位学说的一个补充。当肾单位和 GFR 进行性减少时,导致体内某些物质(如血磷)排出减少而蓄积,机体为了排出这些物质,通过分泌某些体液因子(如 PTH)来抑制肾小管对该物质的重吸收,增加该物质的排出,以此来维持内环境的相对稳定,这就是矫枉过程。但随着肾单位和 GFR 的进一步减少,肾脏对该物质(血磷)的滤过进一步减少,其结果是该物质的浓度进一步升高,使机体分泌某些体液因子(PTH)的量进一步增多,而此时过多的体液因子(PTH)也不能促进这些物质(血磷)的排泄来维持内环境的相对稳定,反而可以作用于其他器官而引起不良影响,从而使内环境紊乱进一步加剧。典型的表现是机体钙磷代谢紊乱、继发性甲状旁腺功能亢进、皮肤瘙痒、肾性骨病、贫血和出血等一系列临床症状。

3. 肾小球过度滤过学说　慢性肾功能不全时,肾单位进行性破坏,使健存肾单位负荷过重,长期代偿性过度滤过,可逐步造成这部分肾单位肥厚、纤维化和硬化,使肾单位渐进性破坏,最终导致内环境紊乱。

四、机体的主要功能代谢变化

(一)泌尿功能变化

1. 尿量的改变

(1)夜尿　正常成人尿量约为 1500 mL/24h,白天尿量约占总尿量的 2/3,夜间尿量只占 1/3。慢性肾功能衰竭早期患者往往出现夜间排尿增多,夜间尿量和白天尿量相近,甚至超过白天尿量,称为夜尿。

（2）多尿 多尿是慢性肾功能衰竭早期较常见的变化,但患者每天的尿量很少超过 3000 mL。多尿的原因如下:①大量肾单位被破坏后,残存肾单位血流量增多,其肾小球滤过率增大,原尿形成增多;②残存肾单位滤出原尿中溶质含量较多,产生渗透性利尿;③慢性肾盂肾炎导致慢性肾功能衰竭,常有肾小管上皮细胞对 ADH 的反应减弱;④慢性肾盂肾炎、慢性肾小球肾炎等患者髓袢主动重吸收 Cl^- 的功能减弱时,髓质间质不能形成高渗环境,因而尿的浓缩功能降低。但是,当肾单位大量破坏、肾血流量极度减少时,则也可发生少尿。

2. 尿渗透压的变化 慢性肾功能衰竭早期,肾脏的稀释功能仍趋于正常,但肾的浓缩功能已经降低,出现低渗尿或低比重尿。随着病情的发展,肾脏的稀释功能也出现了障碍,此时,尿的渗透压接近血浆渗透压,尿比重固定在 1.008～1.012,称为等渗尿。

（二）水、电解质及酸碱平衡紊乱

1. 水代谢障碍 慢性肾功能衰竭时,由于大量肾单位的破坏,肾脏对水和渗透压平衡的调节功能减退。严格限制水的摄入,水的排泄不能相应减少,容易发生脱水。反之,当静脉输液过多时,又易发生水潴留,甚至引起肺水肿和脑水肿。

2. 钠代谢障碍

（1）低钠血症:慢性肾功能衰竭时,肾小管上皮细胞对醛固酮的反应降低,体内甲基胍等毒性物质可直接抑制肾小管对钠的重吸收,加上肾小管液中尿素、肌酐等溶质颗粒增多引起的渗透性利尿,可使尿钠排出增多,出现低钠血症。

（2）高钠血症:慢性肾功能衰竭晚期,由于残存的肾单位滤过率极低,如补充钠盐过多,易造成水、钠潴留,使血压升高,加重心脏负荷。

3. 钾代谢障碍 一般可维持正常的血钾水平。若由于厌食导致钾摄入不足,患者出现呕吐、腹泻或使用排钾利尿剂等可导致低钾血症。慢性肾功能衰竭晚期的患者可出现高钾血症,原因有少尿、酸中毒、感染及使用保钾利尿剂等。

4. 代谢性酸中毒 慢性肾功能衰竭患者肾小球滤过率低于 10 mL/min 时,就会造成酸性代谢产物在体内潴留,同时肾小管泌 H^+、泌 NH_3^+ 与重吸收 HCO_3^- 功能降低及机体分解代谢增强,固定酸生成过多等因素均可引起酸中毒。

5. 钙、磷代谢障碍

（1）高磷血症 正常情况下 60%～80% 的磷由肾脏排出,慢性肾功能衰竭早期,肾小球滤过率降低,出现血磷增高,同时血钙浓度降低,低血钙刺激甲状旁腺激素分泌,甲状旁腺激素抑制健存肾单位的肾小管对磷的重吸收,使血磷浓度维持在正常水平。肾小球滤过率明显下降时,继发性增多的甲状旁腺素也不能使磷充分排出,同时过多的甲状旁腺素溶骨作用增强,使骨磷大量释放入血,因而造成血磷浓度不断升高。

（2）低钙血症 慢性肾功能衰竭患者出现低钙血症的主要原因如下:①由于肾组织损伤,造成维生素 D_3 活化障碍,生成的 1,25-$(OH)_2$ 维生素 D_3 减少,使小肠对钙的吸收减少;②慢性肾功能衰竭患者肠道毒素增多,造成对钙的吸收障碍;③血磷浓度增高致使血钙浓度降低;④慢性肾功能衰竭患者由于胃肠道消化功能减弱,患者出现厌食、呕吐、进食减少,使钙的吸收减少。

(3) 肾性骨营养不良　CRF患者多出现与血磷浓度增高、血钙浓度降低密切相关的骨骼系统异常,称为肾性骨营养不良或肾性骨病,包括儿童的肾性佝偻病和成人的骨质软化、骨质疏松、纤维性骨炎等。

其发病机制如下:①CRF患者肾脏排磷减少,致使长时间的血磷浓度升高,血钙浓度降低,促使甲状旁腺腺体增生,继而发生甲状旁腺功能亢进症;②肾脏的损害使维生素 D_3 活化障碍,$1,25-(OH)_2D_3$ 生成减少,引起肠钙吸收减少,进而出现胶原蛋白合成减少,低钙血症和骨质钙化障碍,导致肾性佝偻病和成人骨质软化;③酸中毒促进骨盐溶解,引起骨质脱钙,同时,可干扰 $1,25-(OH)_2D_3$ 的活化,抑制肠对钙磷的吸收。

(三) 氮质血症

慢性肾功能衰竭早期,非蛋白氮升高可不明显,晚期可出现严重的氮质血症。

(四) 肾性高血压

肾性高血压是指由各种肾实质发生病变所引起的高血压,是慢性肾功能衰竭最常见的并发症之一。肾性高血压与下列因素有关。

1. 水、钠潴留　慢性肾功能衰竭时肾小球滤过率下降,机体出现水、钠潴留,导致血容量增加,心输出量增多,动脉血压升高。约80%肾性高血压是由水、钠潴留引起,高血压又可使健存的肾单位进一步减少,使肾功能障碍加重,从而形成恶性循环。

2. 肾素-血管紧张素-醛固酮系统活性增强　慢性肾小球肾炎、肾小动脉硬化等疾病引起的慢性肾功能衰竭,由于肾血流量减少,而激活肾素-血管紧张素-醛固酮系统,使血液中血管紧张素Ⅱ形成增多。血管紧张素Ⅱ可直接引起小动脉收缩,又能促进醛固酮分泌,导致水、钠潴留,并可兴奋交感-肾上腺髓质系统,引起儿茶酚胺释放和分泌增多,故可导致血压上升,这种高血压称为肾素依赖性高血压。对此类患者应限制钠盐摄入和应用利尿剂,否则不能收到良好的降压效果。只有采用肾素-血管紧张素系统活性抑制剂,消除血管紧张素Ⅱ对血管的作用,才有明显的降压作用。

3. 肾分泌的降压物质减少　正常肾脏的髓质能够合成和分泌激肽、前列腺素等舒血管物质,维持肾皮质血管的扩张及血流量,抑制肾素分泌,增加钠的排出,并与肾素-血管紧张素-醛固酮系统保持动态平衡。慢性肾功能衰竭患者由于肾实质损伤,使肾脏合成和分泌的扩血管物质减少,致使血管收缩,外周阻力增加导致动脉血压升高。

(五) 肾性贫血

慢性肾脏疾病经常伴有贫血。贫血的发病机制可能与下列因素有关:①肾脏组织严重受损后,肾脏生成促红细胞生成素减少;②血液中潴留的毒性物质对骨髓造血功能具有抑制作用;③慢性肾功能障碍可引起肠道对铁的吸收减少,并可因胃肠道出血而导致铁丧失增多;④毒性物质的蓄积可引起溶血及出血,从而造成红细胞的破坏与丢失。

(六) 出血倾向

慢性肾功能衰竭的患者常有出血倾向,可表现为皮下淤斑和黏膜出血,如鼻出血和胃肠道出血等。一般认为,血小板的功能障碍是导致出血的主要原因,血小板的功能改变可能是毒性物质在体内蓄积所致。

第三节 尿 毒 症

急性、慢性肾功能衰竭发展到严重阶段,代谢终产物和内源性毒性物质在体内潴留,水、电解质和酸碱平衡紊乱以及肾脏内分泌功能失调引起的一系列自体中毒症状,称为尿毒症(uremia)。

一、尿毒症的主要临床表现

尿毒症时,除泌尿功能障碍和内分泌功能失调所引起的一系列症状进一步加重外,还出现各器官系统的功能代谢变化。

(一)消化系统

消化系统的症状最早出现,开始表现为食欲减退、恶心、呕吐,晚期可发生尿毒症胃炎、胰腺炎、结肠炎和慢性腹腔积液等。部分患者可有胃或十二指肠溃疡,并伴有消化道出血,主要是由于尿素等代谢产物在体内蓄积导致消化道黏膜受损所致。

(二)心血管系统

尿毒症患者心血管系统常见的并发症是动脉粥样硬化、高血压、心包炎和心力衰竭。动脉粥样硬化的发生可能与尿毒症患者发生肾性高血压及脂类代谢异常有关。心包炎的发生与尿素、尿酸等刺激心包膜有关,多为纤维素性心包炎。由于钠、水潴留,肾性高血压、贫血、酸中毒、缺氧、心肌细胞本身的病理改变等共同作用于心脏,最终导致心力衰竭,成为引发慢性肾功能衰竭患者死亡的主要原因。

(三)神经系统

尿毒症患者的神经系统症状是其主要表现,主要表现为反应淡漠、谵妄、惊厥、精神错乱,最终出现嗜睡或昏迷,称为尿毒症性脑病。其发生机制如下:①电解质及酸碱平衡紊乱;②肾毒性物质蓄积引起神经细胞变性;③肾性高血压导致脑细胞缺血、缺氧及毛细血管壁通透性增大,引起脑细胞变性及脑水肿发生。尿毒症患者还会出现周围神经功能障碍,表现为下肢麻木,烧灼感或疼痛感,严重者可出现运动障碍。

(四)呼吸系统

尿毒症患者由于酸中毒出现特征性的深大呼吸(Kussmaul 呼吸),甚至潮式呼吸。因口腔中的尿素被唾液酶分解成氨,呼出的气体有氨味。蓄积的尿素刺激可引起肺炎、纤维素性胸膜炎等。严重者因钠、水潴留或心力衰竭及低蛋白血症而引发肺水肿。

(五)皮肤改变

尿毒症患者面色苍白或呈黄褐色。皮肤干燥,可出现尿素霜。皮肤瘙痒是困扰患者的常见症状,其机制可能与 PTH 增多使钙盐沉积在皮肤和神经末梢有关。

(六)免疫系统

免疫功能低下,突出表现为细胞免疫功能降低,迟发型变态反应及淋巴细胞转化试验反应减弱,中性粒细胞吞噬和杀菌能力低下,多数患者常有严重感染。

（七）物质代谢紊乱

（1）糖代谢:尿毒症患者中有 70%糖耐量降低,但空腹血糖正常,不出现糖尿。糖耐量降低主要与毒性物质的蓄积有关。

（2）脂质代谢:患者出现血清甘油三酯增高。高脂血症的原因是肝脏合成甘油三酯增加,而周围组织脂蛋白酶活性降低导致甘油三酯清除减少。

（3）蛋白质代谢:主要表现为负氮平衡和低蛋白血症。其主要原因如下:①蛋白质摄入减少或吸收减少;②肾毒性物质促使组织蛋白质分解增强;③合并感染导致蛋白质分解加强;④蛋白质随尿或出血丢失。图 14-3 总结了尿毒症时机体各系统的中毒症状。

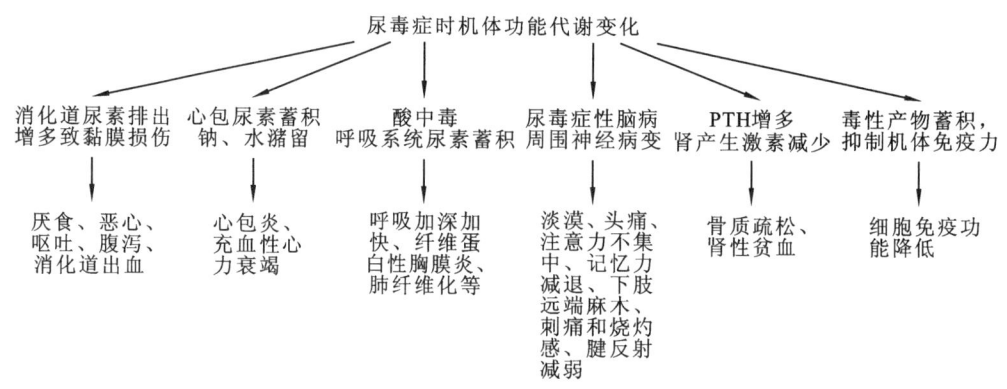

图 14-3　尿毒症时机体各系统的中毒症状

二、尿毒症的发病机制

尿毒症患者体内的代谢产物或毒性物质有 200 多种,主要包括尿素、肌酐、肌酸、胍类、多胺及中分子物质和甲状旁腺激素等。降低血浆中这类物质的浓度,可使尿毒症症状减轻。但由于尿毒症是一个非常复杂的病理过程,对其发病机制目前尚不十分清楚。现介绍几种常见的尿毒症毒素。

（一）蛋白质代谢产物

其主要成分是尿素和胍类,其中尿素是慢性肾功能衰竭患者体内最多的蛋白质代谢产物,尿素的分解产物氰酸盐能与氨基酸的氨基端结合,导致脑的整合功能降低,患者出现疲乏、头痛和嗜睡等症状。胍类物质主要包括甲基胍和胍基琥珀酸,是精氨酸的代谢产物,可引起恶心、呕吐、皮肤瘙痒、抽搐和意识障碍等症状。

（二）细菌代谢产物

尿毒症患者肠道细菌代谢氨基酸产生的脂肪族胺、芳香族胺和多胺等物质,可引起厌食、恶心、呕吐、共济失调和抽搐,抑制 Na^+-K^+-ATP 酶的活性,促使红细胞的溶解,可增加微血管壁的通透性,促进脑水肿和肺水肿的发生。

（三）PTH 大分子毒性物质

PTH 大分子毒性物质蓄积,可导致中枢及周围神经受损,出现骨营养不良、皮肤瘙痒、贫血及心肌损伤。

三、防治尿毒症的病理生理学基础

1. 治疗原发病 防止肾实质进一步损伤。

2. 饮食治疗 限制蛋白质饮食与高热量饮食,对少尿、水肿及高血压患者应限制食盐的摄入。

3. 对症治疗 纠正水、电解质和酸碱平衡紊乱,控制感染,治疗高血压、贫血及心力衰竭等。

4. 透析疗法 目前常采用的有血液透析和腹膜透析。

5. 肾移植 肾移植是治疗严重慢性肾功能衰竭和尿毒症最根本的方法。目前我国肾移植患者的存活率已大大提高,但也存在供肾少、移植肾被排斥、移植受者感染等实际问题。

能力检测

1. 试分析少尿型急性肾功能不全在少尿期机体功能代谢的变化。

2. 试分析慢性肾功能不全时,机体的主要功能代谢的变化。

3. 少尿和无尿的标准是什么?

4. 什么是氮质血症?

5. 什么是尿毒症?

（张俊会）

第十五章
应　激

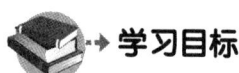 **学习目标**

　　掌握:应激、应激原、全身适应综合征的概念;急性期反应蛋白、热休克蛋白的概念和功能;应激性溃疡的发病机制。

　　熟悉:应激原的类型;应激时的基本反应及神经内分泌反应的结构基础。

　　了解:应激时机体的代谢和功能变化;应激导致疾病的类型及应激的防治原则。

病例引导

　　患者,男,10岁。右臂、右下肢大面积烫伤。入院时 T 37.5 ℃,HR 125 次/分,BP 135/80 mmHg,WBC 1.5×10^9/L,N 0.90。GLU 10 mmol/L(空腹血糖正常值:3.9～6.0 mmol/L)。2～3 日后出现上腹部不适伴黑便两次。大便潜血阳性。

　　问:1. 该患者发生大面积烧伤后为什么心率加快?

　　2. 该患者为什么出现黑便? 其发病机制如何?

　　3. 该患者神经-内分泌系统有何变化? 与黑便发生有何关系?

病例引导

　　患者,女,18岁,大学一年级学生。因不愿与人交往、烦躁、情绪低落 2 个月余求诊。患者自幼在生活上受到父母的宠爱,想吃什么父母就买什么,但在学习和行为上严格要求。到了中学,父母更是不让她做任何家务事,衣来伸手,饭来张口,整天看书学习。1996 年考入某大学,9 月由父母陪同入学,安顿后,父母欲回家,患者不让,经父母再三安慰劝说后方同意父母回家。开始表现尚正常,只是生活自理能力差。临近考试,患者忙于学习,经常吃不到饭,衣服也不洗,有时不梳头就去上课,考试成绩也不理想,受到父母的严厉批评。患者渐出现情绪低落,不愿与同学交往,常独自一人在宿舍里唉声叹气、哭泣,觉得自己没有能力,甚至对父母说不想读书,想退学。并出现失眠,表现为入睡困难,常辗转反侧久久不能入睡,次日感觉头昏脑涨,心烦,上课注意力不能集中。食欲差,食量明显减少,患者自诉没有胃口,不想吃。

既往史无特殊。足月顺产,幼时生长发育正常。7岁读书,学习成绩好。18岁考入大学,与同学来往少。平素性格内向、胆小、顺从。家族史无特殊。

躯体及神经系统检查:未发现阳性体征。

精神状况检查:意识清晰,接触合作,衣着整洁,年貌相符,定向准确,未引出幻觉、妄想。思维联想连贯性与逻辑方面无异常,情绪稍低。自诉在家什么都好,自从上大学后,什么都要自己做,还要读书,感到力不从心,极不适应学校生活,经常想回家,不想继续读大学,爸爸、妈妈又不同意。

问:1. 该患者有哪些临床症状?

2. 对该患者的诊断及诊断依据有哪些?

第一节　概　　述

一、应激的概念

应激(stress)是指机体受到内外环境因素、社会因素及心理因素刺激时所出现的全身性的非特异性反应。这些刺激因素统称为应激原(stressor)。除了应激反应以外,各种应激原也可引起某些与应激原直接相关的特异性反应(如烧伤引起炎症反应等),但传统的应激概念并不包括这些特异性反应,一般将这些特异性反应纳入具体的疾病中去讨论。

二、应激的分类

根据应激对机体影响程度,可分为生理性应激和病理性应激。生理性应激是指应激原(如跑步、饥饿、高考等)不十分强烈,且作用时间较短的应激,是机体对轻度内外环境变化及社会、心理刺激的一种重要防御反应,它有利于调动机体潜能又不致对机体产生严重损伤,故称为良性应激(eustress)。病理性应激是指应激原强烈且作用持久的应激(如休克、大面积烧伤等),除仍具有某些防御代偿意义之外,可以引起机体自稳态的严重失调,甚至导致疾病,所以称为劣性应激(distress)。

根据应激原的性质不同又可分为躯体应激与心理应激。躯体应激为理化因素、生物因素所致。心理应激大都为心理因素、社会因素所致。

三、应激原的类型

(一) 外环境因素

1. 物理因素 高热、寒冷、射线、强光、机械力等。

2. 化学因素 强酸、强碱、化学毒物等。

3. 生物因素 细菌、病毒、真菌等。

(二) 内环境因素

如贫血、休克、器官功能衰竭、酸碱平衡紊乱等。

(三) 心理、社会因素

如工作紧张、离婚或丧偶的打击、愤怒、忧伤、恐惧等。

总之,强度足够引起应激反应的任何刺激都可以成为应激原,但由于遗传素质、个性特点、神经类型及既往经验方面存在差异,不同的个体对相同的应激原存在不同的敏感性及耐受性,因而强度相同的应激原对不同的个体可引起程度不同的应激反应。

第二节　应激反应的基本表现

一、神经-内分泌反应

应激是一种原始的反应,哺乳动物各器官系统功能分化精细,通过神经-内分泌系统的协调作用对各种刺激能作出整体反应,即使是原核或单细胞生物(如细菌、病毒等)遭遇各种明显的环境变化时,也能产生一系列的适应性改变,因此,神经-内分泌反应是应激的基本反应。当机体受到强烈刺激时,神经-内分泌系统的主要变化为蓝斑-交感-肾上腺髓质系统及下丘脑-垂体-肾上腺皮质系统的强烈兴奋,并伴有其他多种内分泌激素的改变。

(一) 蓝斑-交感-肾上腺髓质系统

1. 基本结构 蓝斑是中枢神经系统对应激最敏感的部位,位于脑桥的蓝斑,其中去甲肾上腺素能神经元具有广泛的上、下行纤维联系。上行纤维主要投射到杏仁复合体、海马、边缘皮质、新皮质,是应激时情绪变化、学习记忆、行为改变的结构基础。下行纤维主要分布于脊髓的侧角,调节交感神经的张力及肾上腺髓质儿茶酚胺的分泌。蓝斑-交感-肾上腺髓质系统是应激时发生快速反应的系统(图 15-1)。

2. 主要效应 ①中枢效应主要是引起兴奋、警觉、紧张、焦虑等情绪反应。②外周效应主要表现为血浆中肾上腺素、去甲肾上腺素、多巴胺等儿茶酚胺浓度迅速升高。

20 世纪 20—30 年代的 Canmon 为代表的学者认为机体的蓝斑-交感-肾上腺髓质系统对寒冷、失血、低血糖及不良情绪等各种刺激的反应是相同的,应激反应是一套不依应激原而变,有固定模式、普遍适用的非特异性神经-内分泌变化。但近年来研究表明,交感-肾上腺髓质对不同应激原的反应具有明显的差异。去甲肾上腺素在血容量的适当分配和血压的稳态调节中发挥关键作用。而肾上腺素则对整体或代谢性的威胁发生反应。这表明当

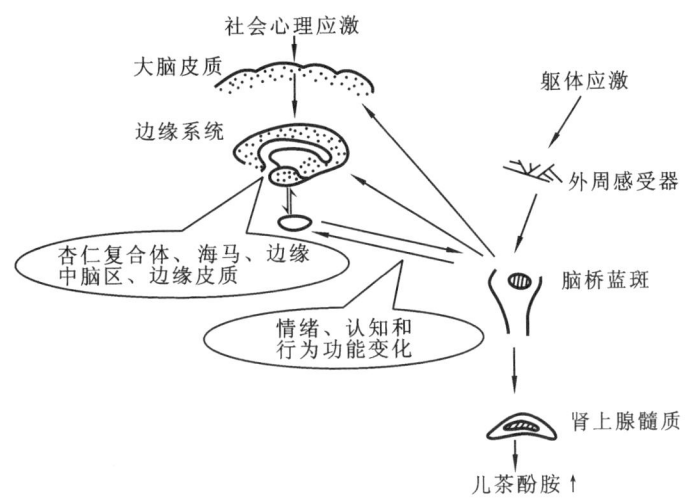

图 15-1 应激时的神经内分泌反应

机体面对不同应激原时,神经-内分泌系统中各组成成分分别发挥协调作用,以适应不同的变化。

3. 代偿意义

（1）对心血管系统的影响:主要是兴奋心血管中枢,交感神经兴奋、儿茶酚胺释放可使心率加快,心肌收缩性增强,心输出量增加。由于 α 受体在脑、心血管分布较少,而其他系统血管 α 受体较密集,儿茶酚胺作用于 α 受体,一方面使血压升高,另一方面能保证生命重要器官脑、心血液供应。在剧烈运动时,骨骼肌的血液灌流量明显增加。

（2）对呼吸系统影响:儿茶酚胺可引起支气管扩张,有利于肺泡通气,满足应激时机体需氧量的增加。

（3）对代谢的影响:儿茶酚胺可以分别兴奋 α、β 受体使胰岛素分泌减少,胰高血糖素分泌增加,使糖原分解增加,血糖升高,并促进脂肪动员,使血浆游离脂肪酸增加,从而满足应激时机体增加的能量需求。

（4）对激素的影响:儿茶酚胺还可促进 ACTH、生长激素、肾素、促红细胞生成素和甲状腺素等的分泌。

4. 不利影响

（1）因 α 受体在腹腔内脏器官分布密集,儿茶酚胺分泌增多,可使腹腔内脏器官血管持续收缩致其缺血,如胃黏膜的糜烂、溃疡、出血等。

（2）外周血管强烈、持续收缩可致血压升高。

（3）儿茶酚胺可使血小板数目增多,黏聚性增强,促进血栓形成。

（4）心率增快,心肌耗氧量增加可致心肌缺血。

5. 与下丘脑-垂体-肾上腺皮质系统的联系 脑桥蓝斑的去甲肾上腺素能神经元与下丘脑室旁核分泌促肾上腺皮质激素释放激素（CRH）的神经元之间有直接联系,前者释放去甲肾上腺素后,刺激室旁核神经元上的 α 肾上腺素能受体而使 CRH 释放增多,从而启动下丘脑-垂体-肾上腺皮质轴的活化。

（二）下丘脑-垂体-肾上腺皮质系统

1. 基本结构　下丘脑-垂体-肾上腺皮质系统(HPA)由下丘脑室旁核(PVN)、腺垂体、肾上腺皮质组成。下丘脑的室旁核是该神经内分泌轴的中枢部位,上行纤维与边缘系统的杏仁复合体、海马结构及边缘皮质有广泛的往返联系,下行纤维则通过促肾腺皮质释放激素(CRH)控制腺垂体促肾上腺皮质激素(ACTH)的释放,从而调控肾上腺糖皮质激素(GC)的合成和分泌。同时,室旁核 CRH 的释放也受蓝斑中去甲肾上腺素能神经元的影响。

2. 主要效应

(1)中枢效应:应激时由于 CRH 分泌增多,HPA 轴兴奋可产生明显的中枢效应。如出现抑郁、焦虑及厌食等情绪及行为改变,学习与记忆能力下降。CRH 还可以促进蓝斑中去甲肾上腺素质神经元的活性,使 HPA 轴与蓝斑-交感-肾上腺髓质系统互相发挥作用。

(2)外周效应:应激时 HPA 轴的外周效应主要由肾上腺糖皮质激素(GC)引起。GC的正常值为 25～37 mg/d。应激时如外科手术后 GC 的分泌量可增加 3～5 倍。若应激原已解除(如手术后无并发症),血浆 GC 于 24 h 内可恢复正常。若应激持续存在,则 GC 浓度可持续升高。如大面积烧伤的患者血中 GC 浓度在 2～3 个月可持续升高,临床上可以通过测量血中 GC 的浓度来判断应激的强度或术后是否存在并发症。

3. 肾上腺糖皮质激素增多的代偿意义　实验证明,摘除动物的双侧肾上腺,此动物只有在没有应激的情况下生存,很轻的刺激就可以致此动物死亡。但如果只去除肾上腺髓质保留皮质,则动物在应激的状态下仍可生存。给摘除肾上腺的动物注射 GC 可使动物恢复抗损伤的能力,应激时 GC 的代偿意义表现在以下几个方面。

(1)促进蛋白质分解、糖异生、补充肝糖原,提高血糖水平,保证重要器官的葡萄糖供应。

(2)具有强大的抗炎作用,GC 可抑制多种促炎介质的产生,并诱导多种抗炎介质的产生。

(3)维持循环系统对儿茶酚胺的反应性。

(4)保证儿茶酚胺及胰高血糖素的脂肪动员作用。

(5)稳定细胞膜及溶酶体膜的作用。

4. 不利影响　应激时持续兴奋的 HPA 使 GC 持续升高,对机体产生很多不利影响。

(1)使患者免疫力下降,容易并发感染。

(2)可抑制促性腺激素释放激素(GnRH)及黄体生成素(LH)的分泌,导致性功能减退,月经不调甚至停经,哺乳期乳汁分泌减少。

(3)可抑制促甲状腺激素释放激素(TRH)和促甲状腺激素(TSH)的分泌,导致甲状腺功能低下。

(4)持续作用可使生长激素(STH)分泌减少,导致生长发育迟缓,伤口愈合不良。

(5)CRH 的持续升高可以引起抑郁症、异食癖及自杀倾向等行为改变。

（三）其他激素

应激时还会导致多方面的神经-内分泌变化。应激时水平升高的激素包括 β-内啡肽、抗利尿激素(ADH)、醛固酮、胰高血糖素、催乳素等;应激时水平降低的激素包括胰岛素、

TRH、TSH、T3、T4、GnRH、LH 及 FSH 等。

二、全身适应综合征

剧烈运动、毒物、寒冷、高温及严重创伤等多种有害因素导致机体一系列的神经内分泌变化,这些变化具有一定的代偿适应意义,并可以导致机体多方面的紊乱与损害,称为全身适应综合征(general adaptation syndrome,GAS)。GAS 可分为三个阶段。

1. 警觉期 应激原作用于机体后警觉期立即出现,此期为机体防御机制的快速动员期。其神经-内分泌改变以交感-肾上腺髓质系统兴奋为主,并伴有 GC 的分泌增多。这些变化使机体处于"应战状态",有利于机体进行格斗或逃避,但持续时间较短。如应激原持续存在,且机体靠自身的防御代偿能力度过此期,则进入抵抗期。

2. 抵抗期 进入此期以交感-肾上腺髓质系统兴奋为主的反应逐步消退,而肾上腺皮质开始肥大,GC 进一步分泌增多。GC 在增强机体的抗损伤方面发挥重要作用,但免疫系统开始受到抑制,如胸腺萎缩、淋巴细胞数目减少及功能减退等。

3. 衰竭期 机体在经历持续强烈的应激原作用后,其能量储备及防御机制被耗竭,虽然 GC 水平仍升高,但糖皮质激素受体(GR)的数目和亲和力下降,机体内环境严重失调,相继出现一个或多个器官的功能衰竭,甚至到最后死亡。

全身反应综合征(GAS)是对应激反应的经典描述,其主要理论基础是应激时的神经内分泌反应,特别是蓝斑-交感-肾上腺髓质系统及下丘脑-垂体-肾上腺皮质系统的作用,但 GAS 只重点描述了应激时的全身反应,没能顾及应激时器官、细胞、基因水平变化的特征,因此,GAS 对于应激的描述还不够全面,近年来,在急性期反应及热休克蛋白领域的研究有了新的进展。

三、急性期反应

严重的创伤、感染、烧伤、手术等应激原可诱发机体快速反应如发热、血糖升高,分解代谢增强,负氮平衡及血浆中的某些蛋白质浓度迅速变化,这种反应称为急性期反应(acute phase response,APR),这些蛋白质被称为急性期蛋白(acute phase protein,AP)。

急性期蛋白种类繁多,其生物学功能十分广泛,概括如下。

(1)抑制蛋白酶活化:在应激反应时,体内蛋白水解酶增多,导致组织损伤。AP 中的多种蛋白酶抑制剂可以抑制这些蛋白酶活性,减轻组织损伤。

(2)清除异物和坏死组织。

(3)抗感染、抗损伤:抑制氧自由基产生;增加机体抗感染能力;增强机体抗出血能力。

(4)其他:如促进损伤细胞修复、促进巨噬细胞及成纤维细胞的趋化性及吞噬功能等;结合、运输游离的铜、血色素,调节其代谢过程和生理功能,避免对机体的损伤。

四、细胞的应激反应

当各种理化因素及生物因素作用于细胞时,任何细胞都将出现一系列的代偿反应,这种代偿反应称为细胞的应激反应。某些细胞的应激反应具有相对的特异性。例如,当细胞受到氧自由基威胁时,细胞抗氧化酶可能增多。当低温刺激细胞时,细胞中的低氧诱导因子-1 及所调控的靶基因可能增加。细胞的应激也可以出现某些类似的非特异反应。生物机体在热应激(或其他应激)时所表现的以基因表达变化为特征的防御适应反应称为热休克反应(heat shock response,HSR)。在热应激(或其他应激)时,细胞新合成或合成增多的一组在细胞内发挥功能作用的非分泌型蛋白质,称为热休克蛋白(heat shock protein,HSP),又叫应激蛋白。HSP 的主要生物学作用是帮助蛋白质折叠、移位、复性及降解。在应激状态下,各种应激原导致蛋白质的变化,使之成为未折叠或折叠错误的多肽链,其疏水区域重新暴露在外。因而可以互相结合形成蛋白质聚集物,对细胞造成损伤,而应激产生的 HSP 充分发挥分子伴娘功能,防止这些蛋白质变质、聚集,并促进已经聚集的蛋白质的解聚及变性蛋白质的复性。热休克蛋白(HSP)的分类与功能如表 15-1 所示。

表 15-1　热休克蛋白(HSP)的分类与功能

主要 HSP 家族成员	相对分子质量	细胞内定位	可能的生物学功能
HSP110 亚家族	～110000		
HSP110		核仁,细胞质	热耐受,交叉耐受
HSP105		细胞质	蛋白质折叠
HSP90 亚家族	～90000		
HSP90α(HSP86)		细胞质	与类固醇受体结合,热耐受
HSP90β(HSP84)		细胞质	与类固醇受体结合,热耐受
HSP70 亚家族	～70000		
HSC70(组成型)		细胞质	蛋白质折叠及移位
HSP70(诱导型)		细胞质、细胞核	蛋白质折叠,细胞保护作用
HSP60 亚家族	～60000		
HSP60		线粒体	蛋白质的折叠
TriC		细胞质	蛋白质的折叠
小分子 HSP 亚家族	20000～30000		
HSP32(HO-1)		细胞质	抗氧化
HSP27		细胞质、细胞核	肌动蛋白的动力学变化
αβ-晶状体蛋白		细胞质	细胞骨架的稳定
HSP10	～10000	线粒体	为 HSP60 的辅因子
泛素(ubiquitin)	～8000	细胞质、细胞核	蛋白质的非溶酶体降解

第三节　应激时机体的代谢和功能变化

一、代谢的变化

应激时代谢的特点是分解增强,合成降低,代谢率明显升高。例如,大面积烧伤患者每日能量需求增多,相当于重体力劳动时的代谢率。应激代谢率升高主要由于儿茶酚胺、糖皮质激素、胰高血糖素及某些炎症介质(如 TNF、IL-1)大量释放及胰岛素的分泌减少等所引起。同时,应激时糖原的分解及糖异生明显增强,使血糖明显升高,甚至可超过肾糖阈而出现糖尿,称为应激性高血糖及应激性糖尿。在严重创伤及大面积烧伤时,这些变化可持续数周,称为创伤性糖尿病。应激时机体脂肪分解也增加,使血液中游离脂肪酸及酮体有不同程度的增加,同时机体对脂肪酸的利用亦增加。严重创伤后,机体所消耗的能量有75%~95%来自脂肪的氧化。应激时蛋白质分解代谢增强,血浆中氨基酸水平升高,尿氮排出增多,出现负氮平衡。

上述代谢变化为机体应付紧急情况提供了足够的能源,血浆中氨基酸水平的升高为机体合成 AP 及 HSP 提供了原料。但持续的应激状态可使机体能源物质大量消耗,导致消瘦、贫血,抵抗力下降,创面愈合迟缓。如果患者已患糖尿病,这些变化可使其病情恶化。在处理上述患者时,除了给予充分的营养支持外,还应适当调整机体的应激反应,使用某些促进合成代谢的生长因子。

二、功能的变化

1. 中枢神经系统(CNS) 应激的 CNS 部位主要为大脑皮层、边缘系统、下丘脑及脑桥的蓝斑等。动物实验及临床观察提示,丧失意识的动物在遭受躯体创伤刺激时神经内分泌反应较轻;动物经全身麻醉后对某些应激原的敏感性减弱;昏迷患者对某些应激原的反应性亦降低。这表明大脑皮层的认知功能在应激反应中有一定作用。边缘系统与情感活动关系密切,并与下丘脑和脑桥蓝斑之间具有广泛的纤维联系,应激时出现活跃的神经传导。应激时脑桥蓝斑的去甲肾上腺素能神经元激活,其上行纤维投射区的 NE 水平升高,使机体出现兴奋、紧张、焦虑、恐惧及愤怒等情绪反应。其下行纤维则分布于脊髓侧角,兴奋交感-肾上腺髓质系统。下丘脑的室旁核与边缘系统亦有联系,应激时从下丘脑室旁核分泌的 CRH 可通过边缘系统而导致情绪、行为变化,通过垂体门静脉系统进入腺垂体而激活HPA轴,同时 CRH 又通过与脑桥蓝斑的联系而促进蓝斑交感肾上腺髓质系统的活性。

2. 心血管系统 应激时由于交感-肾上腺髓质系统兴奋,儿茶酚胺分泌增多。心血管系统的主要表现为心率增快,心肌收缩力增强,总外周阻力增高及血液重新分布等。这些改变有利于心输出量增加,动脉血压升高,从而保证心脑的血液供应。但在格斗或剧烈运动等应激状态下,骨骼肌血管明显扩张,总外周阻力表现为降低。交感-肾上腺髓质系统的强烈兴奋也可对心血管系统产生不利影响,可致冠脉痉挛,血小板聚集,血液黏滞度升高而导致心肌缺血及心肌梗死。强烈的精神应激可引起心律失常及猝死。

3. 消化系统 消化系统的典型变化为食欲减退。应激时的食欲减退与 CRH 分泌增多有关。应激时部分病例可出现进食增加,甚至诱发肥胖症,其机制可能与下丘脑中内啡肽及单胺类介质(如 NE、多巴胺及 5-羟色胺)水平升高有关。由于交感-肾上腺髓质系统的强烈兴奋,胃肠血管收缩,血液供应减少,可导致胃肠黏膜受损,引起应激性溃疡。

4. 免疫系统 机体的非特异性免疫反应常常增加,如外周血中中性粒细胞数目增多,吞噬作用增强,补体系统激活,CRP 增多,细胞因子、趋化因子及淋巴因子等释放增多。但持续强烈的应激可以导致机体免疫功能的抑制。免疫系统的上述变化受到神经-内分泌系统的调节。许多神经-内分泌激素通过作用于免疫细胞膜上的受体而调节免疫反应。由于应激时神经-内分泌系统最明显的变化为 GC 与儿茶酚胺的大量释放,二者对免疫系统具有强烈抑制作用,因而持续强烈的应激表现为免疫功能的抑制。

免疫系统对神经-内分泌系统亦具有调节作用。免疫细胞可释放多种神经内分泌激素,这些激素可在局部或全身发挥作用,参与应激反应的调节。

5. 血液系统 应激时血液系统表现为血液凝固性升高,如血小板数目增多、黏附与聚集性加强、纤维蛋白原和凝血因子 V 及 Ⅷ 浓度升高,凝血时间缩短等。血液纤溶活性亦可增强,表现为血浆纤溶酶原、抗凝血酶 Ⅲ 升高、纤溶酶原激活物增多。同时,还可见中性白细胞数目增多,核左移,骨髓检查可见髓系及巨核细胞系的增生。此外,还导致血液黏滞性增加,红细胞沉降率加快等。这些改变具有抗感染及防止出血的作用,同时也具有促进血栓形成、诱发 DIC 等不利影响。

慢性应激时,患者常可出现贫血,其特点为低色素性贫血。血清铁浓度降低,类似于缺铁性贫血。与缺铁性贫血不同的是骨髓中铁含量正常甚至增加,用补铁治疗无效。可能与单核吞噬细胞系统对红细胞的破坏加速有关。

6. 泌尿生殖系统 泌尿系统的主要变化是少尿,尿比重升高及尿钠浓度降低。引起这些变化的机制如下:①交感-肾上腺髓质的兴奋及肾素-血管紧张素系统的激活导致肾入球小动脉收缩,使肾小球滤过率下降,原尿形成减少;②醛固酮及抗利尿激素分泌增加,导致钠、水潴留。这些变化类似于休克早期所出现的功能性急性肾功能衰竭,如果应激得到缓解,肾脏血液灌流量恢复,上述泌尿功能变化可完全恢复。若应激原强烈且持续存在,导致肾小管坏死引起器质性肾功能衰竭。

应激时下丘脑分泌促性腺激素释放激素(GnRH)及垂体性黄体生成素(LH)减少,从而引起性功能减退,月经紊乱或闭经,哺乳期妇女乳汁分泌减少。在精神心理应激(如恐惧或丧失亲人等)时,上述这些变化亦可能发生。

第四节 应激与疾病

许多疾病都伴有应激反应。以应激作为直接原因引起的疾病称为应激性疾病(stress disease),如应激性溃疡(stress ulcer)。以应激作为条件或诱因,在应激状态下加重或加速发生、发展的疾病称为应激相关疾病,如抑郁症、焦虑症等。

应激可由躯体因素引起,亦可由心理、社会因素引起。而应激反应既可对躯体造成器质性损害,亦可导致患者心理、精神的障碍。

一、应激性溃疡

应激性溃疡是指在大面积烧伤、严重创伤、败血症、脑血管意外及休克等应激状态下所出现的胃、十二指肠黏膜的急性损伤,其主要表现为胃及十二指肠黏膜的糜烂、溃疡、出血。病变常常较表浅,也有少数溃疡可表现为较深甚至穿孔。当溃疡侵犯大血管时,可导致消化道大出血,甚至可以导致休克。应激性溃疡可在严重应激原作用数小时内出现,若应激原逐步解除,溃疡在数日内可愈合,且不留瘢痕。严重创伤、休克及败血症等患者如果并发应激性溃疡大出血,其死亡率可明显升高。关于病变的数目和位置极不一致。糜烂病灶常广泛分布于胃黏膜,溃疡可多发,也可和糜烂并存。病变一般以胃窦部最重,胃体部次之,甚者全部胃黏膜均有病变。临床上曾为大面积烧伤合并急性大出血患者手术时看到胃体及胃窦部黏膜大片缺损直径近 10 cm,黏膜下裸露,伴有严重出血。病变可波及食管下端和十二指肠,但不会发生仅有十二指肠或食管病变而胃黏膜完好无损者。

应激性溃疡的发生机制主要有以下三点。

1. 胃、十二指肠黏膜缺血 应激时由于交感-肾上腺髓质系统兴奋,血液发生重分布而使腹腔内脏小血管强烈收缩,血液灌流量显著减少。黏膜缺血使黏膜上皮能量代谢障碍,碳酸氢盐及黏液产生减少,使黏膜屏障受到破坏。与此同时,胃腔中的 H^+ 将顺浓度差弥散进入黏膜组织中,从而使黏膜组织的 pH 值明显降低,导致黏膜损伤。

2. 糖皮质激素的作用 应激时糖皮质激素明显增多,一方面抑制胃黏液的合成和分泌,另一方面可使胃肠黏膜细胞的蛋白质合成减少,分解增加,从而使黏膜细胞更新减慢,再生能力降低而削弱黏膜屏障功能。

3. 其他因素 应激时发生的酸中毒可使胃肠黏膜细胞中的 HCO_3^- 减少,从而降低黏膜对 H^+ 的缓冲能力。同时,十二指肠液中的胆汁酸、溶血卵磷脂及胰酶反流入胃,在应激时胃黏膜保护因素被削弱的情况下,也可导致胃黏膜损伤。此外,在缺血-再灌注时生成大量氧自由基,可引起黏膜损伤。

二、心身疾病

以心理、社会因素为主要病因或诱因的一类躯体疾病称为心身疾病(psychosomatic diseases),研究心身疾病的科学称为心身医学。心理、社会因素可引起广泛的躯体疾病。例如,在长期精神因素(如恐惧、工作紧张、焦虑等)作用下,高血压、冠心病的发病率明显上升。据统计,在综合医院就诊的初诊患者中,约 1/3 有心身疾病。随着医学模式的转变,心身医学已受到高度重视。由于心身疾病种类繁多,在此不便详细讨论,现将常见心身疾病列表如下(表 15-2)。

表 15-2　常见心身疾病

系　统	疾　病
心血管系统	冠心病,动脉粥样硬化,高血压,阵发性心动过速,雷诺病等
呼吸系统	支气管哮喘,过度换气综合征,过敏性鼻炎等
消化系统	消化性溃疡,溃疡性结肠炎,结肠过敏,神经性厌食症,神经性呕吐,食管、贲门或幽门痉挛等
泌尿生殖系统	月经失调,性欲低下,阳痿,神经性多尿,经前期紧张症等
内分泌代谢系统	糖尿病,甲状腺功能亢进症,肥胖症等
皮肤系统	神经性皮炎,瘙痒症,斑秃,过敏性皮炎,慢性荨麻疹,银屑病等
肌肉-骨骼系统	类风湿性关节炎,痉挛性斜颈,紧张性头痛等
神经系统	痛觉过敏,自主神经功能失调等
其他	恶性肿瘤,妊娠毒血症等

三、应激相关心理、精神障碍

社会、心理应激对认知功能产生明显影响。良性应激可使机体保持一定的唤起状态，对环境变化保持积极反应，因而能增强认知功能。但持续的劣性应激可损害认知功能。

社会、心理应激对情绪甚至行为也可以产生明显影响。慢性精神应激可引起中枢兴奋性神经递质的大量释放，导致海马区锥体细胞的萎缩和死亡，从而导致记忆的改变及焦虑、抑郁、愤怒等情绪反应。愤怒的情绪易导致攻击性行为反应，焦虑使人变得冷漠，抑郁可导致自杀等消极行为反应。

社会、心理应激原能直接导致一组功能性精神疾病的发生和发展。这些精神障碍与边缘系统及下丘脑等部位密切相关。根据其临床表现及病程长短，应激相关精神障碍可分为以下几类。

1. 急性心因性反应　由于急剧而强烈的心理社会应激原作用后，在数分钟至数小时内所引起的功能性精神障碍称急性心因性反应。患者可表现为伴有情感迟钝的精神运动性抑制，如对周围事物漠不关心，不言不语，呆若木鸡，也可表现为伴有恐惧的精神运动性兴奋，如兴奋、激越、恐惧、紧张或叫喊、无目的地奔跑，甚至痉挛发作。这些状态持续时间较短，在数天或一周内缓解。

2. 延迟性心因反应　指受到严重而剧烈的精神打击（如经历恶性交通事故、自杀场面或被强暴等）而引起的延迟出现或长期持续存在的精神障碍，一般在遭受打击后数周至数月后发病，故称延迟性心因反应。其主要表现为：①反复重现创伤性体验，做噩梦，易触景生情而增加痛苦；②易出现惊恐反应，如心慌、出汗、易惊醒、不与周围人接触等。大多数患者可恢复，少数呈慢性病程，可长达数年之久。

3. 适应障碍　由于长期存在的心理应激或困难处境，加上患者本人脆弱的心理特点及人格缺陷而产生的以抑郁、焦虑、烦躁等情感障碍为主，伴有社会适应不良，学习及工作能力下降，与周围接触减少等表现的一类精神障碍，称为适应障碍。该类障碍通常发生在应激事件或环境变化发生的一个月内，病情持续时间一般不超过半年。

第五节　应激应对的病理生理学基础

1. 清除应激原　当应激原的性质已经明确时，应尽量予以清除。如抗休克，清除有毒物质，改变工作环境等。

2. 糖皮质激素的应用　在严重创伤、感染、败血症等引起休克的应激状态下，糖皮质激素应用是一种重要的防御保护机制。对机体应激反应低下的患者，适当补充糖皮质激素能帮助机体度过危险期。

3. 补充营养　应激时因代谢率升高引起脂肪、糖原与蛋白质的大量分解，机体已经造成大量消耗应及时补充，可经胃肠道或静脉补充氨基酸、GIK 液或白蛋白等。

4. 综合治疗　医护人员应树立良好的职业道德，及时缓解患者的心理压力，增强患者战胜疾病的信心。对于精神、心理应激原所导致的躯体疾病或精神、心理障碍可采用抗焦虑药、抗抑郁药治疗。此外,还可采用针灸、理疗、音乐疗法等进行综合治疗。

能力检测

一、名词解释

1. 应激

2. 应激原

3. 全身适应综合征

4. 急性期反应

5. 热休克蛋白

二、问答题

1. 应激原的类型有哪些?

2. 应激时机体的神经内分泌反应有哪些?

3. 全身适应综合征分哪几期? 各期的变化特点是什么?

4. 应激时心血管系统功能变化有哪些?

5. 应激性溃疡的发生机制是什么?

6. 简述应激时免疫系统和神经内分泌系统两者之间的关系。

7. 为什么对产生应激反应的患者有时仍需补充糖皮质激素?

(刘圆月)

中英文对照

白三烯	leukotrienes, LTs
白细胞介素-1	interleukin-1, IL-1
白细胞介素-6	interleukin-6, IL-6
标准碳酸氢盐	standard bicarbonate, SB
病理生理学	pathophysiology
病因学	etiology
补体	complement, C
不完全康复	incomplete recovery
肠源性发绀	enterogenous cyanosis
创伤性休克	traumatic shock
代谢性碱中毒	metabolic alkalosis
代谢性酸中毒	metabolic acidosis
代谢综合征	metabolic syndrome, MS
蛋白 C	protein C, PC
蛋白 S	protein S, PS
氮质血症	azotemia
等容量性低钠血症	isovolumic hyponatremia
等容量性高钠血症	isovolumic hypernatremia
等渗性水过多, 也称为水肿	edema
等渗性脱水	isotonic dehydration
等张性缺氧	isotonic hypoxemia
低动力性缺氧	hypokinetic hypoxia
低钾血症	hypokalemia
低镁血症	hypomagnesemia
低钠血症	hyponatremia
低容量性低钠血症	hypovolemic hyponatremia
低容量性高钠血症	hypovolemic hypernatremia
低渗性水过多, 也称为水中毒	water intoxication

低渗性脱水	hypotonic dehydration
低血容量性休克	hypovolemic shock
低张性缺氧	hypotonic hypoxia
调定点	setpoint,SP
短暂性脑缺血发作	transient ischemic attack,TIA
发病学	pathogenesis
发绀	cyanosis
发热	fever
肺毛细血管楔压	pulmonary capillary wedge pressure,PCWP
肺型氧中毒	pulmonary type of oxygen toxicity
肺性脑病	pulmonary encephalopathy
干扰素	interferon,IFN
肝功能不全	hepatic insufficiency
肝功能衰竭	hepatic failure
肝内胆汁淤积	intrahepatic cholestasis
肝肾综合征	hepatorenal syndrome,HRS
肝性脑病	hepatic encephalopathy
肝性水肿	hepatic edema
感染性休克	infectious shock
高胆红素血症	hyperbilirubinemia
高钾血症	hyperkalemia
高镁血症	hypermagnesemia
高钠血症	hypernatremia
高容量性低钠血症	hypervolemic hyponatremia
高容量性高钠血症	hypervolemic hypernatremia
高渗性水过多,也称为盐、水中毒	salt and water intoxication
高渗性脱水	hypertonic dehydration
高铁血红蛋白	methemoglobin,$HbFe^{3+}OH$
高铁血红蛋白血症	methemoglobinemia
高血压	hypertension
高血压脑病	hypertensive encephalopathy
功能性分流	functional shunt
功能性肝肾综合征	functional hepatorenal syndrome
固定酸	fixed acid
过敏性休克	anaphylactic shock
黑素细胞刺激素	α-MSH
呼气末正压	positive end expiratory pressure,PEEP
呼气性呼吸困难	expiratory dyspnea

呼吸功能不全	respiratory insufficiency
呼吸衰竭	respiratory failure
呼吸性碱中毒	respiratory alkalosis
呼吸性酸中毒	respiratory acidosis
华-弗综合征	Waterhouse-Friderichsen syndrome
缓冲碱	buffer base, BB
黄疸	jaundice
挥发酸	volatile acid
混合性酸碱平衡紊乱	mixed acid-base disorders
肌红蛋白	myoglobin, Mb
基本病理过程	fundamental pathological process
激肽释放酶	kallikrein, K
激肽释放酶原	prekallikrein, PK
急性呼吸窘迫综合征	acute respiratory distress syndrome, ARDS
急性期蛋白	acute phase protein, AP
急性期反应	acute phase response, APR
急性肾功能衰竭	acute renal failure, ARF
疾病	disease
疾病的转归	prognosis
继发性高血压	secondary hypertension
假性神经递质	false neurotransmitter
碱剩余	base excess, BE
健康	health
降钙素基因相关肽	calcitonin gene related peptide, CGRP
精氨酸加压素	AVP
静脉血混杂	venous admixture
抗利尿激素	antidiuretic hormone, ADH
抗凝血酶Ⅲ	antihrombin Ⅲ, AT-Ⅲ
离心性肥大	eccentric hypertrophy
良性应激	eustress
劣性应激	distress
裂体细胞	schistocyte
慢性肾功能衰竭	chronic renal failure, CRF
弥散性血管内凝血	disseminated or diffuse intravascular coagulation, DIC
内毒素	endotoxin, ET
内皮素	endothelin, ET
内生致热原	endogenous pyrogen, EP
脑梗死	cerebral infarction

脑栓塞	cerebral embolism
脑死亡	brain death
脑型氧中毒	encephalic type of oxygen toxicity
脑血栓形成	cerebral thrombosis
尿毒症	uremia
皮质醇增多症	hypercortisolism
器质性肝肾综合征	parenchymal hepatorenal syndrome
前列环素 I_2	prostacyclin I_2, PGI$_2$
前列腺素类	prostaglandins, PGs
全身适应综合征	general adaptation syndrome, GAS
热休克蛋白	heat shock protein, HSP
热休克反应	heat shock response, HSR
烧伤性休克	burn shock
神经肽 Y	neuropeptide Y, NPY
神经源性休克	neurogenic shock
肾功能不全	renal insufficiency
肾功能衰竭	renal failure
肾素-血管紧张素系统	renin-angiotensin system, RAS
肾性高血压	renal hypertension
失血性休克	hemorrhagic shock
实际碳酸氢盐	actual bicarbonate, AB
视前区下丘脑前部	POAH
嗜铬细胞瘤	chromaffinoma
死腔样通气	dead space like ventilation
酸碱平衡	acid-base balance
酸碱平衡紊乱	acid-base disturbance
糖调节受损	impaired glucose regulation, IGR
糖尿病	diabetes
糖尿病前期	pre-diabetes
体征	sign
条件	condition
脱氧血红蛋白	deoxyhemoglobin
完全康复	complete recovery
微血管病性溶血性贫血	microangiopathic hemolytic anemia
微循环	microcirculation
未测定阳离子	undetermined cation, UC
未测定阴离子	undetermined anion, UA
席汉综合征	Sheehan syndrome

纤溶酶	plasmin, PLn
纤溶酶原	plasminogen, PLg
纤溶酶原激活物	plasminogen activators, PAs
纤维蛋白	fibrin, Fbn
纤维蛋白(原)降解产物	fibrin(fibrinogen) degradation products, FDP/FgDP
纤维蛋白单体	fibrin monomer, FM
纤维蛋白原	fibrinogen, Fbg
向心性肥大	concentric hypertrophy
心房肽	atrial natriuretic peptide, ANP
心功能不全	cardiac insufficiency
心肌抑制因子	myocardial depressant factor, MDF
心室舒张末容积	ventricular end diastolic volume, VEDV
心源性休克	cardiogenic shock
心脏指数	cardiac index, CI
休克	shock
血管紧张素 II	angiotensin II, Ang II
血管内皮细胞	vascular endothelial cell, VEC
血管升压素	vasopressin, VP
血管源性休克	vasogenic shock
血管重塑	vascular remodeling
血红蛋白	hemoglobin, Hb
血栓调节蛋白	thrombomodulin, TM
血栓素 A_2	thromboxane A_2, TXA_2
血氧饱和度	oxygen saturation of hemoglobin, SO_2
血氧分压	partial pressure of oxygen, PO_2
血氧含量	content in blood, CO_2
血氧容量	oxygen binding capacity in blood, $CO_{2\ max}$
血液性缺氧	hemic hypoxia
血液重新分布	blood redistribution
循环性缺氧	circulatory hypoxia
循证医学	evidence based medicine
亚健康	sub-health
氧合血红蛋白	oxyhemoglobin, HbO_2
氧离曲线	oxygen dissociation curve, ODC
氧中毒	oxygen intoxication
一氧化碳	carbon monoxide, CO
胰岛素抵抗	insulin resistance, IR
阴离子间隙	anion gap, AG

应激	stress
应激性疾病	stress disease
应激原	stressor
有效循环血量	effective circulating blood volume, ECBV
右心室舒张末压	right ventricular end diastolic pressure, RVEDP
诱发因素	precipitating factor
原发性高血压	primary hypertension
原发性醛固酮增多症	primary aldosteronism, PA
真性分流	anatomic shunt
症状	symptom
症状性高血压	symptomatic hypertension
中心静脉压	central venous pressure, CVP
肿瘤坏死因子	tumor necrosis factor, TNF
自发性高血压大鼠	spontaneous hypertension rat, SHR
阻塞性通气不足	obstructive hypoventilation
组织性缺氧	histogenous hypoxia
组织因子	tissue factor, TF
组织因子途径抑制因子	tissue factor pathway inhibitor, TFPI
左心室舒张末压	left ventricular end diastolic pressure, LVEDP
自身输血	selfblood transfusion
自我输液	selftransfusion
2,3-二磷酸甘油酸	2,3-diphosphoglycerate, 2,3-DPG
γ-氨基丁酸	γ-amino butyric acid, GABA

参考文献

[1] 王岩梅,杨德兴,康艳平.病理生理学[M].武汉:华中科技大学出版社,2010.

[2] 吴立玲,武变瑛.病理生理学[M].3 版.北京:北京大学医学出版社,2008.

[3] 金惠铭,王建枝.病理生理学[M].7 版.北京:人民卫生出版社,2008.

[4] 张立克.病理生理学[M].北京:人民卫生出版社,2007.

[5] 吴立玲.病理生理学[M].北京:北京大学出版社,2003.

[6] 丁运良.病理学与病理生理学[M].2 版.北京:高等教育出版社,2011.

[7] 李桂元.病理生理学[M].2 版.北京:人民卫生出版社,2010.

[8] 肖献忠.病理生理学[M].北京:高等教育出版社,2004.

[9] 王迪浔.人体病理生理学[M].2 版.北京:人民卫生出版社,2002.

[10] 和瑞芝.病理学[M].5 版.北京:人民卫生出版社,2004.

[11] 金惠铭.病理生理学[M].6 版.北京:人民卫生出版社,2004.

[12] 高世明.现代医院诊疗常规[M].合肥:安徽科技出版社,2002.

[13] 张建龙,王红梅.病理生理学[M].北京:科学出版社,2006.

[14] 《中国糖尿病防治指南》编写组.中国糖尿病防治指南[M].北京:北京大学医学出版社,2007.

[15] 金惠铭.病理生理学[M].北京:人民卫生出版社,2001.

[16] 胡巢凤,王华东,王彦平,等.α-MSH 对内毒素性发热效应及下丘脑 cAMP 含量的影响[J].中国病理生理杂志,1998,14(6):576-578.

[17] 王辰.呼吸病学新进展[M].北京:人民军医出版社,2011.

[18] 陈主初.病理生理学[M].北京:人民卫生出版社,2001.

[19] 宫恩聪,吴立玲.病理学[M].北京:北京大学医学出版社,2006.

[20] 陈主初.病理生理学[M].北京:人民卫生出版社,2005.

[21] Krantz DS,Sheps DS,Carney RM,et al. Effects of mental stress in patients with coronary artery disease[J]. JAMA 2000,283(14):1800-1802.

[22] Swanson LW, Petrovich GD. What is the amygdala? [J]. Trends Neurosci,1998,21:323-331.